全国高等院校中药类专业"十二五"规划建设教材

中医学基础

孟静岩　李　净　主编

中国农业大学出版社
·北京·

内 容 简 介

中医学基础是学习中医药学的入门课程和专业基础课程。中医学基础是由中医学的基本概念、基本知识、基本规律、基本原则和基本技能所组成的基本理论体系。全书共分为 11 章,包括绪论、中医学的哲学基础、藏象、精气血津液、经络、体质、病因、发病与病机、诊法、辩证、养生与防治,系统地阐述了中医学理论体系的形成和发展、中医学的基本特点、阴阳五行学说、人体的形态结构和功能、病因病机、诊断辩证方法、养生和防治原则等内容。

本教材可供全国高等农业院校和中医药院校的中药学、中药栽培、药学、药学经济与管理、康复、护理等相关专业本科教学使用。

图书在版编目(CIP)数据

中医学基础/孟静岩,李净主编. —北京:中国农业大学出版社,2015.2
ISBN 978-7-5655-1160-8

Ⅰ.①中… Ⅱ.①孟…②李… Ⅲ.①中医医学基础-教材 Ⅳ.①R22

中国版本图书馆 CIP 数据核字(2015)第 002616 号

书　名	中医学基础
作　者	孟静岩　李　净　主编

策划编辑	孙　勇	**责任编辑**	韩元凤
封面设计	郑　川	**责任校对**	王晓凤
出版发行	中国农业大学出版社		
社　址	北京市海淀区圆明园西路 2 号	**邮政编码**	100193
电　话	发行部 010-62818525,8625	**读者服务部**	010-62732336
	编辑部 010-62732617,2618	**出　版　部**	010-62733440
网　址	http://www.cau.edu.cn/caup	**e-mail**	cbsszs @ cau.edu.cn
经　销	新华书店		
印　刷	北京鑫丰华彩印有限公司		
版　次	2015 年 3 月第 1 版　2015 年 3 月第 1 次印刷		
规　格	787×1 092　16 开本　16.5 印张　410 千字		
定　价	35.00 元		

图书如有质量问题本社发行部负责调换

编写人员

主　编　孟静岩（天津中医药大学）
　　　　李　净（安徽中医药大学）

副主编（按姓氏笔画排序）
　　　　刘晓燕（北京中医药大学）
　　　　刘宏艳（天津中医药大学）
　　　　阮洪生（黑龙江八一农垦大学）

编　委（按姓氏笔画排序）
　　　　王立岩（吉林农业大学）
　　　　田栓磊（天津中医药大学）
　　　　赵　雪（吉林农业大学）
　　　　郝　宁（沈阳农业大学）
　　　　袁卫玲（天津中医药大学）
　　　　侯　璐（山西农业大学）
　　　　蔡景竹（河北农业大学）

主　审　郭霞珍（北京中医药大学）

出 版 说 明

　　中医药是我国人民在几千年生产生活实践和与疾病做斗争中逐步形成并不断丰富发展起来的一门医学科学,为中华民族繁衍昌盛做出了重要贡献,对世界文明进步产生了积极影响。新中国成立后特别是改革开放以来,党中央、国务院高度重视中医药工作,中医药事业取得了巨大成就。但随着我国经济社会的快速发展,目前我国的中医药事业远不能满足人民群众日益增长的健康需求。

　　《中共中央国务院关于深化医药卫生体制改革的意见》(中发[2009]6号)提出,要坚持中西医并重的方针,充分发挥中医药作用。我国是世界上生物多样性最丰富的国家之一,也是中药资源最丰富的国家。我国约有1.28万种中药材资源,包括1.114万种药用植物和0.158万种药用动物。中药工业产值已超过医药产业总产值的1/3,与化学药、生物药呈现出三足鼎立之势。以中医药为代表的传统医学日益受到国际社会的广泛重视和认可。中医药对人体生命质量、健康状况和生活状况提升的效用也越来越被人们广泛认识,其独特的优势和巨大价值日益显现。随着人们健康观念的变化和医疗模式转变,中医药事业正以新的姿态快速发展。但其进一步发展也面临着许多新情况和新问题,中医药产业发展和中药资源保护之间的矛盾日益突出。野生中药资源破坏严重、道地药材以及部分规范栽培品种产量不能完全满足中药产业需求。中药材价格大幅波动,市场极不稳定。同时,药用植物的大量采集和挖掘,不但使中药材资源生物多样性受到严重破坏,对生态环境也造成了严重的威胁;部分中药材不仅产量不稳定,而且重金属、农药残留污染严重,已影响到复方中成药品种的持续供应以及国家基本药物的安全与保障。

　　《国务院关于扶持和促进中医药事业发展的若干意见》(国发[2009]22号)从国家发展战略高度提出了"提升中药产业发展水平"的要求。《意见》指出,要遵循中医药发展规律,保持和发扬中医药特色优势,推动继承与创新,丰富和发展中医药理论与实践,促进中医中药协调发展,为提高全民健康水平服务。《意见》重申,要整理研究传统中药制药技术和经验,形成技术规范。促进中药资源可持续发展,加强对中药资源的保护、研究开发和合理利用。要保护药用野生动植物资源,加快种质资源库建设。加强珍稀濒危品种保护、繁育和替代,促进资源恢复与增长。《意见》强调,要加强中医药人才队伍建设。人才匮乏是制约中医药事业发展的瓶颈,高等教育是中医药人才培养的重要途径。中医药事业整体健康发展需要培养更多的复合型、交叉型、多学科型的应用人才。

　　为深入贯彻落实《国家中长期教育改革和发展规划纲要(2010—2020年)》、《医药卫生中长期人才发展规划(2010—2020年)》和《中医药事业发展"十二五"规划》,推进《中医药标准化中长期发展规划纲要(2011—2020年)》的实施,培养传承中医药文明、促进中医药事业发展的复合型、创新型高等中医药人才,推动中医药类专业教育教学改革和发展,中国农业大学出版社以整体规划、系列统筹和立体化建设等方式,组织全国37所院校的近200位一线专家和教师,启动了"全国高等院校中医药类专业系列教材建设工程"。本系列教材秉承"融合、传承、创新、发展、先进"的理念,在全体参编的老师共同努力下,历经近3年时间,现各种教材均已达到了"规划"预定的目标和要求,第一批共计21种教材将陆续出版。

本系列教材的运作和出版具有以下特点:

一、统筹规划、整体运作、校际合作、学科交融。站在中医药类专业教学整体的高度,审核确定教材品种和教材内容,农林类专业院校教师与中医药类专业院校教师积极参与,共同切磋研讨,极大地促进了这两类院校在中医药类专业教育平台的融合,尤其是促进了中医药学与中医药资源学的融合,起到了学科优势互补的积极作用。

二、同期启动、同步研讨、品种丰富、覆盖面广。同期启动21种教材的编写出版工作,37所院校近200位教师参与编写,系列教材基本覆盖了中医药类专业主干课程,是目前中医药类专业教材建设力度最大的一次。各院校教师积极参与,共同研讨,在教学理念、教材编写和体例规范上达成广泛共识,提升了教材的适用性。

三、最新理论、最新技术和最新进展及时融入,教材先进。本系列教材体现了中医药学科的文化传承特性,较好地将传承与发展、理论与实践有机结合,融入了学科最新理论、最新技术和最新进展以及各院校中医药类专业近年来的教学改革成果,使得教材具有较强的先进性。

四、立项建设、严格要求、专家把关、确保质量。经过广泛深入的选题调研,在与多所院校广泛沟通达成共识后,中国农业大学出版社确定了以立项的方式实施"中医药类专业系列教材建设工程"。"教材建设工程"历时近3年,在系列教材编审指导委员会的统一指导下,各项工作始终按照既定的编写指导思想、运行方式和质量保障措施等规定严格运行,保障了教材编写的高质量。

中医药类专业系列教材建设是一种尝试、一种探索,我们衷心希望有更多的院校、更多的教师参与进来,让我们一起共同为我国中医药事业的健康发展,为中医药专业高等人才培养做出贡献。同时,我们也希望选用本系列教材的老师和同学对教材提出宝贵意见,使我们的教材在修订时质量有新的提高。

全国高等院校中药类专业系列教材编审指导委员会
中国农业大学出版社
2014年6月

前　　言

《中医学基础》是中药类专业学习中医药学的专业基础课。本教材是依据四年制中药类相关专业的教学计划和教学大纲要求进行编写的。

本教材系统地阐述了中医学理论体系的形成和发展、中医学的基本特点、藏象、精气血津液、经络、体质、病因与病机、诊法与辨证、治则与康复等基础理论、基本知识和基本技能。通过本课程的学习，为学习中医其他基础课和中药专业课打下必要的基础。

为了保证中药类专业教材具有连续性，本教材的编写主要参考了中国中医药出版社 2002年出版的《中医学基础》（张登本主编），同时也参考了全国各地出版的《中医学基础》教材，国家"十一五"规划教材《中医基础理论》、《中医诊断学》和教学参考书等，汲取了近年来教学改革中的经验和成果，结合中药类专业学生知识结构的特点，在保持中医理论传统性和系统性的前提下，对教材的内容进行了优化，较妥当地处理了教材内容的前后重复及不一致等问题，力求做到精简明确，科学合理。本教材在编写和审定过程中，得到了许多兄弟院校的鼓励和支持，在此表示衷心的感谢。

本教材由全国八所高等院校教师共同编写，第 1 章绪论由孟静岩编写，第 2 章中医学的哲学基础由蔡景竹编写，第 3 章藏象由刘晓燕、王立岩编写，第 4 章精、气、血、津液由赵雪编写，第 5 章经络由阮洪生编写，第 6 章体质由田栓磊编写，第 7 章病因由侯璐编写，第 8 章发病与病机由李净编写，第 9 章诊法由袁卫玲编写，第 10 章辨证由刘宏艳编写，第 11 章养生与防治由郝宁编写，袁卫玲还兼任了本教材编委会的学术秘书。

本教材由北京中医药大学郭霞珍教授担任主审，对教材的指导思想、结构框架、学术观点、内容文字等方面都给予了悉心地指导并提出了宝贵意见。在此，谨向郭霞珍教授表示诚挚的感谢！

由于编写者水平有限，尽管各位编委竭尽全力认真撰写，孟静岩、李净教授对全书又做了全面、细致、深入的修改，但仍会有不当之处，请各院校广大师生在使用过程中，不断地总结经验，提出宝贵的意见，以便今后进一步修订和提高。

《中医学基础》编委会

2014 年 10 月

目　　录

第1章　绪论 ……………………………………………………… 1

1.1　中医学理论体系的形成和发展 ………………………… 1

1.1.1　中医学理论体系的形成 ……………………… 1

1.1.2　中医学理论体系的发展 ……………………… 3

1.2　中医学理论体系的基本特点 …………………………… 5

1.2.1　整体观念 ………………………………………… 6

1.2.2　辨证论治 ………………………………………… 8

1.3　《中医学基础》的主要内容和学习方法 ……………… 9

1.3.1　《中医学基础》的主要内容 ………………… 9

1.3.2　《中医学基础》的学习方法 ……………… 10

1.4　小结 …………………………………………………… 11

阅读材料 …………………………………………………… 11

思考题 ……………………………………………………… 12

第2章　中医学的哲学基础 …………………………………… 13

2.1　阴阳学说 ……………………………………………… 13

2.1.1　阴阳学说的基本内容 ……………………… 14

2.1.2　阴阳学说在中医学中的应用 ……………… 19

2.2　五行学说 ……………………………………………… 24

2.2.1　五行学说的基本内容 ……………………… 24

2.2.2　五行学说在中医学中的应用 ……………… 28

2.3　小结 …………………………………………………… 32

阅读材料 …………………………………………………… 32

思考题 ……………………………………………………… 34

第3章　藏象 …………………………………………………… 35

3.1　概述 …………………………………………………… 35

3.1.1　藏象学说的形成 ……………………………… 35

3.1.2　脏腑的特点及区别 …………………………… 36

3.1.3　藏象学说的特点 ……………………………… 37

3.2　五脏 …………………………………………………… 37

3.2.1　心 ………………………………………………… 38

3.2.2　肺 ………………………………………………… 41

3.2.3　脾 ………………………………………………… 44

3.2.4　肝 ………………………………………………… 46

　　3.2.5　肾 ·· 49

　3.3　六腑 ··· 54

　　3.3.1　胆 ·· 54

　　3.3.2　胃 ·· 55

　　3.3.3　小肠 ·· 55

　　3.3.4　大肠 ·· 56

　　3.3.5　膀胱 ·· 57

　　3.3.6　三焦 ·· 57

　3.4　奇恒之腑 ··· 58

　　3.4.1　脑 ·· 59

　　3.4.2　髓 ·· 59

　　3.4.3　骨 ·· 59

　　3.4.4　脉 ·· 60

　　3.4.5　女子胞 ·· 60

　3.5　脏腑之间的关系 ·· 61

　　3.5.1　脏与脏的关系 ·· 61

　　3.5.2　脏与腑的关系 ·· 65

　　3.5.3　腑与腑的关系 ·· 67

　3.6　小结 ··· 67

　　阅读材料 ·· 68

　　思考题 ··· 71

第4章　精、气、血、津液 ··· 72

　4.1　精 ·· 72

　　4.1.1　精的基本概念 ·· 72

　　4.1.2　精的生成 ·· 72

　　4.1.3　精的输布 ·· 73

　　4.1.4　精的功能 ·· 73

　4.2　气 ·· 74

　　4.2.1　气的基本概念 ·· 74

　　4.2.2　气的生成 ·· 74

　　4.2.3　气的运动 ·· 74

　　4.2.4　气的功能 ·· 75

　　4.2.5　气的分布与分类 ··· 76

　4.3　血 ·· 78

　　4.3.1　血的基本概念 ·· 78

　　4.3.2　血的生成 ·· 78

　　4.3.3　血的运行 ·· 79

　　4.3.4　血的功能 ·· 79

　4.4　津液 ··· 80

　　4.4.1　津液的基本概念 ··· 80

　　　4.4.2　津液的生成、输布与排泄 ·············· 80
　　　4.4.3　津液的功能············ 81
　　4.5　精、气、血、津液之间的关系 ········ 82
　　　4.5.1　精与气的关系 ·········· 82
　　　4.5.2　气与血的关系 ·········· 82
　　　4.5.3　气与津液的关系 ········ 83
　　　4.5.4　血与津液的关系 ········ 84
　　4.6　小结············ 84
　　阅读材料 ············· 85
　　思考题 ··············· 86
第5章　经络 ················ 88
　　5.1　经络系统的组成 ········· 88
　　　5.1.1　经脉 ················ 89
　　　5.1.2　络脉 ················ 89
　　　5.1.3　连属组织 ············ 89
　　5.2　经络的循行分布 ········· 90
　　　5.2.1　十二经脉的循行分布 ···· 90
　　　5.2.2　奇经八脉的循行分布 ···· 100
　　5.3　经络的生理功能 ········· 107
　　5.4　经络学说的临床应用 ······ 108
　　5.5　小结 ·············· 109
　　阅读材料 ············· 109
　　思考题 ·············· 110
第6章　体质 ················ 112
　　6.1　体质的形成 ············ 112
　　　6.1.1　先天因素 ············ 112
　　　6.1.2　后天因素 ············ 113
　　　6.1.3　其他因素 ············ 114
　　6.2　体质的分类 ············ 115
　　6.3　体质与脏腑经络、精气血津液的关系 ·· 116
　　6.4　体质学说的应用 ········· 116
　　　6.4.1　说明个体对某些病因的易感性 ·· 117
　　　6.4.2　阐释发病原理 ········· 117
　　　6.4.3　解释病理变化 ········· 117
　　　6.4.4　指导辨证 ············ 117
　　　6.4.5　指导治疗 ············ 118
　　　6.4.6　指导养生 ············ 118
　　6.5　小结 ·············· 118
　　阅读材料 ············· 119
　　思考题 ·············· 120

第 7 章　病因 ……………………………………………………………… 121

　7.1　外感病因 ……………………………………………………………… 122

　　7.1.1　六淫 ……………………………………………………………… 122

　　7.1.2　疫气 ……………………………………………………………… 129

　7.2　内伤病因 ……………………………………………………………… 130

　　7.2.1　七情内伤 ………………………………………………………… 130

　　7.2.2　饮食失宜 ………………………………………………………… 133

　　7.2.3　劳逸过度 ………………………………………………………… 135

　7.3　病理产物性致病因素 ………………………………………………… 136

　　7.3.1　痰饮 ……………………………………………………………… 136

　　7.3.2　瘀血 ……………………………………………………………… 138

　　7.3.3　结石 ……………………………………………………………… 140

　7.4　其他病因 ……………………………………………………………… 141

　　7.4.1　外伤 ……………………………………………………………… 141

　　7.4.2　寄生虫 …………………………………………………………… 143

　　7.4.3　药邪 ……………………………………………………………… 144

　　7.4.4　医源性致病因素 ………………………………………………… 145

　　7.4.5　先天因素 ………………………………………………………… 145

　7.5　小结 …………………………………………………………………… 146

　　阅读材料 ………………………………………………………………… 146

　　思考题 …………………………………………………………………… 149

第 8 章　发病与病机 ……………………………………………………… 150

　8.1　发病 …………………………………………………………………… 150

　　8.1.1　发病原理 ………………………………………………………… 150

　　8.1.2　影响发病的因素 ………………………………………………… 153

　　8.1.3　发病类型 ………………………………………………………… 154

　8.2　基本病机 ……………………………………………………………… 154

　　8.2.1　邪正盛衰 ………………………………………………………… 155

　　8.2.2　阴阳失调 ………………………………………………………… 158

　　8.2.3　气、血、津液失常 ……………………………………………… 161

　　8.2.4　气、血、津液关系失调 ………………………………………… 166

　　8.2.5　内生五邪 ………………………………………………………… 168

　8.3　疾病的传变 …………………………………………………………… 171

　　8.3.1　传变的形式 ……………………………………………………… 171

　　8.3.2　影响传变的因素 ………………………………………………… 174

　8.4　小结 …………………………………………………………………… 175

　　阅读材料 ………………………………………………………………… 175

　　思考题 …………………………………………………………………… 176

第 9 章　诊法 ……………………………………………………………… 177

　9.1　望诊 …………………………………………………………………… 177

9.1.1　望神 ··· 178
9.1.2　望面色 ··· 178
9.1.3　望形态 ··· 180
9.1.4　望头项五官 ·· 181
9.1.5　望舌 ··· 183
9.1.6　望皮肤 ··· 187
9.1.7　望二阴 ··· 188
9.1.8　望排出物 ·· 189
9.2　闻诊 ·· 190
9.2.1　听声音 ··· 190
9.2.2　嗅病气 ··· 193
9.3　问诊 ·· 193
9.3.1　一般问诊 ·· 193
9.3.2　问现在症状 ··· 194
9.4　切诊 ·· 199
9.4.1　脉诊 ··· 199
9.4.2　按诊 ··· 203
9.5　小结 ·· 204
阅读材料 ·· 204
思考题 ·· 205
第10章　辨证 ·· 206
10.1　八纲辨证 ·· 206
10.1.1　表里辨证 ··· 207
10.1.2　寒热辨证 ··· 208
10.1.3　虚实辨证 ··· 210
10.1.4　阴阳辨证 ··· 213
10.2　脏腑病辨证 ·· 214
10.2.1　五脏病辨证 ·· 214
10.2.2　六腑病辨证 ·· 222
10.2.3　脏腑兼病辨证 ··· 224
10.3　气、血、津液病辨证 ··· 227
10.3.1　气病辨证 ··· 227
10.3.2　血病辨证 ··· 228
10.3.3　津液病辨证 ·· 229
10.3.4　气、血、津液同病辨证 ··· 231
10.4　小结 ·· 233
阅读材料 ·· 234
思考题 ·· 235
第11章　养生与防治 ·· 237
11.1　养生 ·· 237

　　　11.1.1　养生的重要意义 …………………………………… 237

　　　11.1.2　养生的原则和方法 …………………………………… 238

　　11.2　预防 ………………………………………………………… 240

　　　11.2.1　未病先防 ……………………………………………… 240

　　　11.2.2　既病防变 ……………………………………………… 241

　　11.3　治则 ………………………………………………………… 242

　　　11.3.1　扶正祛邪 ……………………………………………… 242

　　　11.3.2　标本先后 ……………………………………………… 244

　　　11.3.3　正治反治 ……………………………………………… 244

　　　11.3.4　调整阴阳 ……………………………………………… 246

　　　11.3.5　三因制宜 ……………………………………………… 247

　　11.4　小结 ………………………………………………………… 248

　　阅读材料 …………………………………………………………… 248

　　思考题 ……………………………………………………………… 249

参考文献 ……………………………………………………………… 250

第1章 绪论

教学目的和要求

1. 掌握中医学理论体系的形成标志,中医学理论体系的基本特点,整体观念和辨证论治的基本概念,同病异治和异病同治的概念。

2. 掌握中医学理论体系发展过程中,历代主要医家的学术特点和贡献。

3. 熟悉中医学、中医学理论体系的概念,中医学在各个历史阶段的发展概况。

4. 了解整体观念、辨证论治的运用概况,《中医学基础》的主要内容。

中医学,即中国传统医学,以其博大精深的思想内涵、独特而完整的理论体系、丰富的实践经验和显著的临床疗效为中华民族的繁衍昌盛做出了巨大的贡献。时至今日,中医学越来越受到世人瞩目,屹立于世界医学之林,是中国和世界科学史上一颗璀璨的明珠。

中医学是在中华民族传统文化深刻影响下形成的,以中医药理论与实践经验为主体,专门研究人的生命规律、疾病的发生发展及诊治规律的综合性学科。中医学理论体系,是阐明有关中医学的基本概念、基本原理和基本方法的综合科学知识体系,是遵循中医学特有的逻辑思维所推演的科学结论。

《中医学基础》是中药类专业的重要专业基础课,适用于高等学校中药学、中药资源学、制剂学、临床药学等专业的本科教育。它系统地阐述了中医学理论体系的形成和发展、中医学的基本特点、中医学与古代哲学、藏象、气血津液、经络、体质、病因与病机、诊法与辨证、养生与康复、治则等方面的基本概念、基本理论和基本思维方法,对进一步学习《中药学》、《方剂学》等专业课程,以及中药生产、中药资源开发利用、中药质量评价与控制、中药药理的研究等,均起到十分重要的作用。

1.1 中医学理论体系的形成和发展

中医学理论体系是在古代哲学思想指导下,遵循"天人合一"的系统整体观,以精气、阴阳、五行学说为哲学基础和思维方法,系统地总结我国古代长时期积累的大量的医药学实践经验和知识(医药知识也和其他理论一样,逐渐地从实践经验升华到理性认识,从而产生了中医学理论),经历大量医家的不断总结,形成了中医学基本概念、基本原理和基本方法的理论框架,建立了以脏腑经络及精气血津液为生理病理学基础,以辨证论治为诊疗特点的理论体系。

1.1.1 中医学理论体系的形成

中医学理论体系形成于先秦至两汉时期,其形成具有一定的历史条件,以《黄帝内经》成书为标志,《难经》、《伤寒杂病论》和《神农本草经》等医学典籍的相继问世,使中医学理论体系的形成与发展,得到充实与完善。

1.1.1.1 中医学理论体系形成的条件

中医学理论体系的形成受到诸多因素的综合影响,主要影响因素涵盖古代的解剖知识、临床实践、社会自然科学、古代哲学四个方面:

(1)以古代解剖知识为形态学基础 春秋战国时期,社会发生了急剧变革,促进了政治、经济、文化的显著发展,各种学术思想百花齐放、百家争鸣,在这种有利的文化及浓郁的学术氛围中,我国现存最早的中医学巨著《黄帝内经》得以成书与刊行。

《黄帝内经》中就有"解剖"一词的记载,如《灵枢·经水》就有:"若夫八尺之士,皮肉在此,外可度量切循而得之,其死可解剖而视之"。另外,它是最早记载人体的血液是在心脏的主导作用下,沿着脉道在体内"流行不止,环周不休"的这一重要生理现象的著作,提出了"心主身之血脉"的独到见解。《黄帝内经》关于血循环的认识比英国哈维氏在公元1628年发现血液循环要早约1000年。同时,《黄帝内经》中还详细记载了人体骨骼、血脉长度、内脏器官的大小和容量等,如《灵枢·肠胃》中记载了食管与肠管的长度"咽门……至胃长一尺六寸,胃纡曲屈,伸之,长二尺六寸,大一尺五寸,径五寸,大容三斗五升。""小肠后附脊,左环回周迭积……肠胃所入至所出,长六丈四寸四分,回曲环反,三十二曲也。"据此推算,《黄帝内经》中食管与肠管之比为1.6∶60.44=1∶37.78,而现代解剖学食管与肠管之比为25 cm∶925 cm=1∶37,两者十分接近。由此可见当时中医学对人体的大体解剖已经有了较明确的认识,这为中医学理论体系的形成奠定了初步的形态学基础。

(2)以长期治疗经验为临床实践基础 古代长期医疗实践经验的积累和传承,为中医学理论体系的形成奠定了丰富而坚实的实践基础。人类在与疾病做斗争的过程中,逐步认识了疾病,总结的诊疗、治病经验也日臻完善,对疾病的病因病机、治则等逐步深化,并确定了部分疾病的专名。如成书于战国时期的医著《五十二病方》记载病名52种,药物247种;《易经》《诗经》等十三经中,记载的病证名称180余种;春秋时期的《山海经》,明确地记载了38种疾病名称,100余种药物;扁鹊、医缓、医和等著名医家的诊疗实例多次出现在《左传》中。这些均表明当时的人们对疾病已有相当深刻而广泛的认识,积累了较为丰富的医疗实践经验和药物治疗的知识,为医学规律的总结,理论体系的整理提供了丰富的资料,奠定了扎实的理论基础和实践准备。

(3)以社会和自然知识为科学基础 从春秋战国到秦汉之际,中国社会经历了急剧变革,政治、经济、文化迅速发展,诸子蜂起,百家争鸣,各种学术流派相继产生,影响着中医学理论体系的形成。如道家倡导的顺应自然、全性保真的理念对中医养生学产生深刻影响;儒家强调的仁义精诚、天人合一、贵和尚中思想对医生修身和医德的形成有较大影响;兵家的修道保法、谋略多变等用兵之道,对中医治则治法理论的建立具有一定的影响。

中医学理论体系的形成和发展,与我国古代自然科学的成就密不可分,且广泛地吸收、移植、渗透和交融了当时的天文学、历法学、气象学、地理学、农学、物候学、军事学、数学等多学科知识,如医和的"六气致病说",就反映了气象学知识对病因理论形成的影响;《黄帝内经》中"用热远热、用寒远寒"治则的提出,是气象学知识对治疗法则确定的影响。又如"五运六气学说"的形成,则是全面吸收古代天文学、历法学、气象、地理、物候、数学等学科知识,并将其与医学知识有机联系在一起的典型范例。总之,古代自然科学知识的渗透,为中医学理论体系的形成奠定了丰厚的科学基础。

(4)古代哲学的深刻影响　哲学是理论化、系统化的世界观,是自然知识、社会知识、思维知识的概括和总结,是世界观和方法论的统一。任何一门自然科学的形成和发展与哲学思想的支配密切相关。中医学在其形成的过程中深受古代哲学思想的影响,如先秦时期出现的精气、阴阳、五行等学说,对世界的本原和事物运动的规律做了深刻的揭示,作为思维方法渗透到中医学,构建了中医理论体系的唯物主义生命观和基本框架。使当时零散的、原始的、初级的医疗实践经验,逐步条理化和系统化,形成了比较完整而系统的医学理论体系。

1.1.1.2　中医学理论体系形成的标志

中医学理论体系形成于先秦至两汉时期,当时相继成书的《黄帝内经》、《难经》、《伤寒杂病论》和《神农本草经》等医学典籍,分别从基础理论、临床辨证、治则治法以及药物研究等方面对中医学理论进行了科学的阐述,为中医学理论体系的形成和发展奠定了坚实的基础。

(1)《黄帝内经》　简称《内经》,约成书于春秋战国至汉末,由《素问》和《灵枢》两部分共 18 卷 162 篇论文构成,是我国现存第一部医学经典著作。该书汲取了秦汉以前的天文、历法、气象、物候、哲学等多学科的重要成果,总结了当时的医学成就,系统地阐述了人体的形态结构、生理功能、病因病机,以及疾病的诊断、治疗、养生、防治等方面内容,建立起独特的中医学理论的基本框架。

(2)《难经》　又称为"八十一难经"。该书运用问答方式,阐述了人体的结构、生理、病因、病机、诊断、治则和治法等,尤其在脉诊和针灸治疗方面,较《黄帝内经》更为详细。

(3)《伤寒杂病论》　为东汉末年著名医学家张仲景所著,他在《黄帝内经》、《难经》等医学论著的影响下,在总结前人临床医学成就的基础上,结合自己的实践经验,著成了《伤寒杂病论》,确立了辨证论治及理、法、方、药一线贯通的理论体系,全书共记载疾病 40 余种,收载方剂 314 首,是中医学第一部辨证论治的专著。

(4)《神农本草经》　简称《本草经》,集东汉以前药物学研究之大成,是我国现存最早的一部药物学典籍。该书收录常用药物 365 种,按照养生、药物性能功效、有无毒性将药物分成上、中、下三品;书中还将药物分为寒热温凉四性、酸苦甘辛咸五味,并完善了君臣佐使的组方原则和七情和合理论,为后世中药学的发展奠定了坚实的理论基础。

中医学理论体系形成乃至辉煌,根本原因在于坚实的医疗实践基础、深厚的中国传统文化底蕴,以及丰富而合理的哲学渊源与内涵。

1.1.2　中医学理论体系的发展

自四部经典医籍问世之后,中医学呈现出较快的发展趋势,中医学理论体系的发展经历了魏晋隋唐、宋金元、明清、近代和现代各个时期,涌现出一批著名的医家和代表著作。历代医家从基础理论、临床实践和药物研究等方面,充实和发展了中医理论体系。

1.1.2.1　魏晋隋唐时期

该时期由于重视继承和发挥《内经》和《伤寒杂病论》等经典理论,并不断总结临床经验,涌现出众多的名医名著,推动了中医学理论体系的发展。

晋代王叔和编撰的《脉经》,是我国第一部脉学专著。该书继承了《黄帝内经》、《难经》的脉学思想,总结了前人脉诊经验,补充了新的内容。提倡"寸口诊法",明确了左寸主心与小肠,关主肝胆,右寸主肺与大肠,关主脾胃,两尺主肾与膀胱的三部脉位;描绘了浮、沉、洪、滑、数、促、弦、紧等24种病脉的脉象形态及其所主病证,推动了寸口脉诊法的普遍应用。该书奠定了中医脉学理论与方法规范化和系统化的基础。

晋代皇甫谧所撰的《针灸甲乙经》是我国现存最早的针灸学专著,确定了349个腧穴的部位、主治和刺治方法。该书系统地阐述了藏象、经络、腧穴、标本、九针、刺法、诊法、治法、禁忌等内容,建立并完善了经络、腧穴和针灸治疗的理论与方法。

隋代巢元方的《诸病源候论》是我国第一部病因病机证候学专著。该书分67门,载列证候1 739条,尤重于病源的研究,指出某些传染病是由自然界的"乖戾之气"引起,并有"转相染易"的特点等。该书反映了我国当时中医理论与临床医学的发展水平,对后世病因病机学的发展有很大影响。

唐代孙思邈著《千金要方》和《千金翼方》,详述了唐以前的医学理论、方剂、诊法、治法、食养等,代表了盛唐医学的先进水平和成就,为我国第一部医学百科全书。唐显庆2～4年,由李勣、苏敬等20余人集体编撰、政府颁行了《新修本草》,又称《唐本草》,是世界上最早的药典。全书收录药物844种,附有药物图谱并加以文字说明,开创了世界药物学著作图文对照方法的先例,代表了中古时期中国中医药学发展的一个里程碑。

1.1.2.2　宋金元时期

该时期是我国科学技术发展较快、成果较多的时期,思想家的革新精神和百家争鸣的环境,促进了医学的长足进步,对后世医学的发展影响很大。

南宋陈无择著《三因极一病证方论》,提出并详细地阐述了"三因学说",以病因与病证相结合的方法,把复杂的致病因素概括为外因、内因、不内外因三类,发展了《黄帝内经》的病因理论及张仲景"千般疢难,不越三条"的论点,使中医学的病因学理论更加系统化,对后世病因学的发展产生了极为深远的影响。

北宋王唯一于1026年撰成《铜人腧穴针灸图经》,创制了世界上第一个国家级经络腧穴文字标准,并铸成世界上最早的国家级经络穴位形象化标准—针灸铜人模型2具。

宋代钱乙的《小儿药证直诀》是现存最早的儿科专著,书中记载升麻葛根汤治疗痘疹初起,导赤散治疗小儿心热,异功散治疗脾虚气滞,六味地黄丸治疗肾阴不足等,至今临床一直广为应用。

金元时期出现了各具特色的学术流派,其中代表医家有刘完素、张从正、李杲、朱震亨,被后人尊称为"金元四大家"。刘完素以火热立论,认为"六气皆从火化"、"五志过极皆能化火",故用药以寒凉为主,被后世尊称为"寒凉派",代表作有《素问玄机原病式》、《素问病机气宜保命集》等,他的学术思想对温病学派的创立有启迪作用。张从正认为"病由邪生,邪去正安",用药以攻邪为主,提出汗、吐、下的祛邪之法,后世尊称为"攻邪派",代表作有《儒门事亲》。李杲提出"百病皆由脾胃衰而生也"的观点,治疗用药以补脾胃为主,后世尊称为"补土派",代表作有《脾胃论》、《内外伤辨惑论》等。朱震亨倡导"相火论",提出"阳常有余,阴常不足"的重要观点,治疗上倡导"滋阴降火",后人尊称其为"滋阴派",代表作为《格致余论》。

金元时期的四大医家,立论不同,但各有发明,各具创见,分别从不同的角度丰富了中医学的内容,促进了中医理论的发展。

1.1.2.3　明清时期

该时期是中医理论的综合汇通和深化发展阶段,编纂了大量的医学全书、丛书和类书。

明代温补学派的代表医家赵献可、张介宾等重视脾肾,提出"命门学说",认为命门寓有阴阳水火,为脏腑阴阳之根本,是调控全身阴阳的枢纽。李中梓则提出了"肾为先天之本,脾为后天之本"、"乙癸同源"等见解。他们为中医学的藏象理论增添了新的内容。

明清时期温病学说的形成和发展,是对中医学理论的创新和突破。明代吴有性著《温疫论》,创立阐明传染病病因的"戾气学说",提出治疗传染病的学术理念,奠定了温病学说形成的基础,为中医传染病学的形成与发展做出了重要贡献;清代叶桂著《温热论》,阐明了温热病的发生发展规律,提出:"温邪上受,首先犯肺,逆传心包",在继承明代温病学成就的基础上,创立了卫气营血辨证的方法;清代吴鞠通著《温病条辨》,创立了三焦辨证的新方法,使温病学说逐渐走向系统和完善。

明代李时珍著《本草纲目》,采用了当时最先进的自然分类法,将收载的药物分为 16 纲 60 类。载药 1892 种,绘图 1 100 余幅,附方 11 000 余首。在当时国内外的影响最为深远,被誉为"东方药物巨典"。

明代朱橚编著的《普济方》,是中国现存古籍中载方量最多的方书,载方 61 739 首。

清代王清任重视解剖,编著了《医林改错》,纠正了古医籍中在人体解剖方面的错误,肯定了"灵机记性不在心在脑",发展了瘀血致病的理论,创立了多首治疗瘀血病证的有效方剂,对中医学气血理论的发展做出了一定贡献。

1.1.2.4　近现代时期

(1)近代时期(鸦片战争—中华人民共和国成立)　该时期由于西方文化和科技大量传入中国,出现了中西医两种医学的从碰撞、论争,到汇通的变化,涌现出唐宗海、朱沛文、恽铁樵、张锡纯为代表的中西医汇通派医家。张锡纯的《医学衷中参西录》为中西汇通的代表著作,开中西医并用于临床之先河。20 世纪 30 年代曹炳章主编的《中国医学大成》,是一部总结了魏晋至明清历代重要著作汇编而成的宏大医学丛书。

(2)现代时期(中华人民共和国成立至今)　在国家中医政策指导下,中医药事业蓬勃发展,强调中西医并重,提倡中西医结合。注重借用传统方法和现代科学方法,如系统科学、生物信息科学、化学、数学、分子生物学、基因组学、蛋白组学、代谢组学等来研究中医药,近年来在藏象、经络实质、证候规律研究,中药和方剂配伍的基础研究等方面,都取得了可观的进展。

中国医药学具有悠久、灿烂的历史,是我国各族人民在长期的生产、生活中同疾病做斗争的实践经验的总结,有其独特的理论体系和丰富的临床经验,是中华民族宝贵文化遗产的重要组成部分,是我国文化软实力的重要体现。我们一定要认真学习中医药学,努力继承和弘扬,更好地为人类健康事业服务。

1.2　中医学理论体系的基本特点

中医学理论体系是在古代唯物论和辩证法思想的指导下,通过长期临床实践,经过反复地综合与归纳、分析与对比,逐渐地升华与抽象而成。整体观念和辨证论治是中医学理论体系中最基本、最重要的特点。

1.2.1　整体观念

整体观念,是中医学关于人体自身的完整性及人与自然和社会环境统一性的认识。中医学非常重视人体自身的统一性和完整性,包括人内在的脏腑器官之间,生理机能与心理活动之间的统一性和完整性,以及人与外界自然和社会环境之间的相互联系。整体观念贯穿于中医学的人体结构、生理、病理、诊法、辨证、养生和防治等各个方面,是中医学基础理论和临床实践的指导思想。

中医学的整体观念主要体现在人是一个有机的整体,人与自然、社会环境的统一性两个方面。

人生活在自然和社会环境中,人体的生理功能和病理变化,与自然和社会环境的影响有着密切的关系。人体在能动地适应环境的过程中,维持着自身稳定的机能活动。

1.2.1.1　人是一个有机的整体

整体观念认为人体是一个内外联系、自我调节和自我适应的有机整体。认为构成人体的各个组织器官,在结构上相互沟通,在功能上相互协调、互相为用,在病理上互相影响。同时,人体也是一个以心为主宰,五脏为中心,以经络为联络通路,所构成的一个有机整体。在结构上,局部是构成整体的一个组成部分,与整体密切相连。在物质上,精、气、血、津液是构成组织器官活动的物质基础。在功能上,结构的完整性为机能的统一奠定了基础。同时,精、气、血和津液分布、贮藏、代谢或运行于各脏腑形体官窍中,支撑了脏腑各自的功能,并使彼此之间相互协调,互相制约,共同完成人体的生理活动,从而表现出生命活动的整体联系。

在探索人体生命活动的基本规律时,中医学就从整体观出发进行阐述,在分析疾病的病因病机时,也运用了整体观,着眼于局部病变的整体病理反应。中医学整体观认为任何一个局部的病变,都可以影响整体。因此,中医学的病理整体观,主要体现在病变的相互影响和传变,如脏和脏、腑和腑、脏和腑、脏腑和形体官窍之间,均可通过经络的感传作用而相互影响,发生疾病的传变。

中医学在诊断疾病时,从整体出发,依据“有诸内必形诸外”由外测内。病人的局部病变常与其全身脏腑、气血、阴阳的盛衰虚实有关,局部的症状常是整体功能失调在局部的反映。因此,通过观察分析五官、形体、色脉等外在的病理特征,就可判断内在脏腑的病理变化。中医的诊法是通过察脉、验舌,以及观察体表的变化,测知内脏及全身机能活动的识病方法,是整体观念指导下的创举。

在治疗方面,《素问·阴阳应象大论》提出“从阴引阳,从阳引阴,以右治左,以左治右”,《灵枢·终始》中说“病在上者下取之,病在下者上取之”等,都是在整体观念指导下确定的治疗原则。在临床遣方用药时,整体观念也融贯其中。对于局部的病变,临床治疗时避免头痛医头,脚痛医脚,而是主张通过整体观加以调治,如心开窍于舌,与小肠相表里,口舌生疮多由心与小肠实火炽盛所致,故用清心泻小肠火的方法治疗,都是整体观念在治疗学中的体现。

总之,中医学在阐述人体的生理功能、病理变化以及疾病的诊断和治疗时,都贯穿着人体是一个有机的整体这一基本观点。

1.2.1.2　人与自然环境的统一性

人类生活在自然环境之中,自然环境为人类的生存提供了必要条件。自然环境的变化又可直接或间接地影响人体的生命活动。因此,中医学历来非常重视人与自然环境的联系,这种联系就是"天人合一"的整体观的具体体现。

四季气候变化是由自然界阴阳二气的运动变化而产生的,其规律是春温、夏热、秋凉、冬寒。在自然界的这种规律性气候变化的影响下,植物出现了春生、夏长、秋收、冬藏等相应的适应性变化,而人体生理也随着季节气候的规律性变化出现相应的适应性调节。如炎热的盛夏时节,机体的气血趋向于体表,人体出现皮肤松弛,汗孔开张而多汗尿少的现象,机体则以出汗散热来调节人体之阴阳平衡;严寒的冬季,机体的气血趋向于里,人体出现皮肤致密,汗孔关闭而少汗尿多的现象,不仅可使阳气不致过分地向外耗散,也可保证人体水液代谢的正常。人体对季节气候的适应性生理变化,在维持体温恒定的同时,也反映了气温对人体气血运行和津液代谢情况的影响。

人体的阴阳气血与昼夜晨昏的变化密切相关。人体生理活动受到昼夜晨昏变化的影响,而人体也要与之相适应。人体的阳气白天趋于体表,有利于脏腑机能活动;夜间潜藏于机体内,有利于更好地睡眠休息。另外,人的体温、脉搏、呼吸、血压等自我调整,都是人体阴阳气血受昼夜的影响而产生的阴阳消长变化的结果。

地域环境是人类生存环境的一个重要因素。地域环境的差异主要体现在区域性气候、地理环境、人文习俗和生活习惯的不同,在一定程度上直接影响着人体的生理机能和体质形成。如江南地区海拔偏低,气温偏高,湿度大,人体腠理多稀疏,体格柔弱瘦小;西北地区海拔偏高,气温偏低,湿度小,人体腠理多致密,体格壮实粗犷。虽然人生活在不同地理环境之中,但是长期受特定环境的影响,人体的机能活动已经表现出某些适应性变化。长期居住某地的人,一旦迁居异地,许多人初期会有不适的感觉,甚者罹病,出现"水土不服"的现象,但会逐渐适应。

自然环境对疾病的发生和病理变化有着很深的影响。如冬春季节,多发感冒、咳嗽;夏秋季节,多发疟疾、腹泻;四季季节交替时,痹证、胃脘痛、胸痹、哮喘等慢性病易发作,即说明各季节有不同的多发病,且疾病的发生受季节气候变化的影响很大。人群由于所处的地理环境不同,体质的差异,同时受气候、水土的制约而形成不同性质的致病因素,因而出现地域性的多发病与常见病。如克山病、血吸虫病、囊虫病、瘿瘤、疟疾等,均有其地域性的发病特点。

中医对疾病的诊治和遣方用药时,更多的是结合机体的内外因素进行全面考虑,而不是片面地孤立地以病论病。辨病时,患者所经历的四时气候、所处的地方水土、特有的生活习惯、性情好恶、体质强弱、年龄性别和职业特点等都是必须考虑的因素。同时,结合中医望、闻、问、切四诊方法确定病因病机,辨证施治,正如《素问·疏五过论》曰:"圣人之治病也,必知天地阴阳,四时经纪,五脏六腑,雌雄表里,刺灸砭石,毒药所主,从容人事,以明经道,贵贱贫富,各异品理,问年少长,勇怯之理,审于分部,知病本始,八正九候,诊必副矣。"

人类的健康长寿依赖于良好的自然环境。人类在自然环境面前,在一定条件下,能积极主动地适应和改造自然环境,从而提高了人类的健康水平,减少了疾病的发生。《素问·移精变气论》所述"动作以避寒,阴居以避暑",以及《养生类纂》所述"沟渠通浚,屋宇清洁无秽气,不生瘟疫病",这些都是人类主动适应自然和改造自然环境的能力体现。

1.2.1.3　人与社会环境的统一性

人生活在复杂的社会环境中,其生命活动必然受到社会环境的影响。每一个人作为社会群体中的一部分,社会角色、地位的不同,以及社会环境的变动不仅影响人们的心身机能,而且疾病谱的构成也不尽相同。太平之世多长寿,大灾之后,必有大疫,这是朴素的社会医学思想。

社会地位的不同,经济状态的差异,对人的身心都能产生影响。随着科学技术的日新月异、经济的飞速发展和社会的全面进步,人们在不断满足物质、文化需要的同时,对自身的养生保健愈加重视,人均寿命延长。但同时可以看到,学习、工作的竞争压力等社会环境因素,过度紧张的快节奏生活方式,会给人带来更多的精神压力。再如人口急剧增长,生态环境的破坏也日趋严重,加重了人们的心理负荷,由此产生的疾病也会随之增加。如产生焦虑、头痛、眩晕、失眠、心悸等一些新的心身疾病。这就是中医学诊治疾病非常重视社会环境的原因所在。

1.2.2　辨证论治

1.2.2.1　症、病、证的概念

(1)症　指疾病的外在表现,即症状,是疾病过程中表现出的个别、孤立的现象,可以是病人异常的主观感觉或行为表现,如恶寒发热、恶心呕吐、烦躁易怒等。也可以是医生检查病人时发现的异常征象,如舌苔、脉象等(称体征)。同一症状可以出现在不同的证候之中。症是判断疾病、辨识证候的主要依据。

(2)病　即疾病,是机体在一定情况下对于外界有害因素作用的一种反应,具有特定的病因、发病形式、病变机理、发病规律和转归,有特定的症状和体征。反映疾病全过程的根本矛盾。

(3)证　又称证候,是对机体在疾病发展过程中某一阶段或某一类型病理本质的概括。包括病变的原因、部位、性质,以及邪正关系等多方面的病理特征,反映疾病过程中特定阶段的本质。证候一般由一组相对固定的、有内在联系的、能揭示疾病某一阶段或某一类型病变本质的症状和体征构成。如风寒感冒、肝阳上亢、心血亏虚、心脉痹阻等,都属证候的概念。

病的全过程可以形成不同的证,而同一证又可见于不同的病中,因此病与证间形成了错综复杂的关系。

1.2.2.2　辨证与论治的概念

(1)辨证　是将四诊(望、闻、问、切)所搜集的症状、体征及其他资料,在中医理论指导下进行分析、综合,辨清其原因、性质、部位,以及邪正之间的关系,从而概括、判断为某种性质的证候的过程,这一识病方法就是辨证。辨证的关键是"辨",辨证的过程是医生对疾病的病理变化做出正确、全面判断的思维实践过程。

(2)论治　又称施治,是根据辨证分析的结果,确定相应的治疗原则和方法。辨证是确定治疗方法的前提和依据,论治是辨证的目的,也是治疗疾病的手段和方法。通过论治的效果,可以检验辨证是否正确。所以辨证论治的过程,就是认识疾病和治疗疾病的过程,是指导中医临床医学的基本原则。

（3）辨证论治　　是运用中医学理论辨析有关疾病的资料以确立证候，论证其治则治法方药并付诸实施的思维和实践过程。又称为辨证施治。

辨证论治是中医学的整体观念和辨证观念的具体体现，既是中医学认识疾病和治疗疾病的基本原则，又是诊断和防治疾病的基本方法，是中医学术特点的集中表现，也是中医学理论体系的基本特点之一。辨证的任务是分析疾病，寻找疾病过程中某一阶段的主要矛盾或矛盾的主要方面；论治则是采取相应的措施，对所找出的主要矛盾进行治疗。辨证与论治是理论与实践相结合的体现，是理、法、方、药理论体系在临床上的具体应用。

（4）辨病与辨证关系　　中医临床认识和治疗疾病时，常常既辨病又辨证，以辨证为基础，通过辨证更进一步认识疾病。例如感冒病，由于其感受的致病因素和机体的反应性的不同，常表现为风寒感冒、风热感冒，或体虚感冒等不同的证型，只有把感冒所表现出的"证"是风寒、风热、体虚辨别清楚，才能针对其证，确定辛温解表、辛凉解表、益气解表的治疗原则，给予恰当的治疗。临床注重辨病与辨证相结合，对提高中医的临床诊治水平具有重要的应用价值。

（5）同病异治与异病同治　　辨证论治的原则要求人们辩证地看待病与证的关系。既要重视一病可能出现的多种证候，又要关注不同的病可以出现相同性质的证候，因而临床实践中常有"同病异治"和"异病同治"的方法。

所谓"同病异治"，是指同一疾病，由于发病的时间、地区及患者的反应性不同，或处于不同的发展阶段，所表现的证不同，因而治法就各异。以感冒为例，由于发病的季节不同，故治法也有所不同，如暑季因感受暑湿邪气所致感冒，治疗时应区别于其他季节治疗感冒的方法，要适当增加芳香化浊药以及祛除暑湿之药。再如麻疹病在不同的疾病阶段表现为不同的证，初期当解表透疹，中期当清肺热，后期滋养肺胃之阴等不同的治法，这就是"同病异治"原则的具体运用。

所谓"异病同治"，是指不同类型的疾病，在其发展过程中出现了相同的病机，即所表现的证候相同，就可采用相同的治疗方法。例如胃下垂、肾下垂、子宫脱垂、脱肛等不同的病，在其发展变化过程中，可能出现大致相同的"中气下陷"的病理机制，表现为大致相同的证候，故皆可用补益中气的方法来治疗，这就体现了"异病同治"的治疗原则。

总之，中医治病首先注重病机的异同，其次才是病的异同，所以有"证同治亦同，证异治亦异"的治则，这就是辨证论治的精髓所在。

1.3　《中医学基础》的主要内容和学习方法

本节主要概要性地介绍《中医学基础》的主要内容框架，以及学习《中医学基础》的方法。

1.3.1　《中医学基础》的主要内容

《中医学基础》是中医理论体系的基础学科，是关于中医学的基本理论、基本知识和基本思维方法的学科，是学习中医药学的入门课程。《中医学基础》所体现的思维方式，是从整体、联系、运动的观念出发，认识和解决医药学的相关问题。《中医学基础》以其特有的思维方法和原理法则，客观地概括了人体生命活动、病理变化、诊断治疗、养生康复的基本规律，指导着临床实践和药物学的研究开发。《中医学基础》课程的学习，为继续学习中药学、方剂学、中药药理、中药炮制等课程奠定了理论基础。《中医学基础》课程所涉及的内容，是中医学理论体系的核心部分。学习和掌握《中医学基础》课程的内容，对认识中医学理论体系的全貌具有重要的作用。

《中医学基础》课程包括中医学的哲学基础、藏象、气血津液、经络、体质、病因、发病与病机、诊法、辨证、养生与防治等内容。

（1）中医学的哲学基础　精气学说、阴阳学说、五行学说是中医学理论体系构建的哲学基础。中医学的哲学基础主要用来阐述人体的结构、生理、病因、病机，并指导临床的诊断和防治。中医学的哲学思想渗透到中医学所有领域，为中医学主要的思维方法。

（2）藏象　藏象理论是有关人体脏腑器官的形态结构、物质基础、生理功能、病理变化、相互关系以及与外界环境相互联系的理论，是中医学理论体系的核心和基础。藏象理论阐释五脏、六腑和奇恒之腑的形态、生理功能、生理特性、与形体（五体、五华）官窍（五官九窍）的关系及脏腑之间的相互关系。藏象学说是中医学理论体系的核心理论。

（3）精气血津液　精气血津液既是生命活动的产物，又是构成人体、维持人体生命活动的物质基础。精气血津液主要阐述精气血津液的生成、分布、运行、代谢、功能及与脏腑、形体官窍、经络的关系。

（4）经络　经络是人体结构的主要组成部分，与脏腑、形体官窍等器官共同构成了完整的人体结构。经络是运行全身气血，联络脏腑肢节、沟通上下内外，感应传导信息的特殊网络系统。经络学说主要介绍经络的概念、经络系统的组成、十二经脉及奇经八脉等的循行与功能、经络的生理功能和应用等。

（5）体质　体质是关于人类个体体质差异的理论。主要介绍体质的概念、体质的形成、体质的分类及体质的应用，具有广泛的临床意义。

（6）病因　病因是引起疾病发生的原因。中医学将病因分为外感病因（六淫、疫气）、内伤病因（七情内伤、饮食失宜、劳逸失度）、病理产物性致病病因（痰饮、瘀血、结石）和其他病因（外伤、寄生虫、药邪、医过等）四类致病因素。根据中医学"审证求因"的思维方法，病因学着重阐述各种致病因素的性质和致病特点，以及所致疾病的临床表现。

（7）发病与病机　病机是指疾病发生、发展、变化的机理，是疾病变化的本质所在，是疾病演变过程中的主要矛盾，也是医生临证工作中所要寻求和把握的关键。中医病机学包括发病机理和基本病机（邪正盛衰、阴阳失调、精气血津液失常、内生五邪等）。

（8）诊法　诊法就是医生运用视、听、嗅、触等感觉功能以及与病人或知情者交谈，即望诊、闻诊、问诊、切诊四种诊断方法，全面了解系统掌握疾病各种相关信息，以探求致病原因、病变部位、病势转归和病证特点，从而指导临床治疗的中医方法。

（9）辨证　辨证是医生将四诊所收集的症状、体征等资料，根据中医理论进行更深入的理性认识和综合分析分辨出证候，并拟定治疗方法的过程。中医学常用的辨证方法有八纲辨证、脏腑辨证、气血津液辨证等，并对各种病证的临床表现、证候分析、辨证要点进行概括分析。

（10）养生与防治　养生就是保养生命，使人健康长寿。顺应自然规律、重视调摄精神、形神兼养、动静结合、养精护肾、保护脾胃，是最理想的养生方法。中医学强调预防为主，既重视既病防变，更重视未病先防，防重于治。已病之后所使用的扶正祛邪、治标治本、正治反治、调整阴阳、调理精气血津液和三因制宜等治则，是中医学最基本的治疗原则。

1.3.2　《中医学基础》的学习方法

《中医学基础》丰富翔实的内容，宽广的研究领域，涉及了中医学特有的名词概念，形成条件、基本特点、中医学的传统哲学思想和特有的思维方法,涵盖了人体的组织结构、生理功能、经络、体质、病因、病机、诊法、辨证以及养生与防治等内容。通过《中医学基础》课程的学习,要求全面地认识和掌握中医学的基本概念、基本理论、基本知识、基本技能,深刻理解传统文化内涵与精髓,为进一步深入学习中药、方剂及中药专业的其他相关课程奠定扎实的基础。

　　学习中医药学,学生要树立继承和发扬传统医学遗产的决心,有振兴中医药学,为人类健康事业服务的明确学习目标,还要有强烈的时代责任感和使命感。在学习过程中,学生要充分认识到学习中医学基础理论的重要性和必要性,遵循学习规律,培养严谨治学态度,注重学习方法,对于基本概念、基本理论要在理解的基础上加以记忆,做到理论联系实际。在学习过程中要以科学求实的态度,切实掌握并运用中医学独特的思维方法和理论特征,明辨中西医理论体系的不同,取长补短,持科学的学习态度认真对待中西医的差异,为人类的健康事业服务。

1.4　小结

　　中医学理论博大精深,是祖国传统文化的结晶,为中华民族繁衍生息做出了巨大的贡献。

　　先秦至两汉是中医学理论体系形成的奠基时期,《黄帝内经》《难经》《伤寒杂病论》和《神农本草经》是其形成的标志性著作。魏晋隋唐是中医学理论观点逐渐成熟,学科开始分化时期;宋金元是中医名家辈出,学术争鸣,理论不断创新时期;明清是温病学说和温补学派形成和成熟时期;近代和现代是中医学理论逐渐地系统化、理性化发展,走向中西医结合和多学科研究的时期。

　　整体观念和辨证论治是中医学理论体系最基本、最重要的特点,贯穿于中医学的人体结构、生理病理、诊断治疗、养生防治等各个方面。

　　《中医学基础》课程包括绪论、中医学的哲学基础、藏象、气血津液、经络、体质、病因、发病与病机、诊法、辨证、养生与防治等内容。

阅读材料

中医学的主要思维方法

　　中医学的思维方法注重从传统文化、自然科学、社会科学等不同领域汲取精华,用于分析人的生命活动和疾病规律。大致可包括取象比类、司外揣内、演绎推理、试探反证等,在认识人体生理和病理变化过程中,综合地运用这些思维方法。

　　1. 取象比类法

　　是运用形象思维,根据被研究对象与已知对象在某些方面的相似或类同,通过对两者的比较和推论,认为在其他方面也有可能相似或类同,据此推导出被研究对象某些性状特点的逻辑方法。又称为援物比类法。中医学运用五行学说对于木火土金水等物质的形象、性质和作用进行观察与概括,分别比类五脏的功能和特性,并建立了五脏系统。如木性曲直、舒畅条达、具有生发的特性,而肝脏具有喜柔顺条达而恶抑郁的特性,具有疏泄功能。

　　2. 司外揣内法

　　是通过观察事物的外在表象,以揣测、分析和判断事物内在状况和变化的一种认知和研究方法。又称为以表知里法。如《灵枢·外揣》曰:"五音不彰,五色不明,五脏波荡,若是则内外相袭,若鼓之应桴,响之应声,影之似形。故远者,司外揣内;近者,司内揣外。"中医学对于藏象的认识过程和对疾病望、闻、问、切四诊过程就是司外揣内的思维过程。如通过面色、舌色、脉象变化、胸部感觉可判断心功能是否正常。

3. 演绎推理法

是从一般到个别的思维和认知方法。在中医学中,演绎推理是阐释机体生命活动规律,诊断疾病和确定治疗所采用的一种方法。根据肝主疏泄的原理演绎推理,中医学便得出肝气具有促进人体气的运动疏通畅达,发散于内外的功能。当肝气疏泄正常,则全身气血流通,情志舒畅;若肝气疏泄功能障碍,则人体气血运行不畅,可发生气郁、气滞或气结等病变,此时应以疏肝解郁为法,选用柴胡疏肝散疏肝理气,或选针灸、推拿疏肝理气,亦多能收到良好的效果。

4. 试探反证法

试探法,指根据对研究对象的观察分析,做出初步判断并采取相应措施,然后再根据反馈信息做出适当调整,建立正确的应对方案的一种逐步深入接近实质的认知方法。反证法,是指从结果来追溯或推测原因并加以证实的一种逆向的认知方法。这两种方法既有联系亦有所区别,首先它们的相同点是从结果来反推其原因;而试探则要求事先需要采取一定的措施,以引起反应,反证则无此环节,此为两者之异。试探与反证这两种认知方法,在中医学理论的形成和发展中,具有不可忽视的作用和地位,这与现代科学研究中的实验预测和实验验证有相近之处。

故张介宾在其所著《景岳全书·传忠录》中曾指出:"若疑其为虚,意欲用补而未决,则以轻浅消导之剂,纯用数味,先以探之。消而不投,即知为真虚矣。疑其为实,意欲用攻而未决,则用甘温纯补之剂,轻用数味,先以探之。补而觉滞,既知其有实邪也。假寒者略温之,必见烦躁;假热者略寒之,必加呕恶;探得其情,意自定矣。"此即就寒热虚实进行试探而言。

中医学认识病因的方法"审证求因",即是典型的反证法,它通过对症状和体征的认真分析和辨别,从结果出发去追索和反推病因,如患者表现胸胁、乳房、少腹胀痛,善叹息,月经不调等症状者,是由于气机不畅所致,胸胁、乳房、少腹为肝经经脉循行之处,故推导出致病之因是肝气郁结,并可以根据运用疏肝解郁法的效果,来反证或修正原先的推论。反证法除用于认识病因外,其在基础理论的形成和发展,以及指导临床处方用药等方面也起着积极的作用,特别是在认识复杂的事物或现象时,仍具有一定的意义。

中医学除运用以上主要思维方法外,还强调在整体观念指导下的辨证思维、中和思维、功能联系等思维方法。强调事物间的相互联系,侧重于动态的观察,亦是中医学认知过程中的方法论特点,对比也应有所认识。

思考题

1. 中医学理论体系形成的时间和标志是什么?
2. 中医学理论体系的基本特点是什么?
3. 金元四大家和温病学派的学术特点分别是什么?
4. 何谓整体观念?如何理解人体是一个有机的整体?
5. 何谓辨证论治?如何理解同病异治和异病同治?

第2章　中医学的哲学基础

教学目的和要求

1. 掌握阴阳、五行的基本概念、特性及相互关系。
2. 掌握阴阳、五行学说的基本内容。
3. 熟悉阴阳、五行学说在中医学中的应用。

　　哲学是人们对于整个世界(自然、社会和思维)的根本观点的体系,即研究世界观的学问,是对自然知识和社会知识的概括和总结。科学是自然、社会和思维的知识体系。科学离不开理论思维,离不开世界观的指导。所以,哲学和科学之间存在着相互依赖、相互影响的密切关系。医学是研究人类生命过程以及同疾病做斗争的一门科学体系,属于自然科学范畴。自然科学与哲学的关系是特殊和普遍的辩证关系。医学研究生命运动的基本规律,而哲学则研究自然、社会和思维发展的普遍规律。要探索生命的奥秘以及健康与疾病的运动规律,医学就必须以先进的哲学思想作为世界观和方法论构建其理论体系。中医学属于中国古代自然科学范畴,以中国古代唯物论和辩证法思想即精气、阴阳、五行学说为哲学基础,来构建理论体系,并使之成为中医学理论体系的重要组成部分。

　　精气学说,又称"元气论"、"气一元论",是中国古代哲学中一个最重要、最基本的范畴,是对世界本原的认识,对中国传统文化具有极其深刻的影响,是中国古人认识世界的自然观。阴阳学说是在气一元论基础上建立起来的,是中国古代关于事物对立统一规律的认识,气是阴阳对立的统一体,物质世界在阴阳二气的相互作用下,不断地运动变化。五行学说是中国古代朴素的普通系统论,和阴阳学说一样,着眼于事物的矛盾作用,着眼于事物的运动和变化,从事物的结构关系及其行为方式,探索自然界物质运动动态平衡的规律。中国古代哲学认为:气是天地万物统一的基础,是世界的本原。它按照气-阴阳-五行的逻辑系统,揭示了世界万物(包括生命)的本质,阐明了世界的运动变化。

　　精气、阴阳、五行学说被运用到中医学领域中,用以阐明人类生命活动和外界环境的关系,疾病发生、发展及其防治规律等,构筑了中医学独特的思维方式,成为中医学理论体系的重要组成部分,对中医学理论体系的形成和发展有着深刻影响。因此,要学习和研究中医学,就必须掌握中医学中所包含的哲学内容。只有做到这一点,才能深刻理解中医学理论体系的本质和特点。其中精气学说是中国古人认识世界的自然观,内涵丰富,因其融入中医学的理论之中,已渗透到医学领域的各个层面,由此产生了中医学的气一元论内容,为避免内容重复,此处不再单独立节,于后面章节相关内容中讲述。

2.1　阴阳学说

　　阴阳学说,是我国古代的唯物主义哲学思想,研究阴阳概念的基本内涵及其运动规律,并

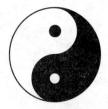

图 2-1　阴阳图

用以阐释宇宙间事物的发生发展变化规律(图 2-1)。阴阳学说渗透到医学领域后,逐渐与中医学的具体内容融为一体,形成了中医学的阴阳学说。秦汉时期成书的《黄帝内经》,构建了中医学的主体理论,其中就包括阴阳学说在内的古代哲学思想和思维方法。阴阳学说被广泛地用于说明人体的生理功能和病理变化,指导疾病的诊断和防治。医学中的阴阳源于哲学,而又不完全等同于哲学中的阴阳,具有丰富的医学内涵。

2.1.1　阴阳学说的基本内容

阴阳学说的基本内容包括阴阳概念的形成和基本内涵、阴阳的特性及其相互关系,掌握和熟悉这些内容,是进一步学习和理解阴阳学说在中医学中应用的基础。

2.1.1.1　阴阳概念的形成

阴阳学说源于古人在生产生活过程中长期对宇宙万物的观察。阴阳最初的含义是非常朴素的,即指日光的向背,向日为阳,背日为阴。宇宙万事万物中太阳对人类的生产生活影响最大,人类与太阳的关系亦最为密切,人们将日出后的白昼称为阳,将日入后的黑夜称为阴。在殷商时期的甲古文中,已有"阳日"、"晦月"等具有阴阳含义的表述。阴阳的概念大约形成于西周,如《诗经》所用的"阴""阳"二字,就具有温热与寒凉、向光面与背光面的意义。且将阴和阳抽象为两种对立的事物或势力,来说明事物变化的机理,如解释地震的形成。在春秋战国时期,阴阳学说是逐渐形成的,人们不仅认识到事物内部存在着对立的阴阳两个方面,还认识到阴阳的运动变化和相互作用是推动宇宙万物产生和变化的根本动力,是宇宙存在的一种基本规律,并用以解释宇宙万物的形成,以及宇宙万物之间的普遍联系。可见阴阳学说是古人以观察太阳活动为背景形成的,从对日光向背之原始含义,经过广泛的联系,逐渐抽象出的概念及运动规律,是认识自然、解释自然的宇宙观和方法论,已经渗透到自然科学的多个领域。阴阳学说被融入中医学理论中,用来解释人体生命现象,在《黄帝内经》得到了充分的体现。

2.1.1.2　阴阳概念的基本内涵

阴阳概念是对自然界相互关联的某些事物和现象对立双方属性的概括。阴和阳,既可以标识自然界中相互关联又相互对立的事物或现象的属性,也可标识同一事物内部相互对立的两个方面,即《类经·阴阳类》所谓"阴阳者,一分为二也。"

中医学说中的阴阳概念,既有生活常识的阴阳内涵,也有哲学层面和自然科学中医学层面的内涵,而大多数情况先是指后两者。所谓哲学层面的阴阳又称为属性的阴阳,是对自然界中相互关联的某些事物或现象对立双方属性的概括,只是用于对事物的属性予以标识,体现了事物对立统一的法则,并不局限于某一特定事物。所谓自然科学中医学层面的阴阳,特指人体内密切相关的两类(种)物质及其机能的属性。其中阳(又称为阳气)是对具有温煦、兴奋、推动、气化等作用的物质及其机能属性的概括;阴(又称为阴气)是对具有滋养、濡润、抑制、凝聚等作用的物质及其机能的概括。

2.1.1.3　阴阳的特性

中医学理论中的阴阳具有普遍性、相关性、相对性以及属性的规定性。

（1）相关性　阴阳的相关性，也称关联性，是指用阴阳分析的对象，应当是同一范畴、同一层面的事物或现象，只有相互关联的事物，或者是同一事物内部的两个方面，才可以用阴阳进行解释和分析。对于不同范畴、不同层面的事物，如果在阴阳属性上没有相关性，就不能进行相互对立的阴阳属性的划分。

（2）普遍性　阴阳的普遍性，即广泛性。阴阳的对立统一是天地万物运动变化的总规律，故《素问·阴阳应象大论》说"阴阳者，天地之道也，万物之纲纪，变化之父母，生杀之本始。"不论是空间还是时间，从宇宙间天地的回旋到万物的产生和消失，都是阴阳作用的结果。凡属性相互关联的事物或现象，或同一事物的内部，都可以用阴阳来概括、分析其各自的属性，如天与地、动与静、水与火、出与入等。

（3）相对性　阴阳的相对性，是指事物的阴阳属性不是绝对的，而是相对的。也就是说，随着时间的推移或所运用范围的不同，事物的性质或对立面改变了，则其阴阳属性也就要随之改变。所以《局方发挥》说"阴阳二字，固以对待而言，所指无定在。"

阴阳这种相对性主要表现在：

①相互转化性　在一定条件下，阴和阳之间可以发生相互转化，阴可以转化为阳，阳也可以转化为阴。如属阴的寒证在一定条件下转变为属阳的热证，病变的寒热性质变了，其证候的阴阳属性也随之改变。再如，在人体气化运动过程中，精属阴，气属阳，精代谢为能量（气），为阴转化为阳；消耗能量而获得营养物质（精），为阳转化为阴。如果没有这种营养物质和能量之间的相互转化，生命活动就不能正常进行。

②无限可分性　阴阳的无限可分性即阴中有阳，阳中有阴，阴阳之中复有阴阳，不断地一分为二，以至无穷。如以四季中春夏秋冬划分，春夏为阳，秋冬为阴。春为阳中之阴，夏为阳中之阳，秋为阴中之阳，冬为阴中之阴。随着对立面的改变，阴阳之中还可以再分阴阳。

自然界任何相互关联的事物都可以概括为阴和阳两类，任何一种事物内部又分为阴和阳两个方面，而每一事物中的阴或阳的任何一方，还可以再分阴阳。事物这种相互对立又相互联系的现象，在自然界中是无穷无尽的。所以《素问·阴阳离合论》中说："阴阳者，数之可十，推之可百，数之可千，推之可万，万之大不可胜数，然其要一也。"这种阴阳属性的相对性，不但说明了事物或现象阴阳属性的规律性、复杂性，而且也说明了阴阳概括事物或现象的广泛性，即每一事物或现象都包含着阴阳，都是一分为二的。

（4）规定性　阴阳属性的规定性，是由阴阳的特征来决定的。凡运动的、外向的、上升的、温热的、明亮的、无形的、兴奋的事物和现象，可概括为属阳；凡静止的、内向的、下降的、寒凉的、晦暗的、有形的、抑制的事物和现象，可概括为属阴。

应当指出，事物或现象对立双方所具有的阴阳属性，是由该事物或现象的性质、位置、趋势等因素所决定的。既不能任意配属，也不允许随便颠倒或置换，而是在一定的条件下，按照一定的原则所规定的。一般而言，事物或现象相互对立两个方面的阴阳属性，是由这两方面相比较而言的。《素问·阴阳应象大论》说："天地者，万物之上下也；阴阳者，血气之男女也；左右者，阴阳之道路也；水火者，阴阳之征兆也；阴阳者，万物之能始也。"因此，阴阳学说规定，"阳"代表着积极、进取、刚强等特性和具有这些特性的事物或现象，"阴"则代表着消极、退守、柔弱等特性和具有这些特性的事物或现象。这就是事物或现象阴阳属性的规定性（表 2-1）。

表 2-1 阴阳属性归纳表

属性	空间	时间	季节	亮度	温度	湿度	重量	性状	动态
阳	天,上,左,外	昼	春夏	明	温热	燥	轻	清	动,升,兴奋,亢进
阴	地,下,右,内	夜	秋冬	暗	寒凉	湿	重	浊	静,降,抑制,衰退

2.1.1.4 阴阳的相互关系

阴阳的相互关系是阴阳学说的主要内容,是指由阴阳的相互交感所引发的阴阳的对立制约、互根互用、消长平衡和相互转化关系。

所谓阴阳的相互交感,即交合感应,是指阴阳二气在运动中,相互影响、相互交流,并由此产生各种相应的变化和反应,阴阳的相互交感是宇宙中万事万物生成演化的肇端。阴阳学说认为能维持或进行正常的交感,事物才会健康的发展,否则就会受到伤害,甚至凋亡。由此可见,阴阳的相互交感,是阴阳之间产生各种联系的前提和基础。

(1)阴阳的对立制约 是指相互关联的阴阳双方,彼此间存在着互相抑制、排斥、约束的关系。

阴阳学说认为自然界一切事物和现象都存在着相互对立的阴阳两个方面,即阴阳对立。对立是指处于一个统一体的矛盾双方的互相排斥、互相斗争。阴阳对立是阴阳双方的互相排斥、互相斗争。阴阳学说认为:阴阳双方的对立是绝对的,如天与地、上与下、内与外、动与静、升与降、出与入、昼与夜、明与暗、寒与热、虚与实、散与聚等等。万事万物都是阴阳对立的统一,阴阳的对立统一是"阴阳者,一分为二也"的实质。

对立是阴阳二者之间相反的一面,统一则是二者之间相成的一面。没有对立就没有统一,没有相反也就没有相成。阴阳两个方面的相互对立,主要表现于它们之间的相互制约、相互斗争。阴与阳相互制约和相互斗争的结果取得了统一,即取得了动态平衡。只有维持这种关系,事物才能正常发展变化,人体才能维持正常的生理状态;否则,事物的发展变化就会遭到破坏,人体就会发生疾病。在自然界中,春、夏、秋、冬四季有温、热、凉、寒气候的变化,夏季本来是阳热盛,但夏至以后阴气却渐次以生,用以制约火热的阳气;而冬季本来是阴寒盛,但冬至以后阳气却随之而复,用以制约严寒的阴。春夏之所以温热是因为春夏阳气上升抑制了秋冬的寒凉之气,秋冬之所以寒冷是因为秋冬阴气上升抑制了春夏的温热之气的缘故。这是自然界阴阳相互制约、相互斗争的结果。在人体,生命现象的主要矛盾,是生命发展的动力,贯穿于生命过程的始终。用阴阳来表述这种矛盾,就生命物质的结构和功能而言,则生命物质为阴(精),生命机能为阳(气)。其运动转化过程则是阳化气,阴成形。生命就是生命形体的气化运动。气化运动的本质就是阴精与阳气、化气与成形的矛盾运动,即阴阳的对立统一。阴阳在对立斗争中,取得了统一,维持着动态平衡状态,即所谓"阴平阳秘",机体才能进行正常的生命活动。阴阳双方的对立制约是有一定限度的,如果一方对另一方的制约太过或者不及,则属异常,如果阴阳的对立斗争激化,动态平衡被打破,出现阴阳胜负、阴阳失调,在人体就会发生疾病。如《素问·阴阳应象大论》中所说的"阳胜则阴病","阴胜则阳病",就是一方对另一方的制约太过而导致疾病的发生。《素问·生气通天论》中的"阳不胜其阴","阴不胜其阳",则是一方对另一方的制约不足而致病。

(2)阴阳的互根互用 是指相互对立的双方相互依存、相互蕴藏、相互资生,而互为根据的关系。主要体现在阴阳互藏、阴阳互根和阴阳互用三个方面。

①阴阳互藏　指相互对立的阴阳双方,任何一方中都蕴含着另一方,也就是阳中蕴含着阴,阴中也蕴含有阳,宇宙中万事万物都蕴含有阴和阳两种属性不同的成分或势力。所以《类经·运气类》说:"天本阳也,然阳中有阴;地本阴也,然阴中有阳,此阴阳互藏之道。"阴阳互藏是阴阳双方互相依存互相为用的基础。故《素问玄机原病式·火类》说:"阴中有阳,阳中有阴,孤阴不长,独阳不成。"

②阴阳互根　指阴阳之间的相互依存,互为根据和条件。阴阳双方均以对方的存在为自身存在的前提和条件。阴阳所代表的性质或状态,如天与地、上与下、动与静、寒与热、虚与实、散与聚等等,不仅互相排斥,而且互为存在的条件。阳根于阴,阴根于阳,无阳则阴无以生,无阴则阳无以化。阳蕴含于阴之中,阴蕴含于阳之中。阴阳一分为二,又合二为一,对立又统一。故《景岳全书·传忠录》说:"阴根于阳,阳根于阴。"《素灵微蕴》又说"阴阳互根……阴以吸阳……阳以煦阴……阳盛之处而一阴已生,阴盛之处而一阳已化。"阴阳互根深刻地揭示了阴阳两个方面的不可分离性。

阴阳互根是确定事物属性的依据。分析事物的阴阳属性,不仅要注意其差异性,而且还要注意其统一性,即相互关联性,从差异中寻找统一。双方共处于一个统一体中,才能运用阴阳来分析说明。如上属阳,下属阴,没有上之属阳,也就无所谓下之属阴;没有下之属阴,也就无所谓上之属阳。昼属阳,夜属阴,没有昼之属阳,就无所谓夜之属阴;没有夜之属阴,也就没有昼之属阳。热属阳,寒属阴,没有热之属阳,也就无所谓寒之属阴;没有寒之属阴,也就没有热之属阳。所以说,阳依赖于阴,阴依赖于阳,每一方都以其对立的另一方为自己存在的条件。如果事物不具有相互依存的关联性,并不是统一体的对立双方,就无法分析其阴阳属性,也就不能用阴阳来说明了。

阴阳互根是事物发展变化的条件。因为阳根于阴,阴根于阳,阴与阳相互依赖,缺少任何一方,则另一方也就不复存在了。所以事物的发展变化,阴阳二者是缺一不可的。就个体的生理活动而言,在物质与功能之间、物质与物质之间、功能与功能之间,均存在着阴阳互根的关系。物质属阴,功能属阳,物质是生命的物质基础,功能是生命的主要标志。物质是功能的基础,功能则是物质的反映。脏腑功能活动健全,就会不断地促进营养物质的化生,而营养物质的充足,才能保证脏腑活动功能的平衡。

阴阳互根是阴阳相互转化的内在根据。由于阴阳代表着相互关联的事物的双方或一个事物内部对立的两个方面,因而阴和阳在一定条件下,可以各向自己相反的方面转化。阴阳在一定条件下的相互转化,也是以它们的相互依存、互为根本的关系为基础的。因为阴阳对立的双方没有相互联结、相互依存的关系,也就不可能各自向着和自己相反的方向转化。

③阴阳互用　指阴阳在互相依存的基础上,双方还具有相互促进、资生和助长的关系。如自然界云雨的形成过程、人体的兴奋与抑制过程,以及人体的物质代谢和能量代谢过程,均充分体现了阴阳的互用关系。故《素问·阴阳应象大论》说:"阴在内,阳之守也;阳在外,阴之使也。"

(3)阴阳的消长平衡　指阴阳之间不是静止的、不变的,而是在一定时间和范围内,彼此处于不断的互相消长运动变化之中,并保持着动态平衡。阴阳的这一变化过程,包括了阴阳的相互消长和阴阳的协调平衡两个方面。

①阴阳相互消长　指阴阳对立双方不是处于静止不变的状态,而是始终处于此盛彼衰、此增彼减、此进彼退的运动变化之中。阴阳的消长仅是阴阳运动变化的一种形式,而导致其消长变化的根本原理是阴阳的对立制约和互根互用。在阴阳对立制约的基础上,阴阳的消长运动表现为此长彼消和此消彼长,即阳消阴长,阴消阳长。如四时寒暑的正常更替,其机理就在于由于阴阳双方的对立制约所产生的消长变化:从冬至经春至夏,阳生而旺,阳制约阴而见阳长阴消;从夏至经秋至冬,阴生而盛,阴制约阳而见阴长阳消。而在阴阳互根互用的基础上,阴阳的消长运动规律,则主要可呈现出此消彼亦消,此长彼亦长的消长过程。如在四时寒暑的更替过程中,春夏期间,随着气温的逐渐升高而出现降雨增多,随着气候的转凉而雨雪亦少,即为阴随阳长和阴随阳消的正常变化,故《素问·阴阳应象大论》说:“阳生阴长,阳杀阴藏。”

此长彼消:是以制约太过的“长”为主要过程,指阴或阳给予对方的制约过强时,使对方的反向作用受到约束或减弱的过程。

此消彼长:是以制约不足的“消”为主要过程,指阴或阳的力量减弱,不能有效地制约对方,从而使对方的反向作用增强、亢进的过程。

此长彼长(包括阳长阴亦长、阴长阳亦长两方面):是指阴阳双方处于正常的相互依存、相互为用的关系之中,当一方旺盛或增强时,可以促进另一方随之增长。

此消彼消(包括阳消阴亦消、阴消阳亦消两方面):是指由阴阳互根互用不足造成的,阴阳双方中的任何一方减少,或者虚弱不足,无力资助对方时,会使对方也随之减少或虚弱。

就人体生理活动而言,各种功能活动(阳)的产生,必然要消耗一定的营养物质(阴),这就是“阳长阴消”的过程;而各种营养物质(阴)的化生,又必然消耗一定的能量(阳),此为“阴长阳消”的过程。运动变化是中医学对自然和人体生命活动认识的根本出发点,这是中医学的宇宙恒动观。这种运动变化,包含着量变和质变过程。

阴阳消长是一个量变的过程。阴阳学说把人体正常的生理活动概括为“阴平阳秘”、“阴阳匀平”,即人体中阴阳对立的统一、矛盾双方基本上处于相对平衡状态,也就是阴阳双方在量的变化上没有超出一定的限度,没有突破阴阳协调的界限,所以人体脏腑活动功能正常。只有物质和功能协调平衡,才能保证人体的正常生理活动。所有相互对立的阴阳两个方面都是如此相互依存的,任何一方都不能脱离开另一方而单独存在。

一般说来,阴阳消长有常有变,正常的阴阳消长是言其常,异常的阴阳消长是言其变。阴阳双方在彼此消长的动态过程中保持相对的平衡,人体才保持正常的运动规律。平衡是维持生命的手段,达到常阈才是健康的特征。阴阳双方在一定范围内的消长,体现了人体动态平衡的生理活动过程。如果这种“消长”关系超过了生理限度(常阈),便将出现阴阳某一方面的偏盛或偏衰,于是人体生理动态平衡失调,疾病就由此而生。在疾病过程中,同样也存在着阴阳消长的过程。一方的太过,必然导致另一方的不及;反之,一方不及,也必然导致另一方的太过。阴阳偏盛,是属于阴阳消长中某一方“长”得太过的病变,而阴阳偏衰,是属于阴阳某一方面“消”得太过的病变。阴阳偏盛偏衰就是阴阳异常消长病变规律的高度概括。

②阴阳协调平衡　指阴阳双方的消长运动和变化,是在一定范围内进行的,其运动变化的结果使得事物总体上呈现出相对稳定的状态,即阴阳的动态协调平衡状态。即《素问·生气通天论》中所谓“阴平阳秘”。而阴阳双方的协调平衡,在自然界则标志着气候的正常变化,四时

寒暑的正常更替,以及生物的生生不息。在人体则标志着生命活动的稳定、有序而协调。故《类经附翼·大宝论》说:"阴阳二气,最不宜偏,不偏则气和而生物。"总之,自然界和人体所有复杂的发展变化,都包含着阴阳消长的过程,是阴阳双方对立制约、互根互用的必然结果。

(4)阴阳的相互转化　转化即转换、变化,指矛盾的双方经过斗争,在一定条件下走向自己的反面。阴阳转化,是指阴阳对立的双方,在一定条件下可以相互转化,阴可以转化为阳,阳可以转化为阴。阴阳转化是阴阳消长运动发展到一定阶段,事物内部双方的本质属性发生了改变。阴阳的对立统一包含着量变和质变。事物的发展变化,表现为由量变到质变,又由质变到量变的互变过程。如果说"阴阳消长"是一个量变过程,那么"阴阳转化"便是一个质变过程。在阴阳消长过程中,事物由"化"至"极",即发展到一定程度,超越了阴阳正常消长的阈值,事物必然向着相反的方面转化。阴阳的转化,必须具备一定的条件,这种条件中医学称之为"重"或"极"。故《素问·阴阳应象大论》说:"重阴必阳,重阳必阴","寒极生热,热极生寒"。说明阴阳之理,极则生变。

但必须指出的是,阴阳的相互转化是有条件的,不具备一定的条件,二者就不能各自向其相反的方向转化。阴阳的消长(量变)和转化(质变)是事物发展变化全过程密不可分的两个阶段,阴阳消长是阴阳转化的前提,而阴阳转化则是阴阳消长的必然结果。以季节气候变化为例,一年四季,冬去春至,夏往秋来。春夏属阳,秋冬属阴,春夏秋冬四季运转不已,就具体体现了阴阳的互相转化。当寒冷的冬季结束转而进入温暖的春季,便是阴转化为阳;当炎热的夏季结束转而进入凉爽的秋季,则是由阳转化为阴。在人体生命活动过程中,在生理上,物质与功能之间的新陈代谢过程,如营养物质(阴)不断地转化为功能活动(阳),功能活动(阳)又不断地转化为营养物质(阴)就是阴阳转化的表现。实际上,在生命活动中,物质与功能之间的代谢过程,是阴阳消长和转化的统一,即量变和质变的统一。在疾病的发展过程中,阴阳转化常常表现为在一定条件下,表证与里证、寒证与热证、虚证与实证、阴证与阳证等的互相转化。如邪热壅肺的病人,表现为高热、面红、烦躁、脉数有力等,这是机体反应功能旺盛的表现,称之为阳证、热证、实证;但当疾病发展到严重阶段,由于热毒极重,大量耗伤人体正气,在持续高热、面赤、烦躁、脉数有力的情况下,可突然出现面色苍白、四肢厥冷、精神萎靡、脉微欲绝等一派阴寒危象。这是机体反应能力衰竭的表现,称之为阴证、寒证、虚证。这种病证的变化属于由阳转阴。又如咳喘患者,当出现咳嗽喘促、痰液稀白、口不渴、舌淡苔白、脉弦等脉症时,其证属寒(阴证)。常因重感外邪,寒邪外束,阳气郁闭而化热,反而出现咳喘息粗、咳痰黄稠、口渴、舌红苔黄、脉数之候,其证又属于热(阳证)。这种病证的变化,是由寒证转化为热证,即由阴转为阳。明确这些转化,不仅有助于认识病证演变的规律,而且对于确定相应的治疗原则有着极为重要的指导意义。

2.1.2　阴阳学说在中医学中的应用

阴阳学说是中医学的指导思想,也是中医学理论体系的根基,渗透于中医理论体系的各个层面,用来说明人体的组织结构、生理功能、病理变化,并指导临床诊断和治疗,指导着历代医家的医学思维和诊疗实践。

2.1.2.1　说明人体的组织结构

人体是一个有机整体,是一个极为复杂的阴阳对立统一体。人的一切组织结构,既是有机联系的,又可以划分为相互对立的阴、阳两部分。所以《素问·宝命全形论》说:"人生有形,不离阴阳。"阴阳学说对人体的部位、脏腑、经络、形气等的阴阳属性,都做了具体划分。如就人体的部位而言,上部属阳,下部属阴;体表属阳,体内属阴;背部属阳,腹部属阴;四肢外侧属阳,内侧属阴;就人体脏腑组织而言,则筋、脉、肉、皮、骨五体在外属阳,五脏六腑在内属阴;按脏腑功能特点分,心肺脾肝肾五脏为阴,胆胃小肠大肠膀胱三焦六腑为阳。就五脏在体内的位置而言,心、肺位居上部(胸腔)属阳,肝、脾、肾位居下部(腹腔)属阴;就五脏功能而言,心主温通为阳中之阳,肺主肃降为阳中之阴,肝主升发为阴中之阳,肾主封藏为阴中之阴,脾主运化为阴中之至阴;而且每一脏之中又有阴阳之分,如心有心阴、心阳,肾有肾阴、肾阳,胃有胃阴、胃阳等。就经络而言,经属阴,络属阳;而经之中有阴经与阳经,隶属于脏,分布于肢体内侧的为阴经,隶属于腑,分布于肢体外侧的为阳经;络之中又有阴络与阳络。就十二经脉而言,就有手三阳经与手三阴经之分,足三阳经与足三阴经之别。在血与气之间,血为阴,气为阳。在气之中,营气在内为阴,卫气在外为阳等等。总之,人体上下、内外、表里、前后各组织结构之间,以及每一组织结构自身各部分之间的复杂关系,无不包含着阴阳的对立统一。人体形体结构的阴阳,主要是根据人体形体结构的上下、内外、表里、前后的关系,脏腑组织器官的生理功能特点划分的。因此,人体脏腑组织结构的阴阳属性,不仅是解剖部位的简单概括和对比,而且还包含着脏腑组织器官自身所固有的功能特性。

2.1.2.2　解释人体的生理活动

中医学应用阴阳学说分析人体健康和疾病的矛盾,提出了维持人体阴阳平衡的理论。阴阳匀平谓之平人。机体阴阳平衡标志着健康。健康包括机体内部以及机体与环境之间的阴阳平衡。人体的正常生命活动,是阴阳两个方面保持着对立统一的协调关系,使阴阳处于动态平衡状态的结果。

(1)说明物质与功能之间的关系　人体生理活动的基本规律可概括为阴精(物质)与阳气(功能)的矛盾运动。属阴的物质与属阳的功能之间的关系,就是这种对立统一关系的体现。营养物质(阴)是产生功能活动(阳)的物质基础,而功能活动又是营养物质所产生的机能表现。人体的生理活动(阳)是以物质(阴)为基础的,没有阴精就无以化生阳气,而生理活动的结果,又不断地化生阴精。这样,物质与功能,阴与阳共处于相互对立、依存、消长和转化的统一体中,维持着物质与功能、阴与阳的相对的动态平衡,保证了生命活动的正常进行。

(2)说明生命活动的基本形式　气化活动是生命运动的内在形式,是生命存在的基本特征。升降出入是气化活动的基本形式。阳主升,阴主降。阴阳之中复有阴阳,所以阳虽主升,但阳中之阴则降;阴虽主降,但阴中之阳又上升。阳升阴降是阴阳固有的性质,阳降阴升则是阴阳交合运动的变化。人体阴精与阳气的矛盾运动过程,就是气化活动的过程,也是阴阳的升降出入过程,所以说"死生之机,升降而已"。气化正常,则升降出入正常,体现为正常的生命活动。否则,气化失常,则升降出入失常,体现为生命活动的异常。由于阴阳双方是对立统一的,所以两者之间的升与降、出与入也是相反相成的。这是从阴阳运动形式的角度,以阴阳升降出入的理论来说明人体的生理功能的。

不论是物质与功能的矛盾运动,还是生命活动的基本形式,都说明在正常生理情况下,阴与阳是相互对立又相互依存,处于一个有利于生命活动的相对平衡的协调状态的。如果阴阳不能相互为用而分离,阴精与阳气的矛盾运动消失,升降出入停止,人的生命活动也就终结了。

2.1.2.3　解释人体的病理变化

人体与外界环境的统一和机体内在环境的平衡协调,是人体赖以生存的基础。机体阴阳平衡是健康的标志,平衡的破坏意味着生病。疾病的发生,就是这种平衡协调遭到破坏的结果。因此,阴阳失调是疾病发生的基础。

阴阳学说在病理学上的应用主要是:

(1)分析邪气和正气的阴阳属性　疾病的发生发展取决于两方面的因素:一是邪气。所谓邪气,就是各种致病因素的总称。二是正气。正气泛指人体的机能活动,常与邪气对应。邪气有阴邪(如寒邪、湿邪)和阳邪(如风邪、火邪)之分。正气又有阴气和阳气之别。

(2)分析病理变化的基本规律　疾病的发生发展过程就是邪正斗争的过程。邪正斗争导致阴阳失调,出现阴阳的偏盛、偏衰、互损、转化、格拒、亡失等各种各样的病理变化。无论外感病或内伤病,无论疾病的病理变化多么复杂,最基本的不外乎邪正盛衰和阴阳失调。这是中医学认识和分析疾病基本病理的理论依据。

①阴阳偏盛　即阴盛、阳盛,是属于阴阳任何一方高于正常水平的病变。

阳偏盛:阳盛是病理变化中阳邪亢盛而表现出来的热的病变。阳邪致病,如暑热之邪侵入人体可造成人体阳气偏盛,出现高热、汗出、口渴、面赤、脉数等表现,其性质属热,所以说"阳盛则热"。因为阳盛往往可导致阴液的损伤,如在高热、汗出、面赤、脉数的同时,必然出现阴液耗伤而口渴的现象,故曰"阳盛则阴病"。"阳盛则热",是指因阳邪所致的疾病的性质;"阳盛则阴病",是指阳盛必然损伤人体的正气(阴液)。

阴偏盛:阴盛是病理变化中阴邪亢盛而表现出来的寒的病变。阴邪致病,如纳凉饮冷,可以造成机体阴气偏盛,出现腹痛、泄泻、形寒肢冷、舌淡苔白、脉沉等表现,其性质属寒,所以说"阴盛则寒"。阴盛往往可以导致阳气的损伤,如在腹痛、泄泻、舌淡苔白、脉沉的同时,必然出现阳气耗伤而形寒肢冷的现象,故曰"阴盛则阳病"。"阴盛则寒",是指因阴邪所致疾病的性质;"阴盛则阳病",是指阴盛必然损伤人体的正气(阳气)。

用阴阳消长的理论来分析,"阳盛则热"属于阳长阴消,"阴盛则寒"属于阴长阳消。其中,以"长"为主,"消"居其次。

②阴阳偏衰　即阴虚、阳虚,是属于阴阳任何一方低于正常水平的病变。

阳虚则寒:阳虚是人体阳气虚损,根据阴阳动态平衡的原理,阴或阳任何一方的不足,必然导致另一方相对的偏盛。阳虚不能制约阴,则阴相对偏盛而出现寒象。如机体阳气虚弱,可出现面色苍白、畏寒肢冷、神疲蜷卧、自汗、脉微等表现,其性质亦属寒,所以称"阳虚则寒"。

阴虚则热:阴虚是人体的阴液不足。阴虚不能制约阳,则阳相对偏亢而出现热象。如久病耗阴或素体阴液亏损,可出现潮热、盗汗、五心烦热、口舌干燥、脉细数等表现,其性质亦属热,所以称"阴虚则热"。

用阴阳消长理论来分析,"阳虚则寒"属于阳消而阴相对长,"阴虚则热"属于阴消而阳相对长。其中,以消为主,因消而长,长居其次。

③阴阳互损　根据阴阳互根的原理,机体的阴阳任何一方虚损到一定程度,必然导致另一方的不足。阳损及阴,阴损及阳。阳虚至一定程度时,因阳虚不能化生阴液,而同时出现阴虚的现象,称"阳损及阴"。同样,阴虚至一定程度时,因阴虚不能化生阳气,而同时出现阳虚的现

象,称"阴损及阳"。"阳损及阴"或"阴损及阳"最终导致阴阳两虚,阴阳两虚是阴阳的对立处在低于正常水平的平衡状态,是病理状态而不是生理状态。

临床上,为了区别阳盛则热、阴盛则寒和阳虚则寒、阴虚则热,把阳盛则热称作"实热",把阴虚则热称作"虚热",把阴盛则寒称作"实寒",把阳虚则寒称作"虚寒"。至于阳损及阴、阴损及阳乃至阴阳两虚,均属虚寒虚热范畴;阳损及阴,以虚寒为主,虚热居次;阴损及阳,以虚热为主,虚寒居次;而阴阳两虚则是虚寒虚热并存,且暂时处于均势的状态。但是由于这种低水平的平衡是动态平衡,所以在疾病的发展过程中仍然会有主次。

④阴阳转化　在疾病的发展过程中,阴阳偏盛偏衰的病理变化可以在一定的条件下各自向相反的方向转化。也就是阳证可以转化为阴证,阴证可以转化为阳证。阳损及阴和阴损及阳也是阴阳转化的体现。如急性热病中,高热至极的阳性病证,突然变为四肢发凉、面色苍白、脉微欲绝、冷汗淋漓等表现的阴性病证。

在病理状态下,对立的邪正双方同处于疾病的统一体中进行剧烈的斗争,它们的力量对比是不断运动变化着的。邪正斗争,是疾病自我运动转化的内在原因,采取治疗是促使转化的外部条件,外因通过内因而起作用。由于阴中有阳,阳中有阴,所以阴证和阳证虽然是对立的,有显著差别的,但这种对立又互相渗透,阳证之中还存在着阴证的因素,阴证之中也存在着阳证的因素,所以阳证和阴证之间可以互相转化。

此外,用阴阳学说解释病理时,还有阴阳格拒和阴阳亡失等方面的内容,将在"病机"一章中介绍。

2.1.2.4　指导疾病的诊断

中医诊断疾病的过程,包括诊察疾病和辨别证候两个方面。《素问·阴阳应象大论》说"善诊者,察色按脉,先别阴阳。"阴阳学说用于诊断学中,旨在分析通过四诊而收集来的临床资料和辨别证候。

(1)阴阳是分析四诊资料(症状和体征)之目　如色泽鲜明者属阳,晦暗者属阴;语声高亢洪亮者属阳,低微无力者属阴;呼吸有力、声高气粗者属阳,呼吸微弱、声低气怯者属阴;口渴喜冷者属阳,口渴喜热者属阴;脉之浮、数、洪、滑等属阳,沉、迟、细、涩等属阴。

(2)阴阳是辨别证候的总纲　在疾病诊察过程中,对症状和体征的阴阳属性划分,大体可以概括其疾病的基本属性。如八纲辨证中,表证、热证、实证属阳;里证、寒证、虚证属阴。在临床辨证中,只有分清阴阳,才能抓住疾病的本质,做到执简驭繁,所以辨别阴证、阳证是诊断的基本原则,在临床上具有重要的意义。在脏腑辨证中,脏腑气血阴阳失调可表现出许多复杂的证候,但不外阴阳两大类,如在虚证分类中,有气虚、阳虚和血虚、阴虚之分,前者属阳虚范畴,后者属阴虚范畴。

总之,由于阴阳偏盛偏衰是疾病过程中病理变化的基本规律,所以疾病的病理变化虽然错综复杂,千变万化,但其基本性质可以概括为阴和阳两大类。

2.1.2.5　指导疾病的防治

调整阴阳,使之保持或恢复相对平衡,达到"阴平阳秘"状态,是阴阳理论用于疾病防治的基本思路。

(1)指导养生防病　中医学十分重视对疾病的预防,不仅用阴阳学说来阐发摄生学说的理论,而且摄生的具体方法也是以阴阳学说为依据的。阴阳学说认为:人体的阴阳变化与自然界四时阴阳变化协调一致,就可以延年益寿。因而主张顺应自然,春夏养阳,秋冬养阴,精神内守,饮食有节,起居有常,做到"法于阴阳,和于术数"(《素问·上古天真论》)。借以保持机体内部以及机体内外环境之间的阴阳平衡,达到增进健康、预防疾病的目的。

(2)确定治疗原则　　由于疾病发生发展的根本原因是阴阳失调。因此,调整阴阳,补其不足,泻其有余,恢复阴阳相对平衡,达到阴平阳秘,是治疗疾病的基本原则。

①阴阳偏盛的治疗原则　　损其有余,实者泻之。阴阳偏盛,即阴或阳的过盛有余,为有余之证。由于阳盛则阴病,阳盛则热,阳热盛易于损伤阴液;阴盛则阳病,阴盛则寒,阴寒盛易于损伤阳气。故在调整阴阳的偏盛时,应注意有无相应的阴或阳偏衰的情况存在。若阴或阳偏盛而其相对的一方并没有造成虚损时,即可采用"损其有余"的原则。若其相对一方有偏衰时,则当兼顾其不足,配合以扶阳或益阴之法。阳盛则热属实热证,宜用寒凉药以制其阳,治热以寒,即"热者寒之"。阴盛则寒属实寒证,宜用温热药以制其阴,治寒以热,即"寒者热之"。因二者均为实证,所以称这种治疗原则为"损其有余",即"实者泻之"。

②阴阳偏衰的治疗原则　　补其不足,虚者补之。阴阳偏衰,即阴或阳的虚损不足,或为阴虚,或为阳虚。阴虚不能制阳而致阳亢者,属虚热证,治当滋阴以抑阳。一般不能用寒凉药直折其热,须用"壮水之主,以制阳光"(《素问·至真要大论》王冰注)的方法,补阴即所以制阳。"壮水之主,以制阳光"又称壮水制火或滋水制火,滋水抑火,是治求其属的治法,即用滋阴降火之法,以抑制阳亢火盛。如肾阴不足,则虚火上炎,此非火之有余,乃水之不足,故当滋养肾水。《素问·阴阳应象大论》称这种治疗原则为"阳病治阴"。若阳虚不能制阴而造成阴盛者,属虚寒证,治当扶阳制阴。一般不宜用辛温发散药以散阴寒,须用"益火之源,以消阴翳"(《素问·至真要大论》王冰注)的方法,又称益火消阴或扶阳退阴,亦是治求其属的治法,即用扶阳益火之法,以消退阴盛。如肾主命门,为先天真火所藏,肾阳虚衰则现阳微阴盛的寒证,此非寒之有余,乃真阳不足,故治当温补肾阳,消除阴寒,《素问·阴阳应象大论》称这种治疗原则为"阴病治阳"。

至于阴阳互损(阳损及阴、阴损及阳、阴阳俱损)而致阴阳两虚的治疗原则,根据阴阳互根的原理,阳损及阴则治阳要顾阴,即在充分补阳的基础上补阴(补阳配阴);阴损及阳则应治阴要顾阳,即在充分补阴的基础上补阳(补阴配阳);阴阳俱损则应阴阳俱补,以纠正这种低水平的平衡。阴阳偏衰为虚证,所以称补阳配阴,补阴配阳这种治疗原则也称为"补其不足"或"虚则补之"。

2.1.2.6　归纳药物的性能

阴阳用于疾病的治疗,不仅用以确立治疗原则,而且也用来概括药物的性味功能,作为指导临床用药的依据。治疗疾病,不但要有正确的诊断和确切的治法,同时还必须熟练地掌握药物的性能。根据治疗方法,选用适宜药物,才能收到良好的疗效。中医学对药物的性能的认识,主要从气、味和升降浮沉等方面加以分辨,而气、味和升降浮沉都可以用阴阳学说加以归纳和总结。如四气属阳,五味属阴。

药性是指药物的寒、热、温、凉四种性质,又称为"四气"。四气之中,温热属阳;寒凉属阴。药性理论是根据药物功效进行认识和归类的。性质属于凉性或寒性的药物能减轻或消除热证,如黄连、石膏等;性能属于温性或热性的药物能减轻或消除寒证,如附子、肉桂等。所以临床上治疗热证时，就要选用寒性或凉性的药物；治疗寒证时，就要选用热性或温性的药物。

药味是指药物的酸、苦、甘、辛、咸五味。有些药物还具有涩味、淡味，但习惯上称为"五味"。五味之中，辛味能散、能行，甘味能益气，故辛甘属阳，如桂枝、甘草等；酸味能收，苦味能泻下，故酸苦属阴，如大黄、芍药等；淡味能渗泄利尿（物质的浓淡对比而言，浓属阴，淡属阳）故属阳，如茯苓、通草；咸味药能润下，故属阴，如芒硝等。药味理论的形成，一是来源于对药物真实味觉的品尝，如山楂之酸、黄连之苦、饴糖之甘、薄荷之辛、芒硝之咸、茯苓之淡、五味子之涩等；二是根据通过长期的临床实践观察，对药物作用特点的高度概括，《素问·至真要大论》说："辛甘发散为阳，酸苦涌泄为阴；咸味涌泄为阴，淡味渗泄为阳。"

药物的升降浮沉，是指药物进入人体后的作用趋向。所谓升，指药物具有上升及作用于人体上部的功效趋向；降，指药物具有下行并作用于人体下部的功效趋向；浮，指药物具有向表浅部位发散的功效趋向；沉，指药物具有向内收敛的功效趋向。按药物的升降浮沉特性分，药物质轻，具有升浮作用的属阳，如麻黄、薄荷等；药物质重，具有沉降作用的属阴，如沉香、朱砂等。

治疗疾病，就是根据病情的阴阳偏盛偏衰，确定治疗原则，再结合药物的阴阳属性和作用，选择相应的药物，从而达到《素问·至真要大论》所说的"谨察阴阳所在而调之，以平为期"的治疗目的。

2.2 五行学说

五行学说是我国古代的唯物主义哲学思想，主要研究木、火、土、金、水五种物质的概念内涵和特性、事物属性归类方法以及调节机制，并用以解释自然界万物的发生、发展、变化及相互联系。五行学说认为宇宙间的一切事物都是由木、火、土、金、水五种物质所构成，事物的发展变化都是这五种物质不断运动和相互作用的结果。五行之间的生克制化，维系着系统内部和系统之间的相对稳定。因此，五行学说是研究事物内部和事物之间最一般的功能和结构关系的理论。五行学说运用于中医领域，主要用以阐述人体脏腑生理、病理及与外在环境的相互关系，从而指导临床诊断和治疗。已成为中医学独特理论体系的组成部分，在历史上对中医学术的发展起了深远的影响。

2.2.1 五行学说的基本内容

五行学说的基本内容包括五行的概念及其形成、五行的特性、事物五行属性的归类、五行的相互关系。学习和掌握这些内容，有助于理解五行学说在中医学理论体系中的应用。

2.2.1.1 五行的概念及其形成

五行指木、火、土、金、水五种基本物质及其运动变化。其中，"五"是指构成宇宙万物的木、火、土、金、水五种基本物质；"行"是指这五种物质的运动变化。

五行起源于古代的"五方"观念。中国古代人民在长期的生活和生产实践中，经过长期认真的观察，认识到木、火、土、金、水是日常生产和生活中最基本的物质，在此基础上提出来"五材"概念，《左传·襄公二十七年》说："天生五材，民并用之，废一不可。"并由此引申为世间一切事物都是由木、火、土、金、水这五种基本物质之间的运动变化生成的，并逐步认识到这五种物质之间,存在着既相互资生又相互制约的关系,在不断的相生相克运动中维持着动态的平衡,这就是五行学说的形成过程。

2.2.1.2　五行的特性

五行的特性,是古人在长期的生产和生活实践中,对木、火、土、金、水五种物质的直观观察和朴素认识的基础上,进而归纳和抽象而逐渐形成的理论,用于分析各种事物的五行属性、研究事物之间的相互联系。《尚书·洪范》将五行的特性概括为"水曰润下,火曰炎上,木曰曲直,金曰从革,土爰稼穑。"

(1)木的特性　"木曰曲直"曲,屈也;直,伸也。曲直,即能屈能伸之义。是指树木的枝条具有生长、柔和、能曲、能伸的特性。引申为凡具有生长、升发、条达、舒畅等性质或作用的事物和现象,均归属于木。

(2)火的特性　"火曰炎上"炎,有焚烧、灼热之意;上,即向上。是指火具有炎热、上升、光明的特性。引申为凡具有温热、升腾、明亮等性质或作用的事物和现象,均归属于火。

(3)土的特性　"土爰稼穑"春种曰稼,秋收曰穑。是指土具有播种和收获的特性。引申为凡具有生化、承载、受纳等性质或作用的事物和现象,均归属于土。古人对土特别重视,故有"土载四行","万物土中生,万物土中灭"以及"土为万物之母"等说法。

(4)金的特性　"金曰从革"从,顺从,服从;革,革除,变革。是指金属具有刚柔相济并能变革之性。引申为凡具有肃杀、收敛、沉降等性质和作用的事物和现象,均归属于金。

(5)水的特性　"水曰润下"润,湿润、滋润;下,下行、向下。是指水具有润泽、向下的特性。引申为凡具有滋润、下行、寒凉、闭藏等性质或作用的物质和现象,均归属于水。

五行的特性,虽然来源于人们对木、火、土、金、水五种物质和现象的具体观察,但实际上经归纳和抽象以后的五行特性,已经远远超过了它们本身,是对事物和现象本质规律的认识。

2.2.1.3　事物五行属性的归类

事物的五行属性是以五行的特性为依据进行归类的。与五行的特性相类比,人们把具有类同于五行中某一行的特性的事物或现象,归纳到该行中去,将自然界的万事万物纳入木、火、土、金、水五行框架之中。进行五行属性归类的方法主要有以下两种:

(1)直接的取象比类法　取象,是指通过观察而获取客观事物的感性形象与外在表象,尤其是事物的功能状态。比类,就是以五行的特性为依据,对所认识事物的特有特征进行比较,如果所认识事物的特征与已知五行中某一行的特性相同或相似,就可将该事物归属于五行中的某一类。如果某事物具有与金相类似的特性,该事物就被归属于金行;某事物具有与水相类似的特性,该事物就被归属于水行。例如:以方位配属五行,东方为日出之地,充满生机,与木的生长、升发特性相类似,故归属于木;南方气候炎热,植被繁茂,与火的炎上特性相类似,故归属于火;西方是日落之处,万物凋落,与金的肃杀之性相类似,故归属于金;北方气候寒冷,与水的寒凉、向下的特性相类似,故归属于水;中部气候寒温适中,有利于动植物的长养,与土的生化、承载特性相类似,故归属于土。这种取象比类的方法属于求同的方法。

(2)间接的推演法　是根据已知事物的五行属性,推演至其他相关的事物,从而确定这些事物的五行归属,大部分的属性归类都是根据这一方法。对人体的五行归类,如脾具有主运化、主升清、主统血的特性,属土,与脾相表里的胃,具有主受纳、主通降的功能,也有生化、承载、受纳的特性,亦属土。脾在体合肌肉、主四肢,其华在唇,在窍为口,在液为涎,在志为思等,肌肉、四肢、唇、口、涎、思为脾所主,根据脾的属性,也属于土。

五行学说不但将人体的内脏及组织结构分属于五行,而且还将自然界的五方、五时、五气、五味、五色等与人的五脏生理系统联系起来,认为同一行的事物之间有着"同气相求"的关系。这样,就把自然现象与生命活动密切地融贯成为一体,体现了人与自然的联系性和统一性,昭示了"人与天地相应"的整体观念。

现将自然界和人体的五行属性归类为表 2-2。

表 2-2　事物属性的五行归类

自然界							五行	人体							
五色	五音	五味	五化	五气	五方	五季		五脏	五腑	五官	五体	五华	五志	五液	五声	五变
青	角	酸	生	风	东	春	木	肝	胆	目	筋	爪	怒	泪	呼	握
赤	微	苦	长	暑	南	夏	火	心	小肠	舌	脉	面	喜	汗	笑	忧
黄	宫	甘	化	湿	中	长夏	土	脾	胃	口	肉	唇	思	涎	歌	哕
白	商	辛	收	燥	西	秋	金	肺	大肠	鼻	皮	毛	悲	涕	哭	咳
黑	羽	咸	藏	寒	北	冬	水	肾	膀胱	耳	骨	发	恐	唾	呻	栗

2.2.1.4　五行的相互关系

五行学说认为,五行之间存在着生、克、乘、侮的关系。五行的相生、相克及生克制化可以解释事物之间的相互联系,而五行的母子相及、相乘及相侮则可以用来表示事物之间平衡被打破后的相互影响。

(1)一般状态的调节平衡　五行之间不是静止的、孤立的,而是彼此之间存在着资生和制约的关系,从而维持着事物之间的动态平衡,这是事物正常状态下的调节。

①五行相生　是指木、火、土、金、水之间存在着有序的递相资生、助长和促进的关系。五行之间递相资生的次序是:木生火,火生土,土生金,金生水,水生木。在五行相生关系中,任何一行都存在着"生我"和"我生"两方面的关系,"生我"者为母,"我生"者为子,故《难经》称相生关系为母子关系。如木生火,也就是木为火之母,火则为木之子。

②五行相克　是指木、火、土、金、水之间存在着有序的递相克制、制约的关系。五行之间递相制约的次序是:木克土,土克水,水克火,火克金,金克木。在五行相克关系中,任何一行都存在着"克我"和"我克"的关系。所谓"克我"者为"所不胜","我克"者为"所胜"。故《内经》称其为"所胜"和"所不胜"的关系。如以木为例,木克土,故"我克"者为土,木为土之"所胜";金克木,故"克我"者为金,金为木之"所不胜"。

③五行制化　是指五行之间既相互资生和助长,又相互制约,生中有克,克中有生,以维持事物间协调平衡的正常状态。制,是指五行的生与克之间的制约关系。化,即生化,指事物的正常状态。五行制化关系是指五行的相生和相克两种关系协调并存的状态,是维持五行之间动态平衡不可缺少的两种方式。相生相克是密不可分的,没有生,事物就无法发生和生长;而

没有克,事物无所约束,就无法维持正常的协调关系。只有保持相生相克的动态平衡,才能使事物正常的发生与发展。五行的生克制化规律是,五行中一行亢盛时,必然随之有制约,以防亢而为害;而克制之中又蕴含着相互资生,以免制约太过而损伤。以相生关系来看,木生火,火生土,而木又克土;火生土,土生金,而火又克金;土生金,金生水,而土又克水;金生水,水生木,而金又克木;水生木,木生火,而水又克火。所以"生中有克"(化中有制)。以相克关系来看,木克土,土克水,而水又生木;土克水,水克火,而火又生土;水克火,火克金,而金又生水;火克金,金克木,而木又生火;金克木,木克土,而土又生金。故言"克中有生"(制中有化)(图 2-2)。由此可见,五行中任何一行都受着其他四行的不同影响,任何一行又可以不同方式影响其他四行。只有这样,自然界才能维持协调平衡,人体也才能维持其正常的生理状态。

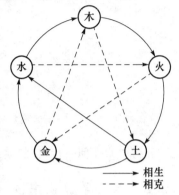

图 2-2　五行生克制化示意图

(2)特殊状态的相互影响　五行的特殊状态,是指五行的生克制化关系因某种因素的干扰而发生的失调状态。五行在失调状态下,相生、相克及生克制化关系要在异常状态下进行重新调整,于是就产生了母子相及、相乘和相侮的关系。

①母子相及　是五行之间正常的相生关系遭到破坏后所产生的异常变化,包括母及于子和子及于母两个方面:母及于子,是指母的一方异常时波及子的一方,导致母子两行皆异常。其顺序与正常调节中的相生关系一致,如土发生异常时,影响并波及于金,即属于母及于子。子及于母,是指子的一方异常时波及母的一方,导致母子两行皆异常。其顺序与正常调节中的相生关系相反,如金的一方异常时,影响并波及于土,即属于子及于母。

②相乘　即五行中的某一行对被克的一行克制太过,其顺序与相克一致。之所以发生相乘,有"太过"和"不及"两方面的原因,或者"所不胜"的力量太强,或者"所胜"的力量太弱,或者既有"所不胜"的太过,又有"所胜"的不足。比如,木过于亢盛,而金又不能正常地克制木时,木就会过度地克土,使土更虚,这是"木旺乘土";或者木本来不过于亢盛,其克土的力量也仍在正常范围,但因为土本身不足,而形成木克土的力量相对增强,称为"土虚木乘"。

③相侮　即五行中的某一行本身太过,使克它的一行无法制约它,反而被它所克制,所以又被称为反克或反侮,其顺序与相克相反。之所以发生相侮,也有"太过"和"不及"两方面的原因,或者"所不胜"的一方不及,或者"所胜"的一方太过,或者既有"所不胜"的不及,又有"所胜"的太过。比如,在正常情况下水克火,但当水太少或火过盛时,水不但不能克火,反而会被火灼干,即火反克或反侮水。

五行的相乘和相侮都是异常相克现象,两者既有区别又有联系。两者的区别表现在:相乘是按五行相克次序发生的异常克制;相侮是与五行相克次序相反方向的异常克制。两者的联系表现在:当发生相乘时,也会同时发生相侮;当发生相侮时,也会同时发生相乘。如木过强时,既可以乘土又可以侮金;木虚时,既可以受到土侮,又可以受到金乘。见图 2-3。

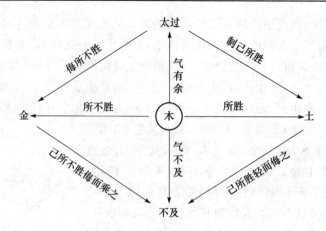

图 2-3　五行相乘相侮关系示意图

五行中的任何一行出现"太过"或"不及"的异常时,都可能对其他四行产生影响。

2.2.2　五行学说在中医学中的应用

中医学应用五行学说以解释人体的生理功能,说明机体病理变化,用于疾病的诊断和治疗。

2.2.2.1　说明脏腑的生理及相互关系

(1)解释人体的组织结构　中医学在五脏配五行的基础上,根据脏腑组织的性能特点,以比类的方法,将人体的组织结构分属于五行,以五脏(肝、心、脾、肺、肾)为中心,与六腑(胆、小肠、胃、大肠、膀胱)相配合,联系五脏支配的五体(筋、脉、肉、皮、骨)、所主的五官(目、舌、口、鼻、耳),以及外荣于体表的特定组织,即五华(爪、面、唇、毛、发)等,形成了以五脏为中心的脏腑结构系统,从而奠定了藏象学说的理论基础。

(2)说明脏腑的生理功能　以五行的特性来说明五脏的生理功能,是采用"取象比类"的思维方法。如木性曲直,畅顺条达,有升发的特征,肝喜条达而恶抑郁,有疏泄气机的功能,故以肝属木;火性温热,其性炎上,心阳有温煦之功,故以心属火;土性敦厚,有生化万物的特性,脾有运化水谷,输送精微,营养五脏六腑、四肢百骸之功,为气血生化之源,故以脾属土;金性清肃、收敛、清洁,肺具有清肃之性,肺气以肃静为顺,故以肺属金;水性润下,有寒润、下行、闭藏的特性。肾有藏精、主水等功能,故以肾属水。

(3)说明脏腑之间的关系　五脏的功能活动不是彼此孤立的而是相互联系着的。运用五行生克制化的理论说明五脏之间相互资生、相互制约的关系,进一步阐释人体是一个完整的有机整体。从五脏的资生来看,肾水之精以养肝木,肝木藏血以济心火,心火之热以温脾土,脾土化生水谷精微以充肺金,肺金清肃下降以助肾水。这说明了五脏之间的相生关系。从五脏之间的相互制约来看,肺气清肃下降,可以抑制肝阳上亢,即金克木;肝气条达,可以疏泄脾土的郁滞,即木克土;脾的运化,可以避免肾水的泛滥,即土克水;肾水的滋润,能够防止心火的亢烈,即水克火;而心火的阳热,可以制约肺金清肃得太过,即火克金。

(4)说明人体与自然环境的统一性　中医学还用五行学说来说明人体与自然环境之间的联系。《素问·阴阳应象大论》说:"东方生风,风生木,木生酸,酸生肝,肝生筋……肝主目",把人体的肝系统与自然界的春生风木之气统一了起来,反映了人体内外环境相统一,表达了天人相应的整体观念。

2.2.2.2 解释疾病的传变规律

五脏在生理上相互联系,在病理上也相互影响(即"传变")。五脏的病理传变包括相生关系的传变和相克关系的传变。

(1)母子相及的病理传变 五脏相生关系遭到破坏所致的传变,临床上有"母病及子"和"子病及母"两种类型。

①母病及子 即疾病从母脏波及子脏的传变。如脾胃(土)虚衰,患者食欲不振、脘腹不适、便溏泄泻,日久出现反复感冒,进而出现咳嗽、咯痰、气喘等肺(金)病。

②子病及母 即疾病从子脏波及母脏的传变,也叫"子盗母气"。如心(火)血虚,患者心悸健忘、失眠多梦,继而累及于肝(木),出现头晕耳鸣、两目干涩、视物模糊、爪甲不荣,肢体拘挛麻木等肝血不足之证,从而形成心肝血虚。

(2)相乘相侮的病理传变 五脏相克关系遭到破坏所致的传变,临床上有"相乘"和"相侮"两种类型。

①相乘 即疾病从所不胜之脏波及所胜之脏的传变。例如肝病患者,在有胁肋疼痛、口苦、黄疸等症的基础之上,又出现了脘腹胀闷不适或疼痛、恶心呕吐、食欲减退的脾胃失健的症状,即肝木乘脾土的传变。

②相侮 即疾病从所胜之脏波及所不胜之脏的传变。例如肝病患者,在胁肋灼痛、急躁易怒,头痛目赤的基础之上,又出现咳嗽阵作,咳痰黄稠、甚或咯血等肺病证状,即肝木火刑(侮)肺金的传变。

按照五行学说的生克乘侮规律,一脏有病可以通过不同的途径影响到其他四脏(图 2-4);任何一脏也可能感受来自于其他四脏的病理影响而发病。临床实践中应当从病人的实际情况出发,结合病证的具体特点和病人自身体质因素等进行全面分析,把握不同疾病具体的传变规律,才能有效地为防病治病服务。

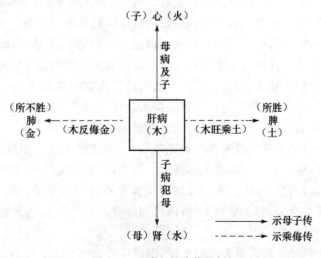

图 2-4 五脏之间病传图例

2.2.2.3　指导疾病的诊断

人体是一个有机的整体,内脏有病,可以通过诸多途径反映于体表的相应组织器官,在色泽、声息、形态、脉象等方面显现出异常的变化。医生通过望闻问切四诊搜集来的资料,运用五行学说的相关理论加以分析,作为诊断内脏病变的主要依据之一。

(1)定位诊断　依靠中医望闻问切四诊方法所获得的信息均有其五行归属,据此可以综合判断患者的疾病。比如,患者面色发青,喜食酸食,脉弦,则可诊为肝病;面色红,口中苦,脉洪大,可诊断为心火旺。又如,痉挛拘急抽风,根据五行归类属木病,从人体脏腑来看,可诊断为肝病;全身水肿,小便不利,五行归类属水病,而病位可定为肾。

(2)传变趋势　临证中常根据五行生克理论,从脉象与面色的五行属性,判断疾病的传变趋势。如脾虚病人,面见青色,又见弦脉,是肝木乘脾土(土虚木乘);肺阴不足之证,面见色赤,脉见洪象,是心病传肺(火乘金)等。

(3)预后转归　临床实践中可以运用五行生克乘侮理论,从病人的病色、病脉之间的生克关系,推测疾病的预后。如肝病面青,见弦脉,为色脉相符。如果不见弦脉,见浮脉,则为“相胜之脉”,即为克色之脉(金克木),为逆,提示病重;若见沉脉,则属“相生之脉”,即为生色之脉(水生木),为顺,提示病轻。

2.2.2.4　指导疾病的治疗和临床用药

运用五行学说指导疾病的治疗,主要体现于控制疾病的传变,确定治疗原则,指导针刺选穴及脏腑用药等方面。

(1)控制病传　在疾病过程中,一脏有病常在不同程度上波及其他四脏而致疾病发生传变。因此,在治疗时,除对所病之脏进行治疗外,还应根据五行的生克乘侮规律,采取相应的阻断疾病传变的措施,调整各脏之间的相互关系,防止因传变而病情加重。如肝脏有病时,可通过相生途径影响到心、肾,也可通过相乘相侮途径波及于肺、脾。若肝气太旺,木旺乘土,或者木旺侮金,所以在肝病未发生乘脾、侮肺之前,在消除肝气偏盛的同时,还应兼补脾土,或扶助肺金。正如《难经·七十七难》所论述的:“见肝之病,则知肝当传之于脾,故先实其脾气。”脾肺得以顾护,则病不传,易于痊愈。对其他四脏之病也应循此思路尽早控制病传,防患于未然。

(2)确定治则治法　所谓治疗原则,是指用以指导治疗方法的总则,即总体思路。治疗方法是治疗原则的具体化。任何具体的治疗方法总是从属于一定的治疗法则。

①中医根据五行相生规律,提出补母泻子的治疗原则,即《难经·六十九难》所谓“虚则补其母,实则泻其子。”运用五行相生理论指导疾病的治疗,主要针对五脏间属于母子关系失常的病证。就疾病的性质而言,母子关系失常,主要有虚证和实证两类。

补母,主要用于母子关系两脏失常的虚证,以补母脏之虚为主。如肾阴不足,不能滋养肝木,而致肝阴不足者,称为水不生木或水不涵木。其治疗,不直接治肝,而补肾阴。因为肾为肝母,肾水生肝木,所以补肾水以生肝木。又如肺气虚发展到一定程度,可影响脾之健运而导致脾虚。脾土为母,肺金为子,脾土生肺金,所以可用补脾气以生肺气的方法治疗。此即虚则补其母,补母则子安。

泻子,主要用于母子关系两脏失常的实证,以泻子脏之实为主。如肝火炽盛,有升无降,出现肝实证时,这种肝之实火的治疗,可采用泻心法,肝木是母,心火是子,泻心火有助于泻肝火。

此即实则泻其子,泻子则母安。

临床上运用相生规律来治疗疾病,除母病及子、子盗母气外,还有单纯子病,均可用母子关系加强相生力量。

根据母子相生的关系(主要是虚则补其母),提出以下治疗方法:

滋水涵木法,即滋养肾阴以养肝阴的方法,适用于肾阴亏损而导致的肝阴不足之证,或肝阳上亢证。又称滋肝养肾法、滋补肝肾法、乙癸同源法。

益火补土法,即温肾阳(火)以补脾(土)阳的方法,适用于肾阳衰微而导致的脾阳不振之证。在五脏配属五行中,火指心,但自命门学说兴起,对机体的温煦多指为命门之火的作用,即肾阳的作用。

培土生金法,即补脾(土)益气而达到补益肺(金)气的方法,适用于脾胃虚弱,不能滋养肺而致肺虚脾弱之证。

金水相生法,即滋养肺(金)肾(水)阴虚的治疗方法,适用于肺虚不能输布津液以滋肾,或肾阴不足,精气不能上滋于肺,而致肺肾阴虚者。

②中医根据五行相克规律,提出抑强扶弱的治疗原则。运用五行相克理论指导治疗,主要针对五脏间属于相克关系失常的病证。无论是相克关系失常中的"相乘"或者"相侮",都有一方太盛,或者另一方太弱。因此必须抑制太强的一方,扶助虚弱的一方,才能使其复归到正常的相克关系。

根据五行相克关系,创建了以下治疗方法:

抑木扶土法,适用于肝的疏泄太过,木旺乘土之证。木和土,乃肝脾两脏。抑木扶土,即疏肝健脾以治疗肝旺脾虚,又称疏肝健脾法、平肝和胃法、调理肝脾法。

培土制水法,适用于脾虚不运,水湿泛滥而致水肿胀满之证。土和水,指脾肾两脏。培土制水,指温运脾阳,或温肾健脾,以治疗水湿停聚为病,又称温肾健脾法。若肾阳虚不能温脾阳,则肾不主水,脾不制水,水湿不化,治当以温肾为主,兼顾健脾。

泻南补北法,适用于肾阴不足,心火偏旺,水火不济,心肾不交之证。心主火,火属南方;肾主水,水属北方。泻南补北法,即泻心火滋肾水,又称泻火补水法。

佐金平木法,适用于肺失清肃,肝火偏盛之证。金和木,乃肺肝两脏。佐金平木,即清肃肺气以抑制肝木,又称清肺泻肝法。

③指导针刺选穴。在针灸疗法中,手足阴经的四肢末端的穴位"五输穴"与五行相配,即井荥输经合五种穴位分属于木火土金水,则为井穴属木,荥穴属火,输穴属土,经穴属金,合穴属水。手足阳经的"五输穴"与五行相配,则为井穴属金,荥穴属水,输穴属木,经穴属火,合穴属土。针灸治疗时,临床上根据病证,按五行生克规律选穴施治。凡是虚证,可以补其所属的母经或母穴,如肝虚之证,据"虚则补其母"的治则,取肾经合穴(水穴)阴谷,或取本经的合穴(水穴)曲泉进行治疗。凡是实证,可泻其所属的子经或子穴,如肝实之证,据"实则泻其子"的治则,取心经荥穴(火穴)少府,或取本经荥穴(火穴)行间予以治疗。

④指导脏腑用药。五行学说运用五行归类的理论,将五脏、六腑、五体、五官和药物的五色、五味归属于五行。根据"同气相求"的理论原则,认为同一行(类)的具有某种色、味的药物,常常与同一类(行)的脏腑组织存在着某种"亲和"关系,并能调整该类脏腑组织机能失调的状态。具体言之,色青、味酸的药物属木,归走并作用于肝系统,如青皮色青疏肝破气,白芍味酸滋养肝血;色赤、味苦的药物属火,归走并作用于心系统,如朱砂色赤入心安神,黄连味苦清泻

心经实火;色黄、味甘的药物属土,归走并作用于脾胃系统,如陈皮色黄理气健脾,甘草、黄芪味甘,入脾补气;色白、味辛的药物属金,归走并作用于肺系统,如麻黄味辛宣肺气,石膏色白味辛入肺以清肺热;色黑、味咸的药物,归走并作用于肾系统,如猪苓色黑入肾利水渗湿,玄参、生地黄色黑味咸入肾以滋养肾阴等。

2.3 小结

阴阳学说主要用对立统一的观点,研究相关事物或同一事物内部阴阳双方的交感互藏、对立制约、互根互用、消长平衡和相互转化的关系,并以此解释人体的结构、生理、病理,指导诊断和治疗用药。阴阳学说着重说明人体纵的联系,其概括性较高,原则性较强。

五行学说以"五"为基数来解释事物之间生克制化的关系,解释宇宙万物的整体性,揭示复杂事物之间的广泛联系,阐明机体内部及其外界环境是一个统一整体的整体观念。五行学说着重说明人体横的联系,其概括性较具体,个别性较强。

阴阳学说与五行学说,虽然各有特点,在中医学上的关系是彼此印证,相互为用,不可分割的。它们均以气为物质基础,都是对自然界事物的概括。因此,反映出来的有关人体生理或病理的规律都是客观的、一致的。这样,在中医学中的应用就能够自然地结合起来,较全面地认识和解决生命和疾病的实质问题。

阅读材料

阴阳概念的来源

阴阳概念的起源较早,萌生于夏商,理论成熟于战国与秦汉时期,是古人对自然现象长期观察并加以归纳、抽象的产物。

阴阳二字最早见于殷商时期甲骨文中,所指的是"日"、"月"。

阴阳最初的含义是指日光的向背而言,朝向日光则为阳,背向日光则为阴,是最原始的、非常朴素的,并不具备哲学上的含义。以后随着观察面的扩展,发现向日光处温暖、明亮,背日光处寒冷、晦暗,于是古人就以光明、黑暗、温暖、寒冷分阴阳。如《说文解字》说"阴,暗也。水之南,山之北也。""阳,高明也。"阴阳的朴素含义逐渐得到引申。如此不断引申的结果,就几乎把自然界所有的事物和现象都划分为阴与阳两个方面,这时的阴阳不再特指日光的向背,而变为一个概括事物和现象双方具有对立属性的抽象概念。

阴阳的概念大约形成于西周时期。阴阳一词连用,首见于《诗经·大雅》"既景乃冈,相其阴阳,观其流泉"。其后《左传》《国语》中也多处可见。《周易》中的易卦由阴爻"——"和阳爻"—"组成。"——"表示阴,"—"表示阳,用符号的形式标示了阴阳的概念。至西周末年,古代先贤开始应用阴阳来分析、阐释一些难以理解或不能直接观察的复杂事物变化的机理。如《国语·周语》记载伯阳父用大地内部阴阳二气不协调的运动变化来解释周幽王二年(公元前780年)陕西发生的大地震,说:"阳伏而不能出,阴迫而不能蒸,于是有地震。"

春秋战国时期,阴阳学说逐渐形成。先哲们不但认识到事物内部存在着阴阳两种对立的势力,而且认识到这两种势力是运动变化的、相互作用的。阴阳的相互作用推动着宇宙中一切事物和现象的产生和变化。《管子·乘马》说:"春秋冬夏,阴阳之推移也;时之短长,阴阳之利用也；日夜之易，阴阳之化也。"《国语·越语》说："阳至而阴，阴至而阳，日困而还，月盈而匡。"说明四时与昼夜的更替，日有升落，月有圆缺，皆是阴阳双方运动变化、相互作用的结果。同时，先哲们还认为宇宙万物都蕴含着阴阳两个相反的方面，阴阳相互作用所产生的冲和之气是推动事物发生发展变化的根源。如《道德经·四十二章》说："道生一，一生二，二生三，三生万物，万物负阴而抱阳，冲气以为和。"先哲们还把阴阳的存在及其运动变化视为宇宙的基本规律，如《周易·系辞上》说"一阴一阳之谓道"，《黄帝内经》说"阴阳者，天地之道也。"

春秋战国时期，医学家开始将阴阳概念应用于医学理论之中。秦名医医和将阴、阳、风、雨、晦、明当作导致人体疾病的六气，并说："阴淫寒疾，阳淫热疾，风淫末疾，雨淫腹疾，晦淫惑疾，明淫心疾。"战国至秦汉之际，《黄帝内经》成功地运用阴阳学说来阐释人体生命和疾病的诸多问题以及人与自然界的相互关系，构建了中医学的理论体系，并成为中医学的重要思维方法之一。

五行概念的来源

五行的历史约有 3 000 多年，一般认为是与五方、五材、五季、五星有关。其中多数学者认为与"五材"关系最为密切。

1."五方"说

早在殷商时期，先民们已具备了五方的观念。殷人把商朝的领域称为"中商"，而与"东土"、"南土"、"西土"、"北土"并举，即以东、西、南、北、中央五方概念来确定空间方位。如殷墟墓地和上古时期宗堂庙宇的特殊而复杂的结构，也说明了当时人们对这种空间方位的膜拜，反映了殷商的五方观念，因此有人认为五行的原始含义是指五方观念，五方也就成为五行学说的源头和背景。

2."五材"说

大多数学者认为，五行的起源与春秋早期的"五材"观念有关。"五材"是指木、火、土、金、水，是人类日常生产和生活中最为常见和不可缺少的基本物质。儒家经典著作之一《尚书·大传》说："水火者，百姓之所饮食也；金木者，百姓之所兴作也；土者，万物之所资生，是为人用"。说明古代劳动人民在长期的生活和生产实践中逐步认识到木、火、土、金、水这五种物质是人们生活和生产实践中最不可缺少的东西。《左传·襄公二十七年》也说："天生五材，民并用之，废一不可。"说明人们对五材的相互关系有了进一步认识。《国语·郑语》说："以土与金、木、水、火杂，以成百物。"人们认为宇宙万物是由木、火、土、金、水构成，五材也就具有了原始元素的概念。孙武的五行毋常胜、邹衍的五行常胜论，抽象出五行相生、相克关系。五行作为哲学概念，见于《尚书·洪范》："五行：一曰水，二曰火，三曰木，四曰金，五曰土。水曰润下，火曰炎上，木曰曲直，金曰从革，土爰稼穑。润下作咸，炎上作苦，曲直作酸，从革作辛，稼穑作甘"。同时在五行概念的基础上总结出了五行的特性，初步提出了五行的规律理论，为后来五行理论的定格产生了积极作用。

3."五季"说

民国恽铁樵的《群经见智录》明确提出这个观点。当代学者高思华全面阐发这一思想，认为五行源自古人对中原地带五季气候特点和生化特点的抽象。如《管子·五行》说："昔黄帝作立五行以正天时"。古人以木、火、土、金、水这五种概念来取象比类，以木的升发条达的特性来代言春季的气候和物候特点；火的炎热向上的特性来代言夏季的气候和物候特点；土的孕育变化万物的特性来代言长夏的气候和物候特点；金的沉降清肃的特性来代言秋季的气候和物候特点;水的渗藏地下的特性来代言冬季的气候和物候特点;因此,这里的木、火、土、金、水并不是什么物质的名称,而只是春、夏、长夏、秋、冬的气候特点和生、长、化、收、藏的物候特点的一个抽象用语。

按照这一观点,五行相生是对四时五季气候的轮回递传,五行相克则是四时气候的相互制约,正是由于制约的存在,才能维持气候变化相对稳定,而保证万物生化活动的正常进行。

4."五星"说

古人在观察天体变化的过程中,逐渐发现了肉眼可观察到的水、金、火、木、土五星有规律的运动与四时气候的变化有着密切的关系,认为五星是五行的根源。当时人们根据天象来定季节、律历,总结探讨四时气候的变化规律,为生活和生产服务,因此认为五行是星历考定的产物。如《汉书·艺文志》所说:"五行之序乱,五星之变作"、"五星不失行,则年谷丰昌"。

五行学说的成熟以《吕氏春秋》为标志,该书总结出五行相生相克的关系,用以解释自然科学、社会科学的相互关系,并在以后的社会科学、文化发展中进一步完善。五行学说成熟时期也正是医学经验的积累要上升为理论时期,《黄帝内经》自然而然将五行学说应用于医学,来搭建自己的医学平台,同时丰富了五行学说的哲学内涵。

思考题

1. 何谓阴阳? 阴阳有何特性?
2. 阴阳学说的内容包括哪些方面?
3. 如何用阴阳学说来说明人体的组织结构和指导治疗的原则?
4. 何谓五行? 五行的特性是什么?
5. 五行生克及制化关系包括哪几个方面?
6. 应用五行相生和相克理论确定的治疗原则各是什么? 常用的治法各有哪些?

第3章　藏象

教学目的和要求

1. 掌握五脏、六腑和奇恒之腑的概念、特点及其区别。
2. 掌握五脏(心、肺、脾、肝、肾)各自的主要生理功能和系统联系。
3. 掌握六腑(胃、胆、小肠、大肠、膀胱、三焦)各自的生理功能。
4. 掌握奇恒之腑中脑、髓、骨、脉、女子胞的生理功能。
5. 掌握脏与脏之间,脏与腑之间的关系。
6. 了解心包络的概念及生理功能。

3.1　概述

藏象,指藏于体内的脏腑组织器官及其表现于外的生理和病理现象。

"藏象"二字,首见于《黄帝内经》。《素问·六节藏象论》说:"帝曰:藏象何如?……"藏,指藏于体内的内脏;象,指表现于外的生理、病理现象。正如张景岳在《类经》中说:"象,形象也。藏居于内,形见于外,故曰藏象。"就是说,脏腑虽然位居于体内,但其生理活动与病理变化都有相应的征象表现于外。所以,藏象不仅指各个内脏的实体,而且包括了其生理活动及病理变化表现于外的各种征象。

藏象学说,是中医学理论体系的重要组成部分,是通过对人体生理、病理现象的观察,来研究人体各个脏腑的生理功能、病理变化及其相互关系的学说。藏象学说对于阐明人体的生理和病理,指导临床实践具有重要的意义。

本节重点介绍藏象学说的形成,脏腑的特点及区别,以及藏象学说的特点。

3.1.1　藏象学说的形成

藏象学说的形成经历了相当漫长的发展过程。医家们从早期的解剖实践和对人体生理病理现象的观察分析开始,立足于对医疗实践经验的总结,并将经验上升为理论,在反复的临床应用中不断地升华和系统化,形成了中医学中具有独特理论的藏象学说。

3.1.1.1　早期的解剖实践

人类自始至今一直对自身的组成和结构存在着巨大的好奇。早在远古时期,人们就通过宰杀猎物及解剖战死者的尸体来了解人体内部器官的解剖结构。随着医药活动的开展,这种对解剖知识的积累逐渐成为一种比较自觉的行动,并与医疗实践紧密地结合起来,这为中医藏象学说的形成奠定了必要的形态学基础。如在《黄帝内经》中就已有对人体骨骼和内脏大小的详细描述。如《灵枢·经水》说:"若夫八尺之士,皮肉在此,外可度量切循而得之;其死,可解剖而视之。其藏之坚脆,府之大小,谷之多少,脉之长短,血之清浊,气之多少,十二经之多血少气,与其少血多气,与其皆多血气,皆有大数。"在《灵枢·肠胃》中,还详细地描述了胃肠的形状、容量、位置、长短等。如其中记载的食管与肠的长度的比,与现代解剖学相差无几。而《难经》中对很多脏腑的部位形态,也都有比较详细的记载。

3.1.1.2　长期对人体生理、病理现象的观察总结

人们在日常生活中,逐步地通过观察而获得对某些组织器官的生理功能,如耳能闻声、目能视物、鼻能嗅气、舌能辨味等的粗浅认识。古代医家根据"脏居于内,形见于外"的思维方法,对人体脏腑活动所表现于外的现象进行了长期而细致的观察,逐渐积累了有关脏腑活动规律的知识。从而把这些生理、病理知识加以综合分析,在已知的有关脏腑组织解剖的基础上,将整个人的功能活动按五行学说归纳为心、肺、肝、脾、肾五大系统,形成了特有的脏腑经络生理系统。如感冒,由于皮肤汗孔开合失常而见无汗,并见鼻塞,咽喉疼痛,咳嗽等症,同时又可影响及呼吸之通畅,从而发现皮毛、鼻、喉、肺之间有着密切的关系。经过长期的观察与验证,形成了"肺主呼吸"、"肺合皮毛"、"肺开窍于鼻"以及"喉为肺之门户"等理论。

3.1.1.3　医疗实践经验的总结

古人在长期与疾病做斗争的过程中,观察到某些病理现象与相应的脏腑之间存在着一定的关系,而调整某些脏腑的功能,又往往可使病理反应消失,因而通过分析这些病理现象与治疗效应的对应关系,即可以反证机体某些脏腑的生理功能。如脾胃虚弱的病人,常见食欲不振、腹胀便溏、肌肉消瘦、四肢乏力等症状,通过健脾药治疗后,症状随之得以改善或消除,从而推论出脾有主运化、主肌肉和四肢的理论。又如进食某些动物的肝脏或从治肝入手,可治疗某些眼疾,从而得知肝与目之间存在着内在联系,形成了"肝主目"的理论。

应指出,藏象学说的形成,还受到古代哲学理论的深刻影响。特别是阴阳五行学说与藏象理论的形成的关系更为密切。如以五脏为中心的藏象理论即以五行学说理论为指导,而脏腑内部的对立统一运动,则多以阴阳学说为理论根据。

3.1.2　脏腑的特点及区别

藏象学说,以脏腑为基础。脏腑,是内脏的总称。按照脏腑的生理功能特点,可分为三类:一是五脏,即心、肺、脾、肝、肾;二是六腑,即胆、胃、小肠、大肠、膀胱、三焦;三是奇恒之腑,即脑、髓、骨、脉、胆、女子胞。

五脏的共同生理特点:五脏的生理功能,虽各有专司,但存在着共同的生理特点,即化生和贮藏精气。五脏主藏,藏而不泄,能贮藏人体生命活动所必需的各种精微物质,如精、气、血、津液等。

六腑的共同生理特点:六腑的生理功能,亦有专司,但其共同的生理特点则是受盛和传化水谷。这里所说的"传化",有传导变化之意。所以,六腑主要是主管饮食物的受纳、传导、变化,并排泄食物的糟粕。

五脏主藏精气,以藏为主,藏而不泻;六腑传化水谷,传化物而不藏。正因为它们的功能特点不同,才分成了脏和腑两类脏器。

奇恒之腑与五脏、六腑的区别:在脏腑之中,除上述五脏六腑之外,还有奇恒之腑一类。"奇",作异字解;"恒",是常的意思。奇恒之腑,包括六个器官组织,即脑、髓、骨、脉、胆、女子胞。这六个器官组织,虽名为腑,但其功能有异于上述的六腑,其功能特点是不与水谷直接接触,而是一类相对密闭的组织器官。同时,这类组织器官还具有类似于五脏贮藏精气的作用。正是由于其似脏非脏,似腑非腑,因而称之为"奇恒之腑。"

3.1.3 藏象学说的特点

3.1.3.1 以五脏为中心的整体观

藏象学说的这一整体观,主要体现在:一、五脏是五大功能系统。人体五脏、六腑、形体官窍通过经络的联络、气血的贯通连接作用及功能的配合隶属关系,构成了五大功能系统。这五大功能系统之间又通过五行的生克制化,相互助长和制约,维持着整体生命活动。在五大功能系统之中,五脏藏蓄精气,主持气化,居于核心地位,六腑的功能从属于五脏,奇恒之腑贮藏的精气也源于五脏。五脏在生理功能上相互协调,在物质代谢上相互联系,在病理变化上相互影响。二、五脏的生理活动与人的心理活动密切相关。中医藏象学说认为,人的精神活动是人体整体生命功能的体现,而人的整体生命功能由脏腑来主持,在脏腑之中,又以五脏的生理功能为主导,因此将人的精神活动分归于五脏来主司,但由心来统领。三、五脏与自然环境密切相关。以五脏为中心的五大功能系统又与外环境相通应,外应五季、五方、五色、五味等,构成了人体内外环境的统一。

总之,藏象学说是以五脏为中心,将人体的内脏、形体官窍和心理活动都归属于五脏,并以五脏的功能活动及其相互关系来阐释人体内外环境的协调统一。

3.1.3.2 藏象中的脏腑与西医解剖学中的脏器有区别

藏象学说的形成,虽然有一定的古代解剖学知识为基础,其发展则主要是基于"有诸内,必形诸外"的观察研究方法。因而其观察、研究分析的结果,就必然会大大地超越人体解剖学的脏腑范围,从而形成了独特的生理病理学理论体系。所以,藏象学说中的心、肺、脾、肝、肾等脏腑名称,虽与现代人体解剖学的脏器名称相同,但在生理或病理的含义中,却不完全相同。一般来说,中医藏象学说中一个脏腑的生理功能,可能包含着现代解剖生理学中的几个脏器的生理功能;而现代解剖生理学中的一个脏器的生理功能,亦可能分散在藏象学说的某几个脏腑的生理功能之中。这是因为藏象学说中的脏腑,不单纯是一个解剖学的概念,更重要的是它概括了人体某一系统的生理和病理学概念。

3.2 五脏

五脏,即心、肺、脾、肝、肾的合称。在中医藏象学说中,中医的五脏是五个功能系统,是以心、肺、脾、肝、肾为中心,在内联络六腑和其他组织器官,在外则通应自然界的四时阴阳,具有独特的生理病理特点的五个功能系统。五脏的共同生理功能是化生和贮藏人体精气,藏神;并具有藏而不泻的特点。

3.2.1　心

"心者,君主之官也,神明出焉。"心位于胸腔之中,外有心包络裹护,内有孔窍相通。《类经图翼·经络》中形容心的形态曰:"心象尖圆,形如莲蕊。"

心在阴阳属性中被称为"阳中之阳",在五行中属火。《素问·六节藏象论》说:"心为阳中之太阳。"故而心具有为阳脏而主阳气,与自然界夏气相互通应的生理特性。

3.2.1.1　心的生理功能

心的主要生理功能为心主血脉、心主管生命和精神活动。

(1)心主血脉　主,有主持、管理之意。血,指血液,是人体重要的营养物质。脉,指血脉,是血液运行的通道,中医又称为"血府"。心主血脉,即指心气具有推动和化生血液,使之在血脉内运行的生理功能。因此,心主血脉的功能包括心能行血和心能生血两方面内容。

①心能行血　指心气具有推动血液在血脉中运行的功能。心脏位于胸中,有血脉与之相连,形成一个密闭循环的系统。心脏在人的一生中不停地跳动,通过血脉把血液输送到各脏腑组织器官,以维持人体正常的生命活动。《素问·痿论》所说的"心主身之血脉",《素问·六节藏象论》所说的"心者,其充在血脉",即是针对心脏、脉和血液所构成的一个相对独立系统而言。此系统的生理功能,都由心所主,都有赖于心脏的正常搏动。因此心脏的搏动正常,具有十分重要的作用。

心脏有规律地跳动,与心脏相通的脉管亦随之产生有规律的搏动,称之为"脉搏"。在人体的某些部位,可以直接触及脉搏。例如在颈侧部(人迎脉)、手腕部(寸口脉)、足背部(趺阳脉)均可触及脉跳。中医通过触摸这些部位脉搏,来了解全身气血的盛衰,作为临床诊断疾病的依据,称之为"诊脉"。

心脏的搏动,还可以在左乳下触及,中医将此部位称之为"虚里"。触摸虚里跳动,有助于对心病的诊断。

人体面部的血管比较丰富,心脏气血的盛衰亦常通过面部的颜色与光泽显现于外,故称心"其华在面"。望面色,亦是中医诊察疾病的重要方法。

中医学认为,心脏能够正常搏动以推动血液的运行,依赖于心气的作用。心气,即心的阳气,为血液运行的动力。心气旺盛,才能维持血液在脉内正常地循环运行,周流不息,营养全身。

②心能生血　是指心参与了血液的生成。《素问·阴阳应象大论》说:"心生血"。血液的生成离不开饮食物所提供的营养物质。但是仅仅食入营养物质,如果没有阳气(能量)的推动,将消化道的营养物质进行消化吸收,那么血液也是无法化生的。例如,在临床有一类贫血病人,他们的营养物摄入很充沛但是仍然无法改变贫血的状态,其原因在于他们的机体没有能力将营养物吸收而参与造血。针对这种病人,已有临床数据显示运用中医温养阳气的方法,可以有效地增加血液的生成。心为"阳中之太阳",《秦问·阴阳应象大论》云:"其在天为热,在地为火,在体为脉,在藏为心",《太素》则更明确指出"心为火藏"。这些都指出了心阳在一身阳气中的重要作用。因此,心的生血功能,并不是指心为血液化生提供了物质原料,而是指通过它的心阳的温煦推动作用将营养物质转化为血液,这叫做心的"化赤"作用,即脾胃运化的水谷精微

上输于心，经心阳的温煦，化赤为血。

心主血脉的功能正常，常以心气强健、血液充盈、脉道通利为基本条件。在生理情况下，心气充足，推动血液运行的生理功能正常，气血运行通畅，全身的生理机能就正常，表现为面色红润而有光泽，脉搏节律均匀，和缓有力。

如果心主血脉的功能失常，即可产生相应的病理变化，主要表现在以下几方面：

心气不足：即心的阳气虚少，推动血液运行的功能减低。可见心慌心悸，面色无华，脉虚无力等。

心血瘀阻：若心气不足，血运无力，心脏血脉瘀阻。可见心悸，心前区憋闷疼痛，面色灰暗，口唇青紫，脉搏节律不整等。

心血亏虚：如果心血虚少，脉道不充，则可见心悸、面色口唇苍白，脉细无力等。

（2）主管生命和精神活动　心主管人体的生命活动与心藏神密不可分（是心主神明的具体体现）。正如明·张介宾在《类经·藏象》中所说："心者，君主之官，神明出焉。心为一身之君主，禀虚灵而含造化，见一理而应万机，脏腑百骸，惟所是命，聪明智慧，莫不由之，故曰神明出焉。"人体之神藏于心，所以心才能主宰人体的一切生理和心理活动，即心主神志，又称心主神明或心藏神。

①神的概念　在中医学中，神的基本含义有二，即广义的神和狭义的神。广义的神是指人体生命活动的外在表现，是对人体生命活动的高度概括。它可以通过人的眼神、表情、语言、动作等反映于外，又称为"神气"，是中医望诊的重要内容。狭义之神，即是指心所主的神志，亦即人的精神、意识、思维活动。

②心主神志的理论依据　现代医学认为，人的精神、意识和思维活动，是大脑的生理功能，即大脑对外界客观事物的反映。而中医学把神志活动归属于心，其理论依据有如下几个方面：

一是整体观念。中医学认为，人体的各种生理功能包括神志活动，统属于五脏，是脏腑功能的重要组成部分。如《素问·宣明五气论》说："心藏神，肺藏魄，肝藏魂，脾藏意，肾藏志。"并认为人的情志活动以五脏精气作为物质基础，如《素问·阴阳应象大论》说："人有五脏化五气，以生喜怒悲忧恐。"

二是认为心为神志活动产生的场所。中医学认为，人的神志活动虽然归属于五脏，但与心的关系最为密切。这是因为心为君主之官，神明之府，是精神活动产生和依附的脏器。故《灵枢·本神》说"所以任物者，谓之心"，任，是接受、担任之意。这是说接受外界客观事物的信息并做出反应的是心。《灵枢·邪客》亦说："心者，五脏六腑之大主也，精神之所舍也。"更加明确地指出心是产生神志活动的场所。

三是血液为神志活动的物质基础。人的神志活动以气血为其物质基础，故《素问·八正神明论》说："血气者，人之神。"心主血脉，血液在脉管中循环运行，输送营养而达于周身，正因为心具有主血脉的生理功能，所以才具有主神志的功能，这亦是心主神志的重要理论依据。故《灵枢·本神》说："心藏脉，脉舍神"，《灵枢·营卫生会》亦说："血者，神气也。"因此，心主血脉的功能异常，亦必然会出现神志的改变。

心主神明的生理功能正常，则神志清晰，思维敏捷，对外界事物反映灵敏，精神充沛；如果心有病变，影响到神志活动，则可出现精神意识思维方面的异常表现，可见失眠、多梦、神志不宁、甚则谵狂；或见反应迟钝、健忘、精神萎顿，甚则昏迷，不省人事等临床表现。

3.2.1.2　心的系统联系

心与六腑中的小肠互为表里。其在体为脉,其华在面,开窍于舌,在液为汗,在志为喜。

(1)在体合脉　脉,指血脉。合,有相互配合的意思。心合脉,是指全身的血脉都和心有关。脉的生理功能可概括为两个方面:一是气血运行的通道,即血脉对气血的运行有一定的约束力,使之循着一定方向、一定路径而循环贯注,流行不止。二是运载水谷精微,以布散周身,滋养脏腑组织器官。血脉之所以能输送营养,运行气血,全赖于心主血脉的生理功能。心的功能旺盛,则血脉的生理活动才能正常。如心气强健,血脉通畅,可见脉搏均匀,和缓有力。若心血亏虚,则脉细无力;心血瘀阻,则脉涩结代;若心阳暴脱,则脉微欲绝。

(2)其华在面　华,有荣华、光彩之意。中医学认为,内在脏腑的精气盛衰、功能强弱,可以显露于外在的体表组织器官,即荣华外露;五脏各有其华,"五华"理论,亦是整体观念的组成部分。心,其华在面,是说心的生理功能是否正常,以及气血的盛衰,可以从面部色泽的变化而显露出来。头面部的血脉极为丰富,《灵枢·邪气脏腑病形》说:"十二经脉,三百六十五络,其血气皆上于面而走空窍。"空窍,即孔窍,指耳目口鼻而言。这是说人身的十二经脉,以及三百六十五络脉的气血,都能上注于头面,并濡养官窍。故观察面部色泽的变化,即可以作为推论心脏气血盛衰的根据。如心气旺盛,血脉充盈,则面部红润光泽;如心气不足,则可见面色㿠白、晦滞;心血不足,则面色苍白无华;心血瘀阻,则面色灰暗或青紫;心经有热,则面色红赤。

(3)开窍于舌　窍,原意为孔洞,即上述之孔窍。把"窍"理论,应用于医学中来,主要是用以说明人体内在脏腑与体表官窍之间的内在有机联系。心开窍于舌,是指舌为心之外候,又称舌为"心之苗"。苗,即苗窍。心虽位于胸中,但手少阴心经之别络与舌有联系。因此,心的气血通过经络而上通于舌,从而维持了舌的正常生理功能。舌的功能是主司味觉,表达语言。而味觉的功能正常和语言的正确表达,则有赖于心主血脉和心主神志功能的正常。如心的功能正常,则舌质红润,舌体柔软,语言清晰,味觉灵敏。故《灵枢·脉度》说:"心气通于舌,心和则舌能知五味矣。"五味,即酸、苦、甘、辛、咸。如心的阳气不足,则舌质淡白胖嫩;心的阴血不足,则舌质红绛瘦瘪;心火上炎,则舌尖红赤,甚则舌体糜烂生疮;若心血瘀阻,则舌质暗紫或有瘀斑;热入心包,或痰迷心窍,则舌强语謇,或失语等。

(4)在液为汗　汗液,是人体津液经过阳气的蒸化,从汗孔排出之液体。所以《素问·阴阳别论》说:"阳加于阴谓之汗。"《温病条辨》亦说:"汗液者,合阳气阴精蒸化而出者也。"同时汗液的排泄还有赖于卫气对腠理的开阖作用,腠理开,则汗出;腠理闭,则无汗。由于汗为津液所化生,血与津液又同出一源,均为水谷精气所化生,因此又有"血汗同源"之说,而心主血,故又有"汗为心之液"的说法。汗与心的这种内在联系具有一定的临床意义,如心气虚损,则可见自汗;心的阳气暴脱,即可见大汗淋漓等。反之,汗出过多,也可损伤心脏阳气。

(5)在志为喜　是指心的生理功能与精神情志活动的"喜"有关。藏象学说认为,人体对外界信息所引起的情志变化,是由五脏精气所化生,而把喜怒思忧恐五种情志活动称作五志,分属于五脏。故《素问·天元纪大论》说:"人有五脏化五气,以生喜怒思忧恐。"《素问·阴阳应象大论》亦说:"在脏为心……在志为喜",即是说五志之中,喜为心志。

喜乐愉悦一般属于良性的刺激,所以《素问·举痛论》说:"喜则气和志达,营卫通利。"但是,喜乐过度,则又可使心神受伤神志涣散而不能集中或内守。故《灵枢·本神》又说:"喜乐者,神惮散而不藏。"应当指出,由于心为神明之主,故不仅喜能伤心,而且五志过极均能损伤心神,出现神志病变。

3.2.1.3　心包络

心包络,简称心包,是指裹护在心脏外面的包膜。心包为心脏的外围组织,对心脏有保护作用。在经络学说中,手厥阴经属于心包络,与手少阳三焦经相为表里。中医学有一传统观点,即心为君主之官,不能受邪。如果邪气侵及心脏,即由心包代心受邪。如《灵枢·邪客》说:"心者,五脏六腑之大主,精神之所舍也,其脏坚固,邪弗能容也,容之则心伤,心伤则神去,神去则死矣。故诸邪之在于心者,皆在于心之包络。"《内经》这一说法,在温病学中得到了进一步发挥,如把外感热病过程中所出现的高热、神昏、谵语等神志异常的病理变化,称之为"热入心包。"

3.2.2　肺

"肺者,相傅之官,治节出焉。"肺居胸腔,左右各一,上接气管、喉咙,与鼻相通。在诸脏腑中,肺位最高,故称"华盖"。

肺在阴阳属性中为"阳中之阴",在五行中属金。肺为五脏之华盖,与外界直接相通。肺叶娇嫩,不耐寒热,易被邪侵,故又称"娇脏"。此外,肺还有与自然界秋气相应的生理特性。

3.2.2.1　肺的生理功能

肺主一身之气,它的宣发肃降功能使其在全身气、血、水的输布和排泄中都扮演了重要的角色,故为相傅之官。

(1)肺主一身之气　肺主一身之气,是指肺具有主持、调节呼吸运动,以及全身气的生成和气的运动的功能。《素问·五藏生成》说:"诸气者,皆属于肺。"肺主一身之气的功能包括三个方面,即主呼吸之气、主气的生成和主气的运动。

①主呼吸之气　即肺有司呼吸的作用。肺是体内外气体交换的场所,《素问·阴阳应象大论》说:"天气通于肺。"人体通过肺,从自然界吸入清气,呼出体内的浊气,吐故纳新,使体内外的气体不断交换,从而保证了人体新陈代谢的正常进行。肺主呼吸之气功能正常,则呼吸调畅,气体得以正常交换。肺主呼吸之气失常,肺气不利,则可见咳嗽,气喘等症。

②主气的生成　肺参与全身之气的生成,特别是宗气的生成。宗气的生成来源主要有两个方面:一是肺吸入的自然界的清气,二是脾胃运化的饮食物中的水谷精微之气。清气和水谷精气结合生成宗气。宗气生成后聚积于胸中,其运行可上至喉咙,下蓄丹田,贯注于心肺之脉。其主要功能是出喉咙助肺以司呼吸,贯注于心脉助心以行气血,为人体各种功能活动的动力。由于人体的各种功能活动都与宗气有关,而宗气的生成又依赖于肺的呼吸功能,所以说肺是通过参与宗气的生成起到主一身之气的作用。

肺主一身之气的功能失常可影响到宗气的生成和气的调节而出现相应的病理变化。如清气吸入不足,宗气生成减少,助肺呼吸的功能减退可见咳喘无力,自汗气短;而助心行血的功能减退可导致心血瘀阻而见心前区憋闷刺痛等。

③主气的运动　气的升、降、出、入运动即气机。人体的气处在不断的运动变化之中,其基本的形式即是升降出入,而肺在这里起到了重要的调节作用。如肺的呼吸运动,呼气的过程即

是气体出、升的过程；吸气即是入、降的过程。肺有节律的一呼一吸，对全身之气的升降出入运动起着重要的调节作用。如果呼吸运动失常，气机阻滞，则可见胸闷、气喘等。

（2）肺主宣发肃降　所谓宣发，即指宣布与发散。肺主宣发，是指肺气具有向上、向外升宣布散的生理功能；所谓肃降，即肃清、洁净和下降。肺主肃降，即指肺气具有向下通降和使呼吸道保持洁净的生理功能。

肺主宣发的功能主要体现于以下三个方面：

①排出浊气，完成气体交换。人体新陈代谢中产生的浊气主要靠肺的宣发作用通过呼吸道排出体外，完成气体交换。

②宣散水谷精微和津液。通过肺的宣布和发散，可将脾胃运化来的水谷精微及津液布散于周身，滋养脏腑，润泽皮毛，即如《灵枢·决气》所说"上焦开发，宣五谷味，熏肤、充身、泽毛，若雾露之溉，是谓气。"此处"上焦开发"，即是指肺的宣发功能。

③宣发卫气，调节腠理之开合。所谓卫气，为水谷精微中强悍之气所化生，运行于脉外及全身，具有抵御外邪，温养肌肤，主司汗孔开合的作用。卫气要靠肺的宣发作用才能布散于皮毛周身，发挥其正常的抗御外邪、调节汗孔开合、排出汗液之功能。

肺主宣发的生理功能异常，则可以导致下列病理变化：

①体内浊气不能及时排出，导致呼吸不利而见胸闷咳喘，呼吸困难。

②津液不能及时布散而停留于局部。停于肺则为痰饮，停于肌肤则见颜面周身水肿。

③卫气和水谷精微以及津液不能布散于体表周身，皮毛失于温养、润泽则憔悴枯槁不泽，汗孔开合失度，卫外功能减低而见自汗出，易感外邪。

肺主肃降的功能亦体现于以下三个方面：

①吸入自然界的清气。通过肺的肃降作用，可把自然界的清气吸入体内并同时向下布散。

②向下布散水谷精微和津液。体内的水谷精微和津液还要通过肺的肃降向下布散。通过肺的肃降还可把代谢后的水液下输到膀胱生成尿液排出到体外，肃降作用还有利于大肠传导糟粕。

③清洁呼吸道。肺为清虚之体，不容异物，通过肺的肃降，可肃清呼吸道的痰浊等异物，保持呼吸道的通畅。

肺主肃降的生理功能失常，则可以出现以下病理变化：

①清气不得下行反而上逆，可见胸闷、咳喘、呼吸急促表浅。

②水津不能及时向下输布，则易于停留于局部，可见小便不利、痰饮水肿。

③肺内异物不得肃清，可见咳嗽、痰多、呼吸不畅。

④大肠传导障碍，可见大便困难、甚或闭结不通。

肺的宣发肃降，是相反相成的矛盾运动，是彼此联系，不可分割的两个方面。在生理情况下，二者相互制约，相互促进，完成气体交换，维持新陈代谢的正常进行。在病理情况下，则互相影响，宣发失常可导致肃降不利。而肃降不利，也可导致宣发失常，最后可见肺失宣肃病变，可出现喘、咳、肺气上逆之证。故《素问·至真要大论》说："诸气膹郁，皆属于肺。"

（3）助心行血　肺助心行血是指肺气具有促进心运行全身气血的生理功能。肺助心行血功能的结构基础是"肺朝百脉"。朝，即聚会、朝向；百脉，泛指人体全身的血脉。所谓肺朝百脉是指全身的血脉皆朝会于肺，经过肺的吸清呼浊、气体交换，然后再将富含清气的血液输送回心脏而运送至全身。由此可知，一方面许多血脉汇聚到肺，另一方面肺又通过心朝向全身的血脉,使心肺在结构上相互联系。肺助心行血的生理基础是"肺司呼吸"的功能,肺通过主宗气的生成和气的运动,从而达到促进心运行全身气血的目的。

正常情况下,肺气旺盛,吸清呼浊平稳,气体交换协调,血中清气丰富,宗气生成充沛,助心推动血行,则血行正常。若肺气虚弱,吸清呼浊减弱,气体交换失调,血中浊气增加,清气减少,宗气生成不足,推动血行无力,则血行障碍,心律失常,可表现为胸中憋闷胀痛、咳喘无力、心悸、口唇发绀、舌质青紫等病证。故《灵枢·刺节真邪》说:"宗气不下,脉中之血,凝而留止。"

(4)肺主促进水液输布和排泄　肺具有促进水液输布和排泄的功能,又叫作"肺主通调水道",是指肺通过宣发和肃降功能对人体水液代谢起到疏通和调节作用。主要体现于以下两个方面:

①肺气宣发,调节汗液的排泄。通过肺的宣发作用,可将人体的津液布散于皮毛周身,而且由于肺能布散卫气,主司腠理的开合,故一部分代谢后的水液,则可通过汗孔排出于体外;同时,肺的呼气还可带走一部分水分。

②肺气肃降,促进水液的下行。通过肺的肃降作用,一方面可使津液向下布散,另一方面,则可将代谢后的水液经肾的气化作用下输到膀胱,生成尿液排出于体外。同时,肺的肃降推动大肠的传导,通过大便排出一部分水液。

由于肺位于人体的上焦,肺的宣发与肃降对水液代谢具有重要的疏通调节作用,故有"肺为水之上源","肺主行水"之说。无论是宣发还是肃降的功能失调,均可导致水液代谢障碍,出现痰饮、水肿等病理变化。如肺气失宣,水津不布,水道失于通调,出现尿少,颜面周身浮肿,中医常用"宣肺利水"的方法治疗,又形象地比喻为"提壶揭盖法"。

3.2.2.2　肺的系统联系

肺与六腑中的大肠互为表里。肺在体为皮,其华在毛,开窍为鼻,在液为涕,在志为悲。

(1)在体合皮,其华在毛　皮毛,包括皮肤、汗腺、毫毛等组织,是一身之表,依赖于卫气和津液的温养和润泽,成为抵御外邪侵袭的屏障。皮毛的生理功能主要是分泌汗液,防御外侵之病邪,调节体温等。中医学认为,皮毛的生理功能与肺有密切关系。

肺与皮毛的相合关系,主要体现于下述两个方面:一是皮毛的正常生理作用,要靠肺气来维持。在肺气的宣发作用下,卫气、津液和水谷精微方能布散于体表,以滋润和温养皮毛,从而使皮毛的功能保持正常。故《素问·经脉别论》说:"肺朝百脉,输精于皮毛。"二是皮毛有协助肺总司呼吸的作用。皮毛的汗孔毛窍,亦具有一定的散气作用。《内经》称汗孔为"气门",即气体出入之门,即是说汗孔不仅能排泄由津液所化之汗液,实际上也随着肺的宣发和肃降而进行着体内外气体的交换,所以唐容川在《医经精义》中指出,皮毛亦有"宣肺气"的作用。皮毛的功能正常,毛窍得以正常启闭,则呼吸方能平稳、均匀。

因为肺与皮毛在生理方面具有相互配合的密切关系,所以在病理方面,也常相互影响。例如,风寒外邪伤人,多由皮毛而入,影响及肺的生理功能,导致肺气失宣,可出现胸闷,咳嗽,鼻塞等病证。反之,肺气虚损,宣发卫气和输精于皮毛的生理功能减弱,则卫表不固,抗御外邪侵袭的能力低下,则可见多汗和易于感冒,或见皮毛憔悴枯槁等病证。如肺气不宣,则毛窍闭塞,又可见无汗而喘等病证。

其华在毛,是指肺气的盛衰,可显露在毫毛的润泽荣枯等方面。肺气充足,则毫毛荣润光泽。如肺气不足,则毫毛枯槁而无华。

（2）肺开窍于鼻，喉为肺之门户　所谓肺开窍于鼻，是指肺的生理功能与鼻的关系密切。鼻虽有主通气、司嗅觉和助发音的功能，但都必须依赖肺气的功能正常。肺气调和，呼吸平稳，则鼻窍通利、嗅觉灵敏、声音清晰；若外邪犯肺，肺气不利，则可见鼻塞、流涕、喷嚏、不辨香臭、声音重浊等症；外邪侵袭，也常从口鼻而入，引发肺部病变。

喉不仅是清气、浊气出入的门户，又是发声器官，其功能亦受肺气的影响。肺气充沛，喉咙通利，则发音清晰响亮。若肺气虚弱，或肺之阴津不足，喉失所养，喉部不利，则声音嘶哑或失音，其证属虚，称为"金破不鸣"；若外邪犯肺，肺气失宣，喉部不畅，则喉痒喉痛，亦可见声音嘶哑或失音，其证属实，称为"金实不鸣"。

（3）在液为涕　涕，即鼻液，乃肺宣发之津液，由鼻分泌而成，具有清洁濡润和保护鼻窍的作用，并能防御外邪，有利于肺的呼吸。由于鼻为肺窍，涕为肺之津液所化，故肺在液为涕。肺气旺盛，肺津充足则表现为涕液润泽鼻窍而不外溢。肺的疾患，常可见涕液的分泌和质地发生异常改变。因此可以通过观察涕液的变化来帮助诊断肺病。若鼻流清涕，则多为肺感风寒；若涕黄稠浊，则多为肺感风热；若鼻干少涕或无涕，则多为肺感燥邪，损伤肺津。

（4）在志为悲（忧）　悲和忧同属肺志，是肺气在情志方面的生理反应。肺气调和，则遇事悲忧适度，不会导致人体发病。若过度的悲伤和忧愁，则易于耗伤肺气，使人意志消沉，可见少气懒言、呼吸气短、体倦乏力等肺气不足之症。反之，当肺气不足时也易于出现悲伤、心情沮丧等情绪变化。

3.2.3　脾

"脾胃者，仓廪之官，五味出焉。"关于脾的形态，古代医家多有描述。如《医贯·内经十二官论》说："其左有脾，与胃同膜而附其上，其色如马肝紫赤，其形如刀镰，闻声则动，动则磨胃，食乃消化。"而《难经·四十二难》也说："脾重二斤三两，扁广三寸，长五寸，有散膏半斤。主裹血，温五脏。"这里所指的"散膏"，《难经汇注笺正》认为系指现代解剖学中的胰腺组织。由此可见，脾的定位自古就有争议。而近几十年的研究表明，中医的脾从功能上看，其定位除了包括解剖的脾脏器外，还涵盖了消化道中的胃、胰、小肠等。

脾的阴阳属性为"阴中之至阴"，在五行中属土。脾的生理特性是喜燥恶湿。脾气的运动特点以上升为主，即脾气主升，主要通过脾主运化的生理功能得以体现。脾与自然界的长夏季节相通应。

3.2.3.1　脾的生理功能

脾的主要功能，一是主运化，二是脾气主升，三是统摄血液。

（1）脾主运化　运，即转运输送；化，即消化吸收。脾主运化，是指脾具有把水谷（饮食物）化为精微（谷精和水精），并将其精微物质转输至全身的生理功能。脾的运化功能，包括运化水谷精微和运化水液的功能两个方面。

①运化水谷　即是指脾对饮食物的消化和吸收，并转输其精微物质的作用。中医的脾包括解剖的胃、小肠以及胰腺的功能。人体摄纳的饮食物若要为人体所用，就必须在胃、小肠以及胰腺的参与下，充分消化，并将其中的精微物质吸收入血，进而运输于全身。

脾吸收精微物质后，一方面上输于心肺，于血脉之中经心阳温煦化赤为血，在肺中生成宗气，所生成的气血以营养全身；另一方面是通过脾的直接散精，将精微物质布散至脏腑组织而发挥其营养作用。因此,脾的运化水谷精微功能旺盛,则机体的消化吸收功能才能健全,饮食水谷方能化为精微,生成精、气、血、津液,以充养五脏六腑,四肢百骸,筋骨肌肉,皮肤毛发等,使其进行正常的生理活动。反之,若脾虚,运化水谷精微的功能减退,又称为脾失健运,则出现腹胀,便溏,食欲不振,以至倦怠,消瘦和气血生化不足等病证。

人出生之后,饮食水谷是机体所需营养的主要来源,也是化生气血的物质基础,是生命的根本。而饮食物的消化、水谷精微的吸收和布散,则主要靠脾的运化功能来完成。所以,古代医家提出了脾胃为"后天之本"、"气血生化之源"等见解。这对于防病和养生亦有十分重要的意义。正如李东垣所说:"脾胃之气既伤,而元气亦不能充,而诸病之所由生也。"(《脾胃论》)所以,在日常生活中我们不仅要注意饮食营养,而且要注意保护脾胃。治疗用药时,亦应兼顾脾胃。这都是脾胃为后天之本理论在临床上的具体应用。

②运化水液　是指脾对水液的吸收、转输和布散作用,这是脾运化功能的一个重要方面,说明脾在调节津液代谢和维持津液代谢平衡方面,发挥着重要作用。脾运化水液的功能,主要表现于饮食水谷进入体内后,在脾胃的气化作用下,游溢出精微之气,化生成津液,并在脾的转输和肺的宣发作用下,布散于周身,以发挥其滋养和濡润作用。所以,脾气健运,运化水液功能健旺,津液代谢得以正常进行,则能防止水液在体内发生不正常的停滞,从而也能防止湿、痰、饮等病理产物的生成。反之,如果脾虚,健运失职,运化水液功能减退,则必然会导致水液在体内的停滞,从而产生湿、痰、饮等病理产物,甚则导致水肿的发生。《素问·至真要大论》说:"诸湿肿满,皆属于脾。"这即是脾虚生湿,脾为生痰之源和脾虚水肿的发生机理。

(2)脾气主升　是指脾气具有将水谷精微向上输布并固护脏器位置的生理功能。脾气主升的运动特点表现为升清和升举两个方面。"清",指水谷精微等营养物质。"升清"是指脾气将消化吸收的水谷精微从中焦上输于心肺及头面五官,通过心肺的作用化生为气血,营养全身。所谓"升举"是指脾气升托内脏,使之维持相对恒定位置而不游移或下垂。这是因为人体内脏位置的恒定需要肌肉、韧带的牵拉和固定,而这些肌肉韧带需赖脾运化的水谷精微的充养才能强健有力。在病理上,若脾主升的功能失常,可出现相应的病理变化:一是升清失常,水谷精微不能及时上升于心肺和头面部,导致全身和清窍失养而见头目眩晕,倦怠乏力;二是升举无力,即脾的升托作用减退,导致内脏下垂,如胃下垂、肾下垂、子宫脱垂、直肠脱垂等。

(3)脾主统血　统,有统摄、控制的意思。脾主统血,是指脾气具有控制血液在血脉内流行而不溢出脉外的功能。《难经·四十二难》说:"脾主裹血。"这里的"裹",即是指脾能包裹血液,使其不能外溢的意思,也就是指脾有统血的功能。脾统血的主要机理,实际上即是气的固摄作用。如沈目南《金匮要略注》所说:"五脏六腑之血,全赖脾气统摄。"脾之所以能统血,与脾为气血生化之源密切相关。故脾的运化功能健旺,则气血充盈,而气的固摄作用也较健全,则能统摄血液,使血液循行于脉内,不会溢出脉外而致出血。若脾气虚弱,统血功能失职,血液循行将失其常轨,溢出于脉外,发为各种下部出血为主的病证,且血色偏淡,如尿血、便血、崩漏等。中医临床上将这种因脾气虚损而引起的出血病证称之为"脾不统血"。

3.2.3.2　脾的系统联系

脾与六腑中的胃相表里,两者以膜相连,故常脾胃并称。由于人体出生后所需的营养物质,均赖脾化生的水谷精微供养,故称脾为"后天之本"。脾化生的水谷精微是生成气血的主要物质,故又称脾为"气血生化之源"。脾在体为肉,其华在唇,开窍为口,在液为涎,在志为思。

（1）在体合肌肉,主四肢　《素问·痿论》说:"脾主身之肌肉。"这是因为脾胃为气血生化之源,全身的肌肉,都需要依靠脾胃所运化的水谷精微来营养,才能使肌肉丰满发达而健壮有力。所以,脾的运化功能健全与否,往往直接关系到肌肉的壮实与瘦削。若脾虚不健,运化功能失职,精微物质的化生和输布障碍,气血无以化生,肌肉失其营养,则肌肉逐渐消瘦或痿软松弛,甚则痿废不用。

四肢与躯干相对而言,为人体之末,故又称之为"四末"。人体的四肢,同样需要脾胃运化的水谷精微等营养,以维持其正常的生理活动。因此,脾气健运,精微物质化生充足,四肢能够得到足够的营养,则其活动强劲有力。若脾失健运,清阳不升,布散无力,则四肢的营养不足,可见倦怠无力,甚或痿废不用。因此,四肢的功能正常与否,与脾的运化水谷精微和升清功能是否健旺密切相关。

（2）在窍为口,其华在唇　口腔是消化道的最上端,脾胃主受纳、运化饮食水谷,脾开窍于口,系指饮食口味及食欲的正常与否与脾的运化功能有密切关系。脾的运化功能健全,则口味和食欲正常。故《灵枢·脉度》说:"脾气通于口,脾和则口能知五谷矣。"反之,若脾失健运,则可出现食欲的减退或口味的异常。如口淡无味、口甜、口腻、口苦等症。

口唇的色泽与全身的气血是否充盈有关。由于脾胃为气血生化之源,所以口唇的色泽是否红润,不但是全身气血状态的反映,而且实际上亦是脾运化功能是否健全的外在表现。另外,口唇由肌肉构成,而脾又主肌肉,故口唇与脾密切相关。脾气健运,水谷精微化生充足,气血旺盛,则口唇红润而有光泽。反之,若脾虚不运,气血生化不足,口唇失其滋养,则口唇淡白无华,或见萎黄。所以《素问·五藏生成》说:"脾之合肉也,其荣唇也。"

（3）在液为涎　涎为五液之一,与唾同为口津,俗称"口水",是唾液中质地较清稀者。脾的经脉连舌本散舌下,涎为脾精上溢于口而化生,故脾在液为涎。所谓脾在液为涎是指人体涎液主要由脾气所主管,所以《素问·宣明五气》说:"脾为涎。"脾气健旺,运化水液功能正常,则涎液上行润口,但不溢出口外;若脾胃不和,可导致涎液的增加或减少,影响食欲和消化;如脾气虚弱,气不摄津,涎液可自口角流出;脾阴亏虚,涎液减少,则见口干症状。

（4）在志为思　思,即思虑、思考,是人体意识思维活动的一种状态。正常思考问题,对机体的生理活动并无不良的影响,但思虑过度,就能影响机体的正常生理活动。其中最主要的是影响气的正常运行,导致气滞与气结。因此,思虑过度,多影响脾的运化功能,导致脾胃呆滞,运化失常,消化吸收机能障碍,而出现脘腹胀闷,食欲不振,头目眩晕等症,即所谓"思则气结"。

3.2.4　肝

"肝者,将军之官,谋虑出焉。"肝位于上腹部,横膈之下,右胁之内。

肝在阴阳属性中为"阴中之阳",在五行中属木。肝的特性是主升主动,喜条达而恶抑郁,故称之为刚脏。此外,肝还有与自然界春气相应的生理特性。

3.2.4.1　肝的生理功能

肝的主要生理功能包括肝主疏泄和肝藏血。

（1）肝主疏泄　"疏泄"，即指疏通、畅达、发泄之意。肝主疏泄，泛指肝气具有疏通、条达、升发、畅泄等综合生理功能。肝的疏泄功能反映了肝为刚脏、主升、主动的生理特点，是调畅全身气机，推动血液和津液运行的重要环节。疏泄气机功能正常使全身气血运行、情志反应、津液输布、脏腑组织功能活动均处于协调和畅的状态，因此肝对全身机能活动调节是通过疏泄气机实现的。肝的主疏泄功能，具体体现在如下五个方面：

①调畅气机　肝的疏泄功能有助于疏通和调畅全身的气机，促使全身之气通而不滞，散而不郁。因此，肝主疏泄功能正常，则气机调畅，气血通达，经脉通利，脏腑功能和谐。若肝主疏泄功能不及，疏通升发无力，则气机郁滞，又称肝郁气滞，或简称"气滞"、"气郁"，可表现为胸胁胀满、两乳及少腹胀痛不适等病证，进一步发展为局部刺痛，或形成癥瘕积聚等气滞血瘀的病证；若疏泄太过，升发亢奋，则肝气上逆，血随气涌，可出现头目胀痛、面红目赤，或吐血、呕血等症，甚则可因肝阳暴涨，阳亢风动，气血上冲，导致血溢于脑而卒然昏仆、不省人事等危症，正如《素问·调经论》所说："血之与气并走于上，则为大厥，厥则暴死，气复反则生，不反则死。"

②调畅精神情志　气血是精神情志活动的物质基础，人体的七情喜怒也是内在脏腑气血的一种外在表象。因此人的精神情志变化与气血的运行状态密切相关。肝主疏泄功能正常则气机调畅，脏腑功能活动协调，表现为精神愉快、情志舒畅；肝失疏泄，精神情志即可出现异常变化。如肝之疏泄不及，则肝气郁结，又称为"肝郁"，常表现为精神抑郁；若疏泄太过，则肝气上逆，常引起精神情志活动亢奋，表现为急躁易怒、心烦失眠等。

③促进脾胃消化吸收与输布　饮食物的消化、吸收、输布及排泄主要依赖于脾胃的运化功能，肝主疏泄又是保证脾胃运化功能正常的重要条件。肝疏泄气机对脾胃运化功能的促进作用主要体现在两个方面：一是促进脾胃升降。肝主疏泄，调畅气机有助于脾胃之气升降，只有脾升胃降，饮食物的消化、吸收及排泄才能得以正常进行。二是促进胆汁的分泌及排泄帮助食物的消化。若肝失疏泄，气机失调，累及脾胃，则引起消化吸收障碍。如肝气犯脾，导致脾气不升，可出现腹胀、肠鸣、腹泻、胁肋胀痛或痛泻频作等症；如肝气犯胃，导致胃失和降，可出现恶心呕吐、呃逆嗳气、泛酸、胃脘胀痛等症。若肝失疏泄，影响胆汁的分泌及排泄，可出现胁肋不适、口苦、纳食不化、厌油腻食物，甚至黄疸等病证。

④协助水液代谢　水液的运行依赖于气的推动作用，只有气机调畅，水液才能维持正常的输布与排泄，即气行则水行。因此，人体的水液代谢不仅仅与肺、脾、肾三脏有关，肝的疏泄功能也发挥着重要的作用。若肝失疏泄，气行阻滞，气不行水，则水液输布障碍。若水液凝聚而生痰，痰气交阻于咽喉，则可见梅核气；若痰阻于经络，则可见痰核；若水液停留于腹腔，则可见腹水胀满。

⑤调节生殖机能　女子的月经及孕育和男子的排精都与肝疏泄气机的功能密切相关。在正常情况下，对于女子而言，由于女子胞的功能以气血为物质基础，肝主疏泄，调畅气机，促进气血的运行，因此肝主疏泄正常，则冲、任二脉得其所助，任脉通利，太冲脉盛，月经应时而至，孕育分娩顺利，所以有"女子以肝为先天"之说。对于男子而言，若肝主疏泄正常，气机调畅，则男子排精通畅。但是如果肝主疏泄失常，气机不畅，冲任二脉失和，女子则可出现月经紊乱，或经行不畅，甚或痛经、闭经、不孕；男子可出现排精不畅或会阴胀痛不适、不育等病证。

（2）肝主藏血　是指肝具有贮藏血液，调节血流量及防止出血的功能。

①贮藏血液　是指肝具有贮藏血液于肝内，以供给机体各部生理活动之所需的作用，故肝又有主"血海"之说。肝藏血，一方面可以濡养自身，防止肝气升发太过，从而使肝之阴血制约

肝阳,勿使上亢,维持肝脏正常疏泄功能,以利冲和条达;另一方面,"肝藏血,血舍魂"(《灵枢·本神》),魂为神之变,且随神而动。如若肝藏血不足,肝血亏虚,肝体失养,阴不制阳,肝阳上亢而升发太过,可出现眩晕、头目胀痛、面红目赤、头重足轻等症;肝血不足则魂不守舍,可出现惊骇噩梦、卧寐不安、梦游、呓语以及幻觉等症。

②调节血流量 是指肝根据身体的不同生理状态,合理地分配和调节各部位所需血流量的多少。当机体处于安静休息状态时,外周对血液需要量相对减少,多余的血液就归藏于肝而蓄以备用;当机体处于活动状态时,外周血液的需求量相应增加,肝则将所贮蓄的血液通过经脉按生理需求将血液输送到相应部位。所以王冰注释《素问·五藏生成》时说:"肝藏血,心行之,人动则血运于诸经,人静则血归于肝藏。"应当指出,肝调节血流量是以贮藏血液为前提的,若肝血不足,调节血流量失常,则会导致机体众多部位供血减少,脏腑组织失养而见各种病证,如血不养目,则两目干涩、视物昏花或夜盲;血不濡筋,则筋脉拘急、肢体麻木、屈伸不利;血海空虚,胞宫血亏,则月经量少,甚则经闭等症。

③防止出血 肝藏血可防止出血其实是通过肝主疏泄的功能来实现的。血液在经脉内运行必须通畅,这样才不会导致瘀滞。血液瘀滞会形成瘀血,进而会使局部血管压力增大,血管壁损伤而导致出血,即中医所说的瘀血导致的出血。肝主疏泄,可以促进气机的顺畅,保障血行的顺利,这就在一定程度上防止了瘀血的形成,进而防止了瘀血导致的出血。另一方面,肝气疏泄太过也会出现血气推动血液运行的速度太快,从而导致迫血妄行或血随气逆的出血现象。因此,肝的疏泄功能正常就可以有效的帮助肝的藏血功能,即肝的藏血功能与肝的疏泄功能是藏泄互用的。若肝的疏泄不利,藏血失常,临床上可见吐血、呕血、衄血、咯血或月经过多、崩漏等出血病证。

肝既主疏泄又主藏血,这体现了肝的"肝体阴而用阳"的生理特性。"体阴"主要是指肝贮藏阴血之本体,"用阳"主要是指肝的气机主升主动之功能及特性。肝贮藏血液、调节血流量及防止出血有赖于肝疏泄气机,而肝藏血又能制约肝阳,使肝阳疏而不亢,有助于肝的疏泄。所以二者存在着互根互用,相互制约的关系。在病理情况下,肝的阴血常表现为不足的虚证,即"肝体常不足",而肝的疏泄功能失常则多为肝气郁结或升动太过,常表现为实证或本虚标实之证,即"肝用常有余",这是肝的病理特点。故清·林珮琴《类证治裁·肝气论治》中说:"肝为刚脏,职司疏泄,用药不宜刚而宜柔,不宜伐而宜和。"

3.2.4.2 肝的系统联系

肝与胆互为表里。肝在体为筋,其华在爪,开窍为目,在液为泪,在志为怒。

(1)肝在体合筋 筋,即筋膜、肌腱。筋膜附着于骨而聚于关节,是连接关节肌肉、主司运动的组织。故《素问·五藏生成》说:"诸筋者,皆属于节。"筋和肌肉的收缩和弛张,即能支配肢体、关节的屈伸与转侧。筋膜有赖于肝血的充分滋养,才能强健有力,活动自如。所以《素问·痿论》说:"肝主身之筋膜。"《灵枢·九针》也说:"肝主筋。"《素问·六节脏象论》还称肝为"罢极之本",是说肢体关节运动的能量来源,全赖于肝藏血充足和调节血量功能的正常。如果肝血虚少,血不养筋,则可见肢体麻木,屈伸不利,甚则拘挛震颤;若热邪侵袭人体,燔灼肝经,劫夺肝阴,筋膜失养,则可见四肢抽搐,颈项强直,角弓反张等动风之象。

(2)肝其华在爪 爪,即爪甲。包括指甲和趾甲。中医认为,爪乃筋之延伸到体外的部分,故称"爪为筋之余"。爪甲的荣枯,可反映肝血的盛衰。故《素问·五藏生成》说:"肝之合筋也,其荣爪也。"肝血充足,爪甲坚韧明亮,红润光泽;若肝的阴血不足,爪甲失养,则爪甲脆薄,颜色枯槁,甚则变形脆裂。

（3）肝开窍为目　眼睛,又称精明,是视觉器官。目之功能虽与五脏有关,但与肝的关系最为密切。肝的经脉又上连目系(目系又称眼系,为眼球内连于脑的脉络),视觉有赖于肝血的滋养,因而有"肝气通于目,肝和则目能辨五色矣"(《灵枢·脉度》)之说。肝气调和,肝血充足,则视物清晰、眼动自如。若肝之阴血不足,目失所养,则视物不清、双目干涩,或见夜盲;肝经风热,循经入目,则目赤痒痛;肝火上炎,上灼清窍,可见目赤肿痛之症;肝阳上亢,上扰清窍,则头目眩晕;肝风内动,目系抽掣,则目斜上视;肝胆湿热,熏蒸于目,可出现白睛发黄等病证。可见肝病常可反映于目,故谓"目为肝之外候"。

（4）肝在液为泪　泪,即眼泪。对目起润泽和保护作用。此外,人在悲伤的情况下也可流泪,如《灵枢·口问》说:"悲哀愁忧则心动,心动则五脏六腑皆摇,摇则宗脉感,宗脉感则液道开,液道开则涕泣出焉。"泪具有滋润眼睛和清洁眼球的功能。由于肝开窍于目,泪由肝阴所化生,受肝气控制,故泪为肝之液。肝之功能正常,则泪液分泌适量,滋润于目而不外溢。肝病可出现泪液分泌异常,如肝之阴血不足,则泪液分泌减少,两目干涩;肝经湿热,则目眵增多;肝经风热,则迎风流泪等。

（5）肝在志为怒　怒,即愤怒、恼怒。怒是人体在气愤不平,情绪激动时强烈的情感变化,属于不良的情志刺激。怒以肝藏血为物质基础,与肝疏泄气机主升发之用密切相关,故肝在志为怒。当肝血充足,肝气平和时,虽受外界刺激,但怒而不过,能有所节制;若肝之阴血不足,肝阳升泄太过,情绪不稳定,则稍遇刺激,随即勃发大怒,不可遏制,故《素问·藏气法时论》说:"肝病者……令人善怒。"如大怒可使肝气上逆,血随气升,表现为头目胀痛、面红目赤,或吐血、呕血、气厥昏迷等病证;因郁怒又可使肝气不舒,故可见两胁胀满疼痛、两侧乳房或少腹作胀等病证,这即是大怒伤肝的道理所在。因此,息怒宁志是中医学所提倡的养生护肝保健之法。

3.2.5　肾

"肾者,作强之官,伎巧出焉。"肾位于腰部,腹腔之内,脊柱两旁,左右各一,故《素问·脉要精微论》说:"腰者,肾之府。"古代医家对肾的形态结构也有较明确地记载。如《医贯·内经十二官》说:"肾有二,精所舍也。生于脊膂十四椎下,两旁各一寸五分,形如豇豆,相并而曲附于脊。"肾在脏腑系统中,是一个极为重要的脏器,由于肾藏有"先天之精",为脏腑阴阳之本,生命之源,故称为"先天之本"。

肾在阴阳属性中为阴中之阴,在五行中属水。肾有闭藏的生理特性,与自然界的冬气相通应。

3.2.5.1　肾的生理功能

肾的主要功能是藏精而主管生长发育与生殖,主管一身阴阳,主管水液代谢和主管纳气。

（1）肾主藏精　是指肾具有封藏精气的功能。精是构成人体和维持人体生命活动的基本物质。肾主管生长发育与生殖的功能,是在"肾藏精"的基础上产生的。

肾精包括"先天之精"和"后天之精"。先天之精禀受于父母,与生俱来,是构成人体胚胎的原始物质,具有繁衍后代的功能。后天之精是指人体出生后,由脾胃从饮食物中摄取的营养成分和脏腑代谢化生的精微物质,具有培补先天之精和促进人体生长发育的功能。先天之精和后天之精关系密切,二者相互依存,相互促进。先天之精的存在和产生的激发、推动作用,为后天之精的摄取提供了物质基础和前提条件,而后天之精又不断地补充先天之精,使其保持长久的充盛和活力,即"先天生后天,后天养先天"。肾中的"先天之精"和"后天之精"是融为一体,无法分开的。因此肾藏精的功能体现在以下几个方面:

①主管生长发育　肾具有主管生长发育与生殖的功能。早在《黄帝内经》中就有详细记载,如《素问·上古天真论》说:"女子七岁,肾气盛,齿更发长;二七而天癸至,任脉通,太冲脉盛,月事以时下,故有子;三七,肾气平均,故真牙生而长极……七七,任脉虚,太冲脉衰少,天癸竭,地道不通,故形坏而无子也。丈夫八岁,肾气实,发长齿更;二八,肾气盛,天癸至,精气溢泻,阴阳和,故能有子;三八,肾气平均,筋骨劲强,故真牙生而长极……八八,天癸竭,精少,肾藏衰,形体皆极,则齿发去。"机体生、长、壮、老、已的自然规律与肾中精气的盛衰密切相关。人体自幼年开始,肾中精气逐渐充盛则形体和智力同步发育,表现为齿更发长;进入青壮年,肾中精气已达充盛状态,则形体智力发育达到顶峰,表现为真牙长齐、体壮结实、骨骼强健、机智敏捷等;待到老年期,肾精逐渐衰减,则形体智力亦渐衰老,表现为骨骼活动不灵、发白齿松、腰弯背驼、反应迟钝,甚或健忘呆滞等老态龙钟之象。说明机体的齿、骨、发的生长状态是反映肾中精气的外候,是判断机体生长发育状况和衰老程度的客观标志。若肾中精气亏虚,必然影响人体的生长发育。小儿则表现为生长发育不良,可见身材矮小,或五迟(立、行、齿、发、语迟)、五软(头项、口、手、足、肌肉软),或头发稀疏、智力低下、动作缓慢;成人则表现为未老先衰,可见形体衰老、智力减退、牙齿松动易落、须发早白易脱、腰膝酸软、精神萎靡或健忘恍惚、耳鸣耳聋、足痿无力、反应迟钝等。肾主管生长发育的理论,对养生保健具有重要意义,保养肾中精气,是中医学防止早衰、延年益寿的核心内容。

②主管生殖繁衍　人的生殖机能,包括两方面,即性功能和生殖能力,它是繁衍后代,种族延续的根本保证。中医学认为,人体的生殖机能主要与肾有关。一方面肾能藏精,肾精是人体胚胎发育的基本物质,是生命起源的物质基础;另一方面,肾精能化生"天癸",能够促进生殖器官的发育和生殖机能的成熟,并能维持生殖机能的旺盛不衰。所谓天癸,即指肾中精气充盛到一定程度体内产生的一种能够促进和维持生殖机能的物质。当人体进入青春期,天癸产生,于是生殖器官发育成熟,女子则月经按时来潮,男子则能排泄精液,从而具备了生殖能力。此后由中年进入老年,肾中精气渐衰,天癸的生成随之减少,甚至耗竭,生殖机能也随之下降直至消失,生殖器官日趋萎缩,女子则绝经,男子则阳事难举,从而丧失生殖能力。由此说明肾中精气通过化生天癸而对生殖功能发挥着决定性的作用,若肾中精气亏虚,天癸化生减少,青少年则见生殖器官发育不良、性成熟迟缓;中年人则会导致生殖机能减退,表现为男性精少不育和女性不孕或小产滑胎等病证。因此,中医在治疗生殖障碍性疾病时,往往从补肾着手。

(2)肾主管一身阴阳　是指肾具有主宰和调节全身阴阳,以维持机体阴阳动态平衡的功能,它是通过肾所藏的肾精、肾气作用实现的。肾精,即肾脏所藏之精;肾气,即肾精所化之气。两者关系密切,即肾精弥散而为无形的肾气,肾气聚合而成有形的肾精。肾精和肾气合称为肾中精气,产生了肾阴和肾阳两种不同的生理效应,凡是对人体脏腑组织具有滋润和濡养作用者称为肾阴,凡是对人体脏腑组织具有温煦和推动作用者称为肾阳。肾阴为全身诸阴之本,肾阳为全身诸阳之根,在人体阴精和阳气中居于主宰地位,所以肾阴又称元阴、真阴、真水和命门之水,肾阳又称元阳、真阳、真火和命门之火。故将肾喻为"阴阳之根"、"水火之宅"。五脏六腑之阴精,非肾阴而不能滋生;五脏六腑之阳气,非肾阳而不能温养,故肾阴、肾阳为五脏六腑阴阳之根本。

如果肾阴和肾阳任何一方偏衰,都会导致整体阴阳的不平衡。若肾阴虚则全身之阴皆虚,阴不制阳,阳偏亢则各脏腑组织生理功能虚性亢奋,代谢机能相对亢盛,产热增加,因而出现一派虚热之象。若肾阳虚则全身之阳皆虚,阳不制阴,阴偏盛则各脏腑组织生理功能相对减弱,代谢机能相对降低,产热减少,因而出现一派虚寒之象。肾阴和肾阳调节全身阴阳,共同维持人体阴阳的动态平衡,使机体处于健康状态。肾阴肾阳相互制约,相互依存,相互为用。因此,当肾阴虚到一定程度时可伤及肾阳,肾阳虚亦可累及肾阴,形成阴阳互损的病理状态。究其本质,是因为肾阴、肾阳均是以肾中精气为基础。

(3)肾主水液 所谓肾主水液代谢是指肾中阳气具有主持和调节人体水液代谢平衡的功能。人体的水液代谢,包括水液的生成、输布和排泄,是由多个脏腑参与的复杂过程,其中肾阳的功能最为重要,在此过程之中肾阳的作用表现有三:一是能温煦和推动参与水液代谢的肺、脾、三焦、膀胱等内脏,使其发挥各自的生理功能;二是能将被脏腑组织利用后归于肾的水液,经肾阳的蒸腾气化作用再升清降浊,将大量的浊中之清者,吸收输布周身重新被利用,少量的浊中之浊者经肾阳气化为尿液下输膀胱;三是控制膀胱的开合,排出尿液,维持机体水液代谢的平衡。若肾阳不足,则气化、推动和固摄作用失常,引起水液代谢障碍,一方面可造成水液停聚,出现痰饮、水肿等病证;另一方面可致膀胱开合失度,出现小便清长,或遗尿、尿失禁或小便余沥,或出现尿少、尿闭、水肿等病证。

(4)肾主纳气 所谓肾主管纳气是指肾具有摄纳肺所吸入的清气以防止呼吸表浅,协助肺完成呼吸的功能。人体的呼吸运动虽为肺所主管,但必须依赖肾对清气的摄纳,才能使呼吸保持一定的深度,维持体内外气体正常的交换。肺主气,司呼吸,但吸入之气必须由肾摄纳,才能使人体的呼吸保持一定的深度。实际上,肾的纳气功能即是肾的封藏作用在呼吸运动中的具体体现。所以《类证治裁·喘症》说:"肺为气之主,肾为气之根,肺主呼气,肾主纳气,阴阳相交,呼吸乃和"。因此,肾主纳气,对人体的呼吸具有重要意义,只有肾的精气充沛,摄纳正常,才能保证呼吸均匀和调。若肾的精气虚损,纳气功能减退,摄纳无权,呼吸则表浅,即可出现动辄气喘,呼多吸少等病理表现。

3.2.5.2 肾的系统联系

肾与膀胱相互为表里。肾在体为骨,其华在发,开窍为耳及二阴,在液为唾,在志为恐。

(1)在体为骨,主骨生髓 骨骼为人体的支架,对人体有支持保护作用。而骨骼的营养来源于骨髓,骨髓对全身各种骨骼都具有滋养作用。骨髓藏于骨腔之中,其生成与肾有关。中医学认为,肾能藏精,精能生髓,髓能养骨。因此,肾与骨和髓具有内在联系。实际上肾主骨生髓的生理功能,即是肾中精气所具有的促进机体生成发育的一个重要组成部分。如果肾中精气充足,则骨髓的生化有源,骨得髓养则坚固有力。若肾精不足,骨髓空虚,骨失所养,则会出现小儿骨骼发育障碍,成年人骨骼软弱无力和老年人骨质疏松易折,此皆可根据中医学肾主骨的理论,施以补肾药物治疗。

髓有骨髓、脊髓、脑髓之分,这三者均由肾中精气所化生。因此,肾中精气的盛衰,不仅直接影响着骨的生长和发育,而且也影响着脊髓和脑髓的充盈和发育。脊髓上通于脑,髓聚而成脑,故称脑为"髓海"。肾中精气充盈,则髓海得养,脑的发育就健全,就能充分发挥其"精明之府"的生理功能。反之,肾中精气不足,则髓海失养,即可形成髓海不足的病理变化。如在小儿,则可表现为大脑发育不全,智力低下;在成年,则多表现为记忆力衰退,精神萎顿,懈怠安卧。严重者,则可发展成为健忘病证。

"齿为骨之余",是指牙齿为外露的骨骼。因为齿与骨同出一源,所以牙齿也由肾中精气所充养,故牙齿的生长与脱落,与肾中精气的盛衰密切相关。肾中精气充沛,则牙齿坚固而不易动摇或脱落;若肾中精气不足,则牙齿松动,甚则早期脱落。

(2)其华在发 发,指头发。肾其华在发,是指肾的精气充盛,可以显露于头发上,故发为肾之外候。发的生长与脱落、润泽与枯槁,不仅依赖于肾中精气以充养,而且亦有赖于血液的濡养。所以又有"发为血之余"的说法。但发的生机,根本则在于肾。这是因为肾能藏精,精能化血养发之故。所以,头发的黑白和荣枯变化,常随着肾中精气的盛衰而变化。肾精充足,精血充盈,发有所养,在幼年期可见头发生长旺盛;青壮年期可见头发茂密乌黑而光泽;老年人肾精渐亏,精血渐衰,则可见头发花白,或失去光泽。肾精不足,精血亏虚,则发失所养,小儿可出现头发生长迟缓,或稀疏枯黄;成人可见头发干枯无华,或头发早白,或头发秃顶脱落。对于上述病证,临床多从肾论治。

(3)开窍于耳及二阴 肾窍有上窍与下窍之分,在上则开窍于耳,在下则开窍于二阴。

耳是听觉器官,听觉灵敏与否,与肾中精气的盈亏有密切关系。肾中精气充盈,髓海得养,则听觉灵敏,分辨能力较高。故《灵枢·脉度》说:"肾气通于耳,肾和则耳能闻五音矣。"若肾中精气虚衰,则髓海失养,耳的听力减退,可见耳鸣、耳聋,甚或听力丧失。至于老年人的耳聋失聪,则系肾中精气生理性衰减所致。

二阴,即前阴和后阴。前阴是排尿和生殖的器官,后阴是排泄粪便的通道。尿液的排泄虽在膀胱,必须依赖于肾的气化才能完成。因此,尿频、遗尿、尿失禁、尿少或尿闭,均与肾的气化功能失常有关。至于人的生殖机能,亦为肾所主,已见前述,不再重复。粪便的排泄,本是大肠的传化糟粕功能,但亦与肾的气化有关。如肾阴不足,则可致肠液枯涸而便秘;若肾的阳气虚损时,则气化无权,可导致阳虚便秘或阳虚泄泻。若肾虚封藏失司时,则又可见久泄、滑脱之症。故说肾开窍于二阴。

(4)在液为唾 唾与涎一样,为口腔中分泌的一种液体,是唾液中质地较稠厚者。《难经·三十四难》说:肾"其液唾"。肾的经脉上挟舌根通舌下,唾为肾精所化,故肾在液为唾。肾的阴精充足则唾液分泌正常,表现为口腔润泽,吞咽流利。肾精不足,则唾少咽干;肾虚水泛,则多唾清冷。反之,多唾或久唾,会耗损肾精。所以气功家们常以舌抵上腭,待唾液溢满口腔后,缓缓咽之以养肾精,强体防病,并将此法称为"饮玉浆"。

(5)在志为恐 恐,即恐惧、害怕的情志活动。所谓肾在志为恐是指恐的情志活动与肾精关系密切。肾精不足,则容易恐惧而表现为恐惧不宁、手足无措,或两腿无力而软瘫等。反之,过恐伤肾,可导致遗精、滑胎或二便失禁等肾气不固的病证。

附

命 门

命门,即生命之门,含有生命的关键、根本的意思。命门一词,首见于《内经》,如《灵枢·根结》中说:"命门者,目也。"这是从诊断学的角度,在强调察神望目重要性的情况下提出的。自《难经》提出"左肾右命门"后,命门就成了脏腑学说的内容之一,遂为后世医家所重视,并进行了深入的研究和阐述,形成了命门学说。近代医家对命门的部位、形态及生理功能,提出了众多不同的见解,归纳起来具有代表性的有以下几种,在此作简要介绍,以供参考。

1. 命门的部位

(1)左肾右命门说　此说始于《难经》,如《难经·三十六难》说:"肾两者,非皆肾也。其左者为肾,右者为命门。"持此观点者有晋·王叔和、宋·陈无择、明·李梴等。这一理论是寸口脉脏腑定位的依据,至今仍以左尺脉候肾,右尺脉候命门。

(2)两肾俱为命门说　元·滑寿首倡此说。他提出:"命门,其气与肾通,是肾之两者,其实一耳。"至明代虞抟则明确提出了"两肾总号为命门。"张介宾也持此论,即肾就是命门,命门亦是肾。

(3)两肾之间为命门说　倡此说者,首推明·赵献可。他在《医贯》中指出:"命门即在两肾各一寸五分之间,当一身之中……《内经》曰'七节之旁,中有小心'是也。"认为命门位于两肾之间,"且无形可见",命门的功能主要是真火的作用,主持人体一身之阳气。清代陈修园、林珮琴、张璐、黄宫绣等均宗此说。

(4)命门为肾间动气说　此说倡导者为明·孙一奎,其在《医旨绪余》中说:"命门乃两肾中间之动气,非水非火,乃造化之枢纽,阴阳之根蒂,即先天之太极。"认为命门不是具体而有形质的脏器,只不过是肾间动气。

2. 命门的功能

(1)命门为原气所系　命门是人体生命活动的原动力。《难经·八难》中说:"诸十二经脉者,皆系于生气之原。所谓生气之原者,谓十二经之根本也,谓肾间动气也。此为五脏六腑之本,十二经脉之根,呼吸之门,三焦之源。一名守邪之神。故气者,人之根本也。"

(2)命门藏精舍神　命门与生殖机能密切相关。《难经·三十九难》中言:"命门者,精神之所舍也;男子以藏精,女子以系胞。"说明命门是藏精舍神之处,男子以此贮藏精气,女子以此维系子宫,实属肾主生殖的功能。

(3)命门为水火之宅　命门内涵肾阴肾阳的功能。明·张介宾在《景岳全书》中谓:"命门为元气之根,为水火之宅。五脏之阴气,非此不能滋;五脏之阳气,非此不能发。"认为命门的功能包括了肾阴、肾阳两方面的作用。

(4)命门内寓真火　命门为人身阳气的根本。清·陈士铎在《石室秘录》中指出:"命门者,先天之火也……心得命门而神明有主,始可以应物、肝得命门而谋虑、胆得命门而决断、胃得命门而受纳、脾得命门而转输、大肠得命门而传导、小肠得命门而布化、肾得命门而作强、三焦得命门而决渎、膀胱得命门而收藏。无不藉命门之火而温养之也。"认为命门真火是各脏腑功能活动的根本。

纵观历代医家对命门的认识,各自立论不同,争论颇多,如有形与无形之别,右肾与两肾间之争,主火与非火之异,但对命门的主要功能与肾息息相通的观点,历来还是趋于一致的。目前一般公认的观点是:命门之火相当于肾阳,命门之水相当于肾阴。肾阴和肾阳是人体阴阳的根本,又称真阴和真阳、元阴和元阳、真水和真火。历代医家之所以重视命门,无非是为了强调肾中阴阳在人体生命活动中的重要性。

3.3　六腑

六腑,是胆、胃、小肠、大肠、膀胱、三焦的总称。腑,古作"府",有府库之意。《灵枢·本藏》说:"六腑者,所以化水谷而行津液者也。"它们的生理功能是将饮食物腐熟、消化和传化糟粕。如《素问·五藏别论》说:"六腑者,传化物而不藏,故实而不能满也。所以然者,水谷入口,则胃实而肠虚。食下,则肠实而胃虚。"由于六腑专司"传化物",故说"泻而不藏","实而不能满"(胆除外)。饮食物入口,通过食道入胃,经胃的腐熟,下传于小肠,经小肠的分清别浊,其清者(水谷精微、津液)由脾吸收,转输于四脏,布散于全身;其浊者(食物糟粕)下传于大肠,经大肠的传导,形成粪便排出体外;脏腑代谢产生的浊液,则经三焦注入肾和膀胱,在肾气的蒸化作用下生成尿液,排出体外。饮食物在其消化吸收和排泄过程中,须通过消化道的七道关隘,即"七冲门"。如《难经·四十四难》说:"唇为飞门,齿为户门,会厌为吸门,胃为贲门,太仓下口为幽门,大肠小肠会为阑门,下极为魄门,故曰七冲门也"。所以"七冲门"发生病变时,会造成饮食物的受纳、消化、吸收和排泄功能异常。

六腑的共同生理特点是受盛和传化水谷,因而其气具有通降下行的特性,即"六腑以通为用,以降为顺。"每一腑都必须适时排空其内容物,才能保持六腑通畅,六腑气机正常就是对六腑功能的资助,所以有"六腑以通为补"之说(清·叶桂《临证指南医案》),故中医临床上又有"腑病多实",治腑病"宜泻"之说。

3.3.1　胆

胆居六腑之首,又为奇恒之腑。胆位于右胁下,附于肝之短叶间。足少阳胆经和足厥阴肝经相互属络,构成表里关系。《素问·灵兰秘典论》说:"胆者,中正之官,决断出焉。"胆的生理功能主要是贮藏、排泄胆汁和主决断。

(1)贮藏和排泄胆汁　胆汁来源于肝,由肝之阴精所化生,如《脉经》所说:"肝之余气泄于胆,聚而成精。"胆汁生成后,进入胆腑,由胆腑浓缩并贮藏。贮藏于胆腑的胆汁,经肝肠循环注入肠中,以促进饮食水谷的消化和吸收。胆汁的生成和排泄,受肝的疏泄功能的控制和调节,是肝主疏泄功能的具体体现之一。若肝胆的功能失常,胆汁的分泌排泄受阻,就会影响脾胃的受纳腐熟和运化功能,而出现厌食、腹胀、腹泻等症状。相对于肝气升发,胆气以下降为顺。若胆气不利,气机上逆,则可出现口苦、呕吐黄绿苦水等症状。

(2)主决断　胆舍神而主决断,是指胆在精神意识思维活动中,具有判断事物、做出决定的作用。胆主决断的功能与肝藏魂、主谋虑的功能相关。胆主决断对维持和调节气血正常运行,确保脏腑之间关系协调,有着重要的作用。胆气充足,勇于决断,不易受外界的精神刺激所影响;胆气虚弱,优柔寡断,犹豫不决,受外界不良精神刺激的影响较大,易于出现胆怯、惊恐、失眠、多梦等病证。

胆在形态上中空有腔,内盛胆汁,又称为"精汁",故胆有"中清之府"之称。胆的形态结构与其他五腑相同,皆属中空有腔的管状或囊状器官,排泄胆汁协助饮食物消化,故为六腑之一。但因其内盛精汁,藏精舍神主决断,参与精神活动,功能与五脏相同,不直接传化饮食物,故又为奇恒之腑之一。

3.3.2　胃

胃是机体对饮食物进行消化吸收的重要器官,主受纳腐熟水谷,有"水谷之海"、"太仓"之称。胃与脾"以膜相连",同居中焦,由足阳明胃经与足太阴脾经相互属络,构成表里关系。

胃由贲门上接食道,由幽门下通小肠,又称为胃脘,上部称上脘,包括贲门;下部称下脘,包括幽门;上下部之间的部分称为中脘。《素问·灵兰秘典论》说:"脾胃者,仓廪之官,五味出焉。"胃的主要生理功能是主受纳腐熟水谷和主通降。

(1)主受纳水谷　如《类经·藏象类》说"胃司受纳,故为五谷之府",是指胃气具有接受和容纳饮食水谷的作用。机体精气血津液的化生,都依赖于饮食物经口腔咀嚼后,经过食道进入胃中进行消化吸收,故胃又有"气血之海"之称。胃气受纳水谷功能的正常,对于人体的生命活动十分重要,可以通过食欲和饮食多少反映出来。胃气的受纳水谷功能,既是其主腐熟功能的基础,也是饮食物消化吸收的基础。

(2)主腐熟水谷　是指胃气将饮食物初步消化,并形成食糜的作用。容纳于胃中的饮食物,经过胃气的腐熟作用,水谷精微物质才被吸收,通过脾气转输而营养全身,而未被消化的食糜则下传于小肠作进一步消化。

胃气的受纳、腐熟水谷功能,与脾主运化功能密切相关,《景岳全书·饮食》说:"胃司受纳,脾司运化,一纳一运。"纳运协调才能将水谷化为精微,进而化生精气血津液,供养全身,故脾胃合称为后天之本,气血生化之源。

(3)主通降　是指在饮食物的消化和糟粕的排泄过程中,胃气宜保持通畅下降的运动趋势。中医的藏象学说以脾胃升降来概括整个消化系统的生理功能。胃主通降与脾主升清相对,脾宜升则健,胃宜降则和。胃的通降作用,还包括小肠将食物残渣下输于大肠和大肠传化糟粕的功能在内。脾胃升降协调,共同促进饮食物的消化吸收。

胃主通降是降浊,降浊是受纳的前提条件。所以,胃失通降,必然影响胃气的受纳,可见纳呆脘闷、胃脘胀满或疼痛、大便秘结等胃失和降之症。若胃气上逆,可见恶心、呕吐、呃逆、嗳气等。脾胃居于中焦,为人体气机升降的枢纽。胃气通降与脾气升举相互为用,胃失和降与脾气不升也可相互影响。所以,胃失和降,不仅影响六腑的通降,还会影响全身气机的升降,从而出现各种病理变化。

3.3.3　小肠

小肠是机体对饮食物进行进一步消化吸收的重要器官,包括十二指肠、空肠和回肠,位于腹中,小肠上端接幽门与胃相通,下端通过阑门与大肠相连。小肠具有对饮食物进一步消化,吸收其精微,并下传糟粕的作用。小肠与心通过手太阳小肠经与手少阴心经相互属络,构成表里关系。

小肠是中空狭长、迂曲回环叠积状的管状器官。《素问·灵兰秘典论》说:"小肠者,受盛之官,化物出焉。"小肠的主要生理功能是主受盛化物和泌别清浊。

(1)主受盛化物　受盛,即接受、以器盛物;化物,即消化、变化、化生之义。小肠的受盛化物功能表现于以下两个方面:一是指小肠接受由胃腑初步消化下传的食糜而盛纳之,即"受盛"作用;二是指经胃腑初步消化的食糜在小肠内必须有相当时间的停留,由脾气与小肠的共同作用对其进一步消化,将水谷化为精微,即"化物"作用。小肠受盛化物功能失调,表现为消化不良、腹胀、腹泻、便溏等症。

（2）**主泌别清浊**　泌别清浊是指进入小肠中的食糜在做进一步消化的过程中,随之分为清（水谷精微和水液）和浊（食物残渣和部分水液）两部分:清者,由小肠吸收,经脾气的转输作用和肺的宣发肃降作用输布全身,即所谓"执中州以灌四旁",其中水液代谢后下输于肾,经肾的气化作用下入膀胱,最后形成尿液排出体外,即所谓"饮入于胃,游溢精气,上输于脾,脾气散精,上归于肺,通调水道,下输膀胱,水精四布,五经并行";浊者,经胃和小肠之气的作用通过阑门传送到大肠,最后在大肠的作用下,形成粪便排出体外。如张介宾在其著《类经·藏象类》中,注解《素问·灵兰秘典论》时说:"小肠居胃之下,受盛胃中水谷而分清浊,水液由此而渗入前,糟粕由此而归于后,脾气化而上升,小肠化而下降,故曰化物出焉。"由于小肠参与了人体的水液代谢过程,故有"小肠主液"之说。

小肠泌别清浊的功能正常,则精微、水液和糟粕各行其道而二便正常。若小肠泌别清浊的功能失常,不仅影响水谷精微的化生和吸收,还可因清浊不分,水液归于糟粕,而导致水谷混杂而出现小便短少赤黄、便溏泄泻等症。临床上采用"利小便所以实大便"的方法治疗泄泻,就是受到了"小肠主液"理论的影响。

小肠受盛化物与泌别清浊的功能,与脾主运化、升清和胃主通降、降浊的功能相关,是脾胃之气升清降浊功能的具体体现。所以,临床上也多从脾胃论治小肠功能失常的病证。

3.3.4　大肠

大肠是对食物残渣中的水液进行吸收,形成粪便经肛门排出体外的脏器。大肠包括结肠和直肠,位于腹中,其上口在阑门处连接小肠,其下端与肛门相连。大肠与肺由手阳明大肠经与手太阴肺经的相互属络,构成表里关系。

大肠也是一个呈回环叠积之状的管腔性器官。《素问·灵兰秘典论》说:"大肠者,传导之官,变化出焉。"主要有传化糟粕与主津的生理功能。

（1）**主传化糟粕**　大肠接受从小肠下传来的食物残渣,吸收其中多余的水分,形成粪便。由于大肠之气的运动,将粪便传送至大肠末端,经肛门有节制地排出体外。如大肠传导糟粕功能失常,则出现大便泄泻或秘结。若湿热蕴结大肠而使其传导功能失常,还会出现腹痛、里急后重、下痢脓血等症。

大肠的传化糟粕功能,实际上是对小肠泌别清浊功能的承接。而且与胃气的通降、肺气的肃降功能、脾气的运化功能、肾气的蒸化与固摄功能相关。胃气的通降,实际上包含了大肠对糟粕排泄的功能;肺与大肠相表里,肺气的肃降功能有利于糟粕的排泄;脾气的运化功能,有助于大肠对食物残渣中水液的吸收;肾气的蒸化和固摄功能,主司二便的排泄。

（2）**大肠主津**　大肠接受由小肠下传而来的含有大量水液的食物残渣,将其中多余的水液吸收,即所谓燥化作用,使之形成粪便。大肠吸收水液,参与体内的水液代谢,故称"大肠主津"。大肠主津功能失常,则大肠中的水液不得吸收,水与糟粕俱下,可出现腹痛、泄泻、肠鸣等症;若大肠实热,消津烁液,或大肠津亏,肠道失润,又能导致大便秘结不通。

3.3.5 膀胱

膀胱位于小腹中央,居肾之下,大肠之前,膀胱又称"脬",其上有输尿管与肾相通,下有尿道,开口于前阴。是贮存和排泄尿液的器官。膀胱与肾由足太阳膀胱经与足少阴肾经相互属络,构成表里关系。

膀胱是一个中空的囊状器官。《素问·灵兰秘典论》说:"膀胱者,州都之官,津液藏焉,气化则能出矣。"膀胱的生理功能是贮存和排泄尿液。

(1)贮存尿液 在津液代谢过程中,人体中的水液通过肺、脾、肾等脏的作用,布散于全身,发挥其对机体滋养濡润的作用。其代谢后的浊液,下归于肾,通过肾气的蒸化作用,升清降浊,清者上升,重新参与水液代谢,浊者下输于膀胱,变成尿液,贮存于膀胱。

(2)排泄尿液 膀胱中尿液适时有度地排出,依赖于肾气的蒸腾和固摄作用。肾气与膀胱之气的作用协调,则膀胱开合有度,尿液可及时地排出体外。

肾气主上升,膀胱之气主通降,膀胱的贮尿和排尿功能,依赖于肾气与膀胱之气的升降协调。肾气上升,激发尿液的生成并控制其排泄;膀胱之气通降,推动膀胱收缩而排尿。如果肾气和膀胱之气的蒸腾固摄作用失常,膀胱开合失权,既可出现尿频、尿急、遗尿、小便不禁,又可出现小便不利或癃闭等症。故《素问·宣明五气》说:"膀胱不利为癃,不约为遗尿。"

3.3.6 三焦

三焦为六腑之一。关于三焦的具体部位与形态,一般认为包括上、中、下三部分。上焦包括心肺,中焦包括脾胃,下焦包括肝肾、膀胱、大小肠等。三焦与心包通过手少阳三焦经和手厥阴心包经相互属络,构成表里关系。

三焦的形与名,在中医学术上颇多争议,直至现代亦未取得统一认识。如《难经·二十五难》亦说:"心主与三焦为表里,俱有名而无形。"又如张景岳在《类经》中说三焦为"脏腑之外,躯体之内,包罗诸脏,一腔之大腑也。"

虽然中医对三焦的形态和部位有很多争议,但对其生理功能的认识却比较统一。概括起来,主要是通行诸气和运行水液。

3.3.6.1 三焦的生理功能

三焦的通行诸气功能源于《难经·三十八难》"主持诸气"之论。而运行水液功能源于《素问·灵兰秘典论》"三焦者,决渎之官,水道出焉。"

(1)通行诸气 是指三焦是诸气上下运行之通路。元气根于肾,由肾藏先天之精化生,以三焦为通道,自下而上运行至胸中,布散于全身;胸中气海中的宗气,以三焦为通道,自上而下到达于肾,以资先天元气,合为一身之气。故《难经·三十八难》指出:三焦"有原气之别焉,主持诸气。"《难经·六十六难》说:"三焦者,原气之别使也,主通行三气,经历五脏六腑"(这里所说的"三气"指宗气、营气和卫气)。这些论述都说明人体之气以三焦为升降出入的通道,而输布于五脏六腑,充沛于全身。

(2)运行水液 是指三焦是全身水液上下输布运行的通道。全身水液的输布和排泄,必须以三焦为通道,才能升降出入运行,但离不开脾、肺、肾等脏的协同作用。正如《素问·经脉别论》所说"饮入于胃,游溢精气,上输于脾,脾气散精,上归于肺,通调水道,下输膀胱,水精四布,五经并行。"如果三焦水道不通利,则脾、肺、肾等脏的输布调节水液代谢的功能将难以实现。如张介宾在《类经·藏象类》所说:"上焦不治则水泛高原,中焦不治则水留中脘,下焦不治则水乱二便。三焦气治,则脉络通而水道利。"

三焦的通行诸气和运行水液的功能,又是相互联系的。原因在于水液的上下运行,借助诸气的升降运动,而诸气又是依附于津液才运行的。因此,三焦的通行诸气和运行水液的功能,实际上是一个功能的两个方面。诸气运行的通道,必定是津液升降的通道,反之亦然。

3.3.6.2　三焦的生理特点

三焦是一个整体,将其一分为三,即上焦、中焦和下焦。它们有其各自的部位和生理功能。

(1)上焦如雾　上焦是指膈以上的部位,上焦的生理特点是主气的宣发和升散,即宣发卫气,布散水谷精微和津液以营养滋润全身。上焦主气的特点是"升已而降"、"若雾露之溉"(《灵枢·决气》)。《灵枢·营卫生会》将上焦的生理特点概括为"如雾",喻指心肺输布气血的作用。若邪犯上焦,可见胸闷、心烦、心悸、咳喘等症。治疗上焦病,用药量宜轻,质地须轻清上浮,以使药达病所而起到治疗作用。故吴鞠通《温病条辨》指出:"治上焦如羽,非轻不举。"

(2)中焦如沤　中焦是指膈以下、脐以上的部位,中焦具有消化、吸收并输布水谷精微和化生血液的功能。《灵枢·决气》说:"中焦受气取汁,变化而赤是谓血。"《灵枢·营卫生会》将中焦概括为"如沤",喻指脾胃肝胆等脏腑的消化饮食物的作用。由于中焦脾升胃降,属于气机升降之枢纽,病理情况下多表现为脾胃气机升降失常,可见脘腹胀满、腹泻、呕吐等症状。因此,吴鞠通《温病条辨》说:"治中焦如衡,非平不安。"治疗中焦病证,用药须着眼于调理脾胃的气机升降,使脾升胃降正常,则水谷得化,气血得生。

(3)下焦如渎　一般以脐以下的部位为下焦,下焦的功能主要是排泄糟粕和尿液,即是指小肠、大肠、肾和膀胱的功能而言。《灵枢·营卫生会》将下焦概括为"如渎",突出了下焦向下疏通、向外排泄的特点,喻指肾、膀胱、大肠等脏腑生成和排泄二便的功能。下焦的病证,以大便不通、小便失利为常见。后世温病三焦辨证理论,将肝肾的病证也纳入下焦,扩大了下焦的范围。吴鞠通《温病条辨》说:"治下焦如权,非重不沉。"是指治疗下焦的病证,一般用药须质地沉重下行,才能达下焦病所而起到治疗作用。

另外,三焦还作为温病的辨证纲领,称为辨证之三焦。是温病发生发展过程中由浅及深的三个不同病理阶段。所谓辨证之三焦,既不是六腑之一,也不是人体上中下部位的划分,是以部位三焦为基础发展演变而来。

3.4　奇恒之腑

奇恒之腑,是脑、髓、骨、脉、胆、女子胞的总称。奇,异也;恒,常也。它们都是贮藏精气的脏器,似脏非脏,似腑非腑,功能上似脏,主藏精气而不泻,形态似腑,多为中空的管腔或囊性器官,但又不与饮食物直接接触,有别于传化水谷的六腑,故称为奇恒之腑。其中除胆为六腑之外,其余皆无五行配属,也无表里配合,但与奇经八脉有关。

由于胆已在"六腑"节中论述,骨、髓、脉与"五脏"密切相关,在"五脏"节中也有论述,故本节重点介绍脑及女子胞,简单介绍骨、髓、脉。

3.4.1 脑

脑，居颅腔之内，由髓汇聚而成，又称髓海。《素问·五藏生成》说："诸髓者，皆属于脑。"《灵枢·海论》说："脑为髓之海。"脑是精髓和神明汇集发出之处，支配精神意识思维活动，又称为"元神之府"。脑的主要生理功能有主宰生命活动，主精神意识和主感觉运动。

（1）主宰生命活动　脑是生命的枢机，主宰人体的生命活动。人的身体、脏腑组织皆由脑主宰和调节。只有脑的功能正常，人的脏腑组织各司其职，协调配合，才会身体健康，生命力旺盛。反之，则会导致脏腑组织功能紊乱，生命活动障碍而百病由生，甚至危及生命。

（2）主精神意识　人的精神活动，包括思维意识和情志活动等，都是外界客观事物在脑的反映。明·李时珍明确提出脑与精神活动有关，称"脑为元神之府"；清·汪昂《本草备要》指出："人之记性皆在脑中……今人每记忆往事，必闭目上瞪而思索之，此即凝神于脑之意也。"清·王清任《医林改错》说："灵机记性不在心在脑"。上述文献记载，明确指出了脑与精神活动密切相关。因此，脑主精神意识的功能正常，则精神饱满，思维灵敏，意识清楚，记忆力强，语言清晰，情志正常。反之，则出现精神萎靡，反应迟钝，记忆力衰减，或狂躁易怒，神识错乱，甚至意识不清等症。

（3）主感觉运动　眼、耳、口、鼻、舌等五脏外窍，皆位于头面，与脑相通。人的视、听、言、动等，皆与脑有密切关系。如《医林改错》说："两耳通脑，所听之声归脑；两目系如线长于脑，所见之物归脑；鼻通于脑，所闻香臭归于脑；小儿周岁脑渐生，舌能言一二字。"另外，脑能统领肢体运动，是因为脑为元神之府，神能驭气，散动觉之气于筋而达百节，令之运动。髓海充盈，主感觉运动功能正常，则运动如常，轻劲多力，视物精明，听力正常，嗅觉灵敏，感觉无碍；反之，若髓海不足，主感觉运动功能失常，则运动不能，懈怠安卧，听觉失聪，视物不明，嗅觉不灵，感觉障碍。正如《灵枢·海论》所说："髓海不足，则脑转耳鸣，胫酸眩冒，目无所见，懈怠安卧。"

3.4.2 髓

髓，分骨髓、脊髓和脑髓，填充于骨内腔隙、脊椎管腔和颅腔之内，皆由肾精化生。《素问·解精微论》说："髓者，骨之充也。"《素问·痿论》所说："肾主身之骨髓。"《素问·阴阳应象大论》说："肾生骨髓。"髓的主要生理功能是主养脑髓、滋养骨髓、化生血液。肾藏精，精生髓，髓居于骨腔中者称之为骨髓，骨的生长发育有赖于骨髓的充盈及其所提供的营养。肾精的盛衰，不仅影响骨骼的发育，而且也影响脊髓及脑髓的充盈。另外，肾藏精，精生髓化血，而营养全身的脏腑组织、四肢百骸。只有肾精充足，骨髓生化有源，骨骼得到髓的滋养，才能坚固有力；若肾精不足，骨髓生化无源，不能营养骨骼，便会出现小儿囟门迟闭，骨软无力，以及老年人骨质脆弱，易于骨折等。

3.4.3 骨

骨，即骨骼，是构成人体的支架。主要生理功能是贮藏骨髓、保护内脏、支撑形体和主司运动。骨内腔隙藏有骨髓，故称"骨者髓之府"（《素问·脉要精微论》）。《灵枢·骨度》对人体骨骼的名称、形态、大小、长短、数量等均有较详细的记述。但由于医学的不断发展，骨骼的名称和数量，古今说法不一。骨骼贮藏骨髓，促进骨骼的生长、发育、修复等，从而使骨骼支撑形体和主司运动的功能正常，并成为肢体运动的杠杆，维持人体正常生理活动；在病理情况下，骨伤常波及筋、肉,影响肢体的运动功能,甚则累及内脏组织器官的功能活动。

3.4.4　脉

脉,即血脉,是气血运行的通道。《素问·脉要精微论》说:"夫脉者,血之府也。"故脉又称"血府"。脉能运载气血,输送精微,内而五脏六腑,外而四肢百骸,以营养全身。脉传递信息的作用,是指血脉结构上与心相连,功能上心气推动血液在脉管中流动,故《素问·五脏生成》说:"心之合脉也。"脉的状态常反映着心主血脉的功能。若脉道不利,可致气血运行不畅。脉为血府,贯通周身,五脏六腑的气血都要通过血脉周流全身。当机体受到内外因素刺激时,必然影响到气血的周流,随之脉搏发生变化,医者可以通过了解脉位的深浅,搏动的快慢、强弱(有力无力)、节律(齐否)、脉的形态(大小)及血流的流利度等不同表现而测知脏腑、气血的盛衰和邪正消长的情况以及疾病的表里、虚实、寒热。

脉与心肺的功能最为密切。心主血脉,肺朝百脉,是指血在脉道中的正常运行,依靠心气的推动和肺气的敷布,共同完成气血的循环运行。

3.4.5　女子胞

女子胞,又称胞宫、子宫、血脏,是女性的内生殖器官,位于小腹部,在膀胱之后,直肠之前,下口(即胞门)与阴道相连,呈倒置的梨形。女子胞,有主持月经和孕育胎儿的作用。

3.4.5.1　主要生理功能

(1)主持月经　女子生殖细胞发育成熟后周期性子宫出血的生理现象称月经,又称月信、月事、月水。14岁左右的健康女子,天癸至,生殖器官发育成熟,子宫发生周期性变化,出现28日左右周期性排血一次的生理现象,即月经开始来潮,如《素问·上古天真论》说:"二七而天癸至,任脉通,太冲脉盛,月事以时下,故有子。"《血证论·男女异同论》说:"女子胞中之血,每月换一次,除旧生新。"到49岁左右,天癸竭,月经闭止。如《素问·上古天真论》说:"七七,任脉虚,太冲脉衰少,天癸竭,地道不通,故形坏而无子也。"月经的产生,是脏腑经脉气血及天癸作用于胞宫的结果。胞宫的功能正常与否直接影响月经的来潮,所以胞宫有主持月经的作用。

(2)孕育胎儿　女子月经来潮,经后便要排卵,一般来说月经周期中排卵一次。此时女子胞具有生殖和养育胎儿的能力,当两性交媾,两精相合,就有可能构成胎孕。受孕以后,月经停止来潮,脏腑经络气血皆下注于冲、任经脉,到达女子胞以养胎,促进胎儿发育,直至胎儿发育成熟而分娩。

此外,女子胞还主生理性带下。所以说女子胞是女性经、带、胎、产等功能活动的重要器官。

3.4.5.2　与脏腑经络的关系

女子胞主持月经和孕育胎儿,与脏腑、经脉、气血有着密切的关系。

(1)与心、肝、脾和肾的关系　女子以血为本,经水为血液所化,而血液来源于脏腑。脏腑之中,心主血、藏神;肝藏血、称为"血海",肝主疏泄;脾主统血,为气血生化之源;肾藏精,精化血。它们分司血的生化、贮藏、统摄、调节等重要作用。在五脏之中,女子胞与肝、心、脾、肾的关系尤为密切。清·叶桂称"女子以肝为先天"(《临证指南医案》)。脏腑安和,血脉流畅,血海充盈,则经候如期,胎孕乃成。

天癸,是肾中精气充盈到一定程度时的产物,具有促进性腺及性器官发育成熟以及维持生殖机能的生理效应。肾中精气的盛衰直接影响着天癸的产生与衰竭,对生殖器官的发育和生殖机能具有决定性作用。

(2)与经络的关系　女子胞与冲、任、督、带及十二经脉,均关系密切。其中,尤以冲、任二脉为最。

冲脉与任脉皆起于女子胞。"冲为血海,任主胞胎",冲任二脉与肝之经脉相通。冲脉与足少阴肾经并行,与足阳明胃经相通,兼先后天之经气。冲脉上渗诸阳,下灌三阴,能调节十二经脉的气血,故有"十二经脉之海"、"血海"之称。故《景岳全书·妇人规》说:"经本阴血也,何脏无之,唯脏腑之血皆归冲脉,而冲为五脏六腑之血海,故经言太冲脉盛则月事以时下,此可见冲脉为月经之本也。"任脉在少腹部与足三阴经相会,能调节全身阴经的气血,有"阴脉之海"之称。任脉蓄积阴血,为女性妊养之本,故称"任主胞胎"。十二经脉的气血通过冲、任二脉灌注于胞宫之中,而为经血之源,胎孕之本。十二经脉气血充盛,才能溢入冲、任二脉,经过冲、任的调节,下达胞宫发生月经,进而具备孕育胎儿的生理功能。因此,冲、任二脉的通畅、气血充盛及蓄溢正常,是女子胞主持月经、孕育胎儿的前提条件。如果冲、任二脉失调,就会出现月经不调、崩漏、经闭以及不孕等病证。

3.5　脏腑之间的关系

人体是一个统一的有机整体,各脏腑、组织、器官的功能活动不是孤立的,而是整体活动的一个组成部分,它们在生理功能上存在着相互制约、相互依存和相互为用的关系。因此,中医理论不仅注重每一个脏腑各自的生理功能,而且非常重视脏腑之间的功能联系与协调,强调脏腑之间功能的制约、依存和协同关系。在藏象学说中,脏腑之间的关系主要有脏与脏的关系、脏与腑的关系、腑与腑的关系。

3.5.1　脏与脏的关系

脏与脏之间的关系,可以用五行的生克乘侮关系来进行阐述。五脏分属于五行,在生理上相互资助、相互配合、相互制约,在病理上相互作用、相互影响、相互传变。脏与脏之间除了五行之间的相互关系外,还存在着阴阳之间的关系和精、气、血、津液、神之间的关系。本节则主要从各脏的生理功能、病理变化等方面来阐释五脏之间的相互关系。

3.5.1.1　心与肺

心与肺之间的关系主要体现为气和血之间的相互依存和互根互用关系,即心主血和肺主气之间的协同调节关系。

(1)肺气助心行血　肺主呼吸,肺吸入的清气与水谷精微之气相合而生成宗气,宗气又贯注到心脉而助心行血。因此,只有肺主呼吸的生理功能正常,宗气生成充足,心脏得到宗气的资助,才能维持正常的血液循环。另外,肺通过呼吸运动调节全身气机,也有助于心血的顺畅运行。因此,肺气虚或肺失宣肃,均可影响及心的行血功能,从而导致血液的运行失常,形成血脉瘀滞等病证,可见胸闷,心率改变,甚则唇青,舌紫等病理表现。

（2）心血助肺气敷布　心主血脉推动血液运行,血是气的载体,气附于血而运行全身。肺主呼吸,通过肺的呼吸,呼出体内的浊气,吸入自然界清气,完成体内外气体的交换。但肺吸入的清气,必须依附于血液,靠心血的运载才能布达周身,浊气也要依附于血液才能到达于肺,呼出体外。因此,只有心的功能正常,血行通利,肺才能有效地呼吸而主气。若心气不足或心阳不振,导致血行异常,瘀阻心脉,此时则会影响及肺的主气功能,可出现咳嗽、气促等肺气上逆病理表现。

3.5.1.2　心与脾

心主血脉,脾主统血,脾又为气血生化之源,故心与脾的关系至为密切。心与脾的关系主要表现在血液的生成和运行两方面。

（1）血液的生成　脾能运化水谷精微,以生化血液。脾气旺盛,则血之生化功能正常,血液充盛而心有所主。而脾的转输精微,化生血液之功能,又赖心之协助。心之阳气可以温养脾土,而使脾阳不衰,从而保证了脾生化血液之正常。在病理情况下,心与脾两脏亦常互为影响,如思虑过度,不仅暗耗心血,亦可影响脾的运化功能;若脾气虚弱,运化失职,则气血生化无源,则可导致血虚而心无所主;若心阳气虚损,脾失心阳的温养,则脾气亦虚。最终即可形成心脾两虚证候,可见心悸、失眠、多梦、纳少、倦怠等症。

（2）血液的运行　血液的正常循行,需要多个脏腑来共同维持,而心、脾两脏则更需要相互配合。心气能够推动血液循环流行;脾气可以统摄血液,使之在脉管内运行而不溢出于外。心脾两脏协调,则是血行正常的两个重要因素。若心脾发生病变时,则血液循环运行必将受到影响,从而出现血液妄行等病变,继而出现便血或尿血,皮下出血（紫癜）,或崩漏等症。

3.5.1.3　心与肝

心与肝的关系主要表现为血液运行与神志活动方面的相互依存、协同关系。

（1）血液运行　心主血脉,肝藏血。心血充盈,心气旺盛,血运正常,则肝有所藏;肝藏血充足,疏泄有度,随人体动静的不同而进行血流量的调节,使脉道充盈,有利于心推动血液在体内循环运行,则心有所主。心肝相互协同,共同维护血液的正常循行。人体的血液生化于脾,贮藏于肝,通过心而运行于全身。由于心和肝在血行方面密切相关,因此心血不足与肝血亏虚之间常互为因果,最终导致心肝血虚,出现面色无华、心悸、头晕、目眩、妇女月经量少等症。

（2）神识活动　心主神识,肝主疏泄。人的精神、意识和思维活动,虽由心所主,但与肝的疏泄功能亦密切相关,肝主疏泄而调节情志又藏血舍魂。肝的疏泄正常,则气血平和,心情舒畅,有利于心主神识。故心、肝病变亦都可表现为神识活动的异常。如情志太过,常多化火伤阴,因而在临床上心肝血虚和心肝火旺常相互影响或同时并见。心肝血虚则血虚不能养神舍魂,又可见失眠、健忘、多梦易惊等神识症状。心肝火旺则可致心神不安、肝失疏泄,表现为心烦失眠、急躁易怒,甚则登高而歌、弃衣而走、骂詈不休等神识失常的症状。

3.5.1.4　心与肾

心与肾的关系主要表现在两个方面:一是心肾阴阳水火的互制互济,二是精血互化,精神互用。

(1)水火既济　心在五行属火,位居于上而属阳;肾在五行属水,位居于下而属阴。在正常情况下,心火必须下降于肾,助肾阳以温肾水,使肾水不寒;肾水必须上济于心,助心阴以使心阳不亢。古人称这种关系为"水火既济"、"心肾相交"。应当指出,心肾之间的"相交"、"既济"关系,是以两脏本身阴阳的动态平衡为重要条件的。因此在病理上,心或肾本身的阴阳失调,均可导致心肾间这种关系的破坏,从而出现"心肾不交"等阴阳失调病证。如肾水不足,不能上滋心阴以制约心阳,则会致心阳独亢;心阳不振,心火不能下温肾水,则可致肾虚寒凝,此即为心肾不交,水火失济病证。临床可见心悸、怔忡、心烦、失眠、腰膝疲冷,或见男子梦遗、女子梦交等症。如心阳不足,不能下温肾水,导致阳虚水泛,上凌于心,可见水肿、尿少、畏寒肢冷、面色㿠白、心悸怔忡,甚则咳喘不得卧等症,称之为"水气凌心"。

(2)精血互化　心主血,肾藏精,心血可充养肾精,肾精又能化生心血,心肾精血之间,相互资生,相互转化。病理上,肾精亏虚常可致心血不足,心血虚最终亦可引起肾精虚。

(3)精神互用　心藏神,主宰人体的生命活动,神全可以御精。肾藏精,精化髓充脑,脑为元神之府,积精可以全神。故心肾功能失调,常可致神志活动失常。

3.5.1.5 肺与脾

肺与脾的关系,主要表现于气的生成和津液的输布代谢两个方面。

(1)气的生成　肺主呼吸,吸入自然界之清气;脾主运化,化生水谷之精。清气和谷气是生成宗气的主要物质。肺的功能活动需脾运化的水谷精微作为物质基础,脾运化的水谷精微靠肺气的宣降敷布全身。只有在肺脾两脏的协同作用下,才能保证气的正常生成与敷布。如脾气虚弱,生气不足,常导致肺气虚;或肺病日久,肺气虚弱,又常影响脾的运化,最终表现为肺脾气虚之证,出现食少、腹胀、便溏、体倦乏力、咳嗽气喘、少气懒言等症状。

(2)津液的输布代谢　肺脾两脏的协调是保证津液正常生成、输布和排泄的重要环节。脾主要参与水液的生成和输布;肺主通调水道,使水液正常地敷布与排泄。肺的通调水道,有助于脾运化水液的功能,从而防止内湿的产生;脾转输津液于肺,不仅是肺通调水道的前提,也为肺的生理活动提供了必要的营养,两脏在水液代谢方面相互为用,密切配合。在病理上,如脾气虚损,脾失健运,津液代谢障碍,水液停滞,则聚而生痰、成饮,多影响肺的宣发和肃降,可出现喘咳痰多等症。所以既有"脾为生气之源,肺为主气之枢",又有"脾为生痰之源,肺为贮痰之器"的说法。反之,如肺病日久,也可影响及脾,使运化功能失调,或使脾气虚损,从而出现纳食不化、腹胀便溏、甚则水肿等病证。

3.5.1.6 肺与肝

肺与肝的关系,主要表现于气机的调节方面。

(1)在生理情况下　肺主气,保证一身之气的充足与调节;肝疏泄气机,促使全身气机调畅。肝主升发,其气以上升为宜;肺主肃降,其气以下降为顺。肺气充足,肃降正常,制约并反向调节肝气的升发;肝气疏泄,升发条达,制约并反向调节肺气的肃降。肝升肺降,相互制约又互相协调配合,不但维持肝肺之间的气机活动,同时对全身气机的调畅也起着重要的调节作用。

(2)在病理情况下　若肝失疏泄,气郁化火,或肝升太过,气火上逆,均可循经上行,灼伤肺津，导致肺清肃失常，出现胁痛易怒同时，兼见干咳或痰中带血，此谓"肝火犯肺"。反之，肺失清肃，燥热下行，亦可影响至肝，导致肝失条达，疏泄不利。而在咳嗽的同时，可兼见胸胁胀痛、急躁易怒等症。

3.5.1.7 肺与肾

肺与肾的关系，主要表现在水液代谢、呼吸运动和阴液互资三个方面。

（1）水液代谢 肾为主水之脏，具有气化的功能，能升清降浊，主持水液的蒸腾气化，维持津液代谢的正常。肺为水之上源，具有宣发肃降功能，能使水道通调，可使上焦之水液下输于肾，变为尿液排出体外。因此，肺肾两脏相互配合，功能协调，从而维持着水液代谢的平衡。在病理情况下，肺肾功能失调可相互影响。如肺失宣肃，通调水道失职，则必累及于肾，而致尿少，甚则水肿；又如肾病气化不利，水液停留，上凌于肺，则可导致肺的功能失调，从而出现水肿，甚则上为喘呼，咳逆倚息而不得平卧等症。

（2）呼吸运动 人体的正常呼吸功能，需要肺肾两脏的协调配合，方能维持。肺主呼吸，肾主纳气，肺的呼吸功能需要肾的纳气作用来协助。肺从自然界吸入的清气，须在肺气肃降的作用下，下归于肾，由肾摄纳，才能为人体所用。若肾中精气充盛，摄纳功能正常，则呼吸深沉平稳。故有"肺为气之主，肾为气之根"之说。若肾的精气不足，摄纳无权，气浮于上，或肺气久虚，久病及肾，则均可导致肾不纳气，从而出现动则气喘等症。

（3）阴液相资 肺肾之阴液亦相互资生。肾阴为一身阴液之根本，对各脏腑之阴液具有滋养作用。所以，肺阴虚可损及肾阴；反之，肾阴虚亦无以上滋肺阴。故肺肾阴虚常可同时并见，从而出现两颧嫩红、骨蒸潮热、盗汗、干咳音哑少痰，或痰中带血、腰膝酸软、男子遗精、女子月经不调等症。

3.5.1.8 肝与脾

肝与脾的关系，主要表现在饮食物的消化和血液的生成、贮藏和运行方面。

（1）饮食物的消化 脾的运化有赖于肝的疏泄。脾胃的正常升降，有赖于肝气的疏泄调节。肝的疏泄功能正常，则脾的运化功能健旺，饮食方能正常消化。另外，脾为后天之本，水谷精微之化源，脾气健运，水谷之精微方能滋养肝体，肝木得养，疏泄功能方能正常发挥。若肝失疏泄，横逆犯脾或犯胃，影响到脾胃之正常升降及运化，则可引发"肝脾不和"，常可见精神抑郁，胸胁胀满，腹胀腹痛，泄泻便溏等症。反之，脾失健运，水湿内停，蕴而化热，湿热郁蒸，亦可使肝胆疏泄不利，从而形成黄疸。

（2）血液的生成、贮藏和运行 肝主藏血，又能调节血量；肝又疏泄气机，使血行通畅，能促进脾之运化。脾主统血，又为气血生化之源，使肝血能有所贮藏。肝脾两脏相互协同配合，共同维持血液的生成和运行。在病理上，肝不藏血与脾不统血可同时并见，导致一系列出血病证；脾气虚弱，血液化生不足，或统摄无权而出血过多，均可导致肝血不足，表现为纳少、倦怠、眩晕、视物模糊、肢体麻木，或妇女月经量少、色淡等症。

3.5.1.9 肝与肾

肝与肾的关系主要表现在精血同源、藏泄互用及阴阳承制等方面。

（1）精血同源 肝能藏血，肾能藏精。藏血与藏精之间的关系，实际上即是精和血之间存在着相互滋生和相互转化的关系。血的化生,有赖于肾中精气的气化;肾中精气的充盛,亦有赖于血液的滋养。血能化精,精能生血,中医则称之为"精血同源",故又有"肝肾同源","精血同源"或"乙癸同源"之说。在病理上,精与血的病变亦常相互影响。如肾精亏损,可导致肝血不足;反之,肝血不足,亦可导致肾精亏损。从而出现头晕目眩、耳鸣耳聋、腰膝酸软等肝肾精血两亏之证。

(2)藏泄互用　肝主疏泄功能与肾主封藏功能之间,亦存在着相互制约、相反相成的关系,主要表现于女子的月经来潮和男子的泄精功能上。若肝之疏泄与肾之封藏功能失调,则可出现女子月经周期失常,经量过多或经闭;男子遗精或滑泄,或阳强不泄等症。

(3)阴阳承制　由于肝肾同源,故肝肾阴阳之间关系亦极密切。肝肾阴阳,息息相通,相互制约,协调平衡,故在病理上亦常相互影响。若肾阴不足,可致肝阴不足,而肝阴不足,日久也可损及肾阴,最终导致肝肾阴虚,肝阳上亢之证,表现为头晕目眩、面红目赤、急躁易怒、失眠、烦热盗汗、耳鸣、腰膝酸软,或梦遗滑精等症,称之为"水不涵木"。

3.5.1.10　脾与肾

脾为后天之本,肾为先天之本,脾与肾的关系主要体现在先后天相互资生和水液代谢过程中的相互协同等方面。

(1)先后天相互资生　脾运化水谷精微,化生气血,为后天之本;肾藏精主生殖繁衍,为先天之本。先天促后天,脾的运化必须依赖肾阳的温煦蒸化,方能健运;后天养先天,肾中精气必赖脾运化的水谷精微营养,才能不断充盛。在病理上,如肾阳不足,不能温煦脾阳,则可见腹部冷痛,下利清谷,或五更泄泻等症。若脾阳久虚,亦可进而损及肾阳,从而形成脾肾阳虚病证,可见形寒肢冷、面色㿠白、腰膝或少腹冷痛、下利清谷或五更泄泻等症。

(2)水液代谢　脾主运化,肾主蒸腾气化,脾肾两脏密切配合,方能使津液代谢正常进行。若脾病影响及肾,或肾病影响及脾,均可导致津液代谢障碍,影响到水液的正常输布与排泄,从而产生小便短少,或水肿等症。如肾阳不足,火不暖土,或脾阳久虚,损及肾阳,可致脾肾阳虚,脾不能运化水液,肾气化失司,导致水液代谢障碍,出现尿少、水肿、痰饮等病证。

3.5.2　脏与腑的关系

脏与腑的关系,实际上就是阴阳表里关系。脏属阴,腑属阳;脏为里,腑为表。一脏一腑,一阴一阳,一表一里相互配合,并有经脉相互络属,功能上相互配合,病理上相互影响,从而构成心与小肠、肺与大肠、脾与胃、肝与胆、肾与膀胱等"脏腑相合"关系。

3.5.2.1　心与小肠

心与小肠经脉相互络属,构成表里相合关系。心阳温煦,则小肠功能得以正常发挥;小肠吸收水谷精微,上输于心肺则可以化生心血。如果心火亢盛,通过经脉可下移于小肠,使小肠泌别清浊功能失常,出现尿少、尿黄、尿痛等症;小肠有热,亦可循经上扰于心,使心火亢盛,而出现心烦、失眠、舌红、口舌生疮等病证。

心经属心络小肠,小肠经属小肠络心。在生理上相互联系,小肠分别清浊,其清者可转化为心血,心主血脉,将气血输送于小肠,有利于小肠的受盛和化物。

3.5.2.2 肺与大肠

肺与大肠经脉上相互络属而成表里相合关系。肺气的肃降,有助于大肠传导功能的发挥;大肠传导功能的正常,则有助于肺气的肃降。

如果肺失肃降,气不下行,津液不布,可见肠燥便秘、咳逆气喘;肺气虚弱,气虚推动无力,可见大便艰涩难行,即为气虚便秘;肺气虚弱并大肠气虚,固摄失职,可见大便溏泄或失禁;若大肠实热内结,腑气不通,则可影响肺的肃降,在出现便秘的同时可见胸满、咳喘等症。

3.5.2.3 脾与胃

脾与胃通过经脉相互络属而构成表里关系。脾与胃的相互配合,主要体现在纳运相得、升降相因、燥湿相济三个方面。

(1)纳运相得 脾主运化,胃主受纳,一纳一运,相互协调配合,共同完成饮食物的消化吸收及其精微的转布,以营养全身。胃主受纳,饮食物进入胃腑之后,由胃进行腐熟,即初步消化,为脾的运化水谷精微提供了物质基础;而脾主运化,即消化、吸收、布散水谷精微,则使胃中的饮食物得以充分地消化吸收,并且将水谷精微转运到全身。如脾虚运化失常,清阳不升,可影响胃的受纳与降浊;胃失和降,也可影响脾的运化与升清,最终均可出现纳少脘痞、腹胀、便溏、泄泻、嗳气、呕吐等脾胃纳运失调诸症。

(2)升降相因 脾气主升,胃气主降,一升一降,相互协调。脾气上升,则水谷之精微得以输布;胃气下降,则饮食水谷及其糟粕才得以下行。故《临证指南医案》说:"纳食主胃,运化主脾,脾宜升则健,胃宜降则和。"脾升胃降,气机调畅,方能维持饮食物消化吸收的正常进行。若脾虚气陷,可致胃失和降,而胃失和降,又可影响脾气升运,均可出现脘腹坠胀、头晕目眩、泄泻不止、呕吐呃逆、内脏下垂等脾胃升降失常诸症。

(3)燥湿相济 脾属阴喜燥而恶湿,与脾主运化水饮的生理功能密切相关;胃属阳喜润而恶燥,当胃中津液充足,则能维持其受纳腐熟和通降下行的功能。脾与胃燥湿相合,相互为用而协调共济,方能完成饮食物的腐熟和运化过程。正如《临证指南医案》说:"太阴湿土得阳始运;阳明燥土得阴自安"。若脾湿太过,湿浊中阻,可致纳呆、嗳气、呕恶、胃脘胀痛等胃气不降之症;胃燥阴伤,又可损及脾阴,出现不思饮食、食入不化、腹胀便秘、消瘦、口渴等症。

3.5.2.4 肝与胆

胆附于肝,有经脉互为络属,因而构成表里关系。肝与胆的关系主要体现在消化方面和情志方面的密切配合。

(1)消化方面 肝之余气生成胆汁,促进脾胃运化。胆汁之所以能正常地排泄和发挥作用,要依靠肝的疏泄功能。若肝的疏泄功能失常,就会影响胆汁的分泌与排泄;反之,若胆汁排泄不畅,则亦会影响肝的疏泄,进而影响脾胃的运化。若肝胆不利,则可见胁痛、口苦、纳呆、黄疸等症。

(2)情志方面 肝为将军之官,主谋虑;胆为中正之官,主决断。肝之谋虑需要胆之决断,而决断来自于谋虑。肝胆相互配合则思维活跃,遇事果断,故《类经·藏象类》说:"胆附于肝,相为表里,肝气虽强,非胆不断,肝胆相济,勇敢乃成。"在情志方面,肝胆之气虚、气郁、火旺等病变多为两者并见,临床可表现为胆怯易惊、失眠多梦、气短乏力,或精神抑郁、胸胁胀痛、口苦眩晕,或烦躁易怒等症。

3.5.2.5 肾与膀胱

肾与膀胱通过经脉互为络属,构成表里关系。

水液经肾的气化作用,浊者下降贮存于膀胱,而膀胱的贮尿和排尿功能,又依赖于肾的气化与固摄,才能开合有度。肾与膀胱相互协作,共同主司尿液的生成、贮存和排泄。若肾之阳气不足,气化失常,固摄无权,则膀胱开合失度,可出现癃闭,或尿频、多尿、尿后余沥、遗尿,甚至尿失禁等症;若膀胱湿热,开合不利,亦可影响于肾,在出现尿频、尿急、尿黄、尿痛的同时伴有腰痛等肾伤的症状。

3.5.3 腑与腑的关系

六腑的主要生理功能是受盛和传化水谷,故六腑之间的关系主要表现为各腑在饮食物的消化、吸收和糟粕排泄过程中的相互联系和密切配合。

饮食物进入人体,首先纳入于胃中,经胃的腐熟进行初步消化,然后下传于小肠。胆贮藏排泄胆汁,助小肠的消化。小肠受盛化物,对饮食物进行进一步消化,并泌别清浊,吸收精微,以营养全身,同时在胃的通降作用下将饮食残渣下传大肠。大肠传导变化,进一步吸收饮食残渣中的部分水分,成形粪便经肛门排出体外。膀胱贮存尿液,经气化作用而使尿液排出体外。三焦通行元气,达于脏腑,从而推动整个传化功能的正常进行。可见,六腑在传化水谷的过程中,其消化功能主要是胃、胆、小肠的作用;其吸收功能关系到小肠、大肠;其排泄功能关系到大肠、膀胱。既有分工,又密切配合,共同完成对饮食物的消化、精微的吸收和糟粕的排泄。六腑传化水谷,需要不断地受纳、消化、传导和排泄,虚实更替,正如《素问·五脏别论》所说"胃实则肠虚"、"肠实则胃虚"。因此,六腑宜通而不宜滞,故后世医家又有"六腑以通为用"的说法。

六腑在生理上相互联系,在病理上也相互影响。一般情况下六腑的病变以壅塞不通为多见。如胃有实热,消灼津液,可致大肠传导不利,出现大便秘结不通;而大肠腑气不通亦可影响及胃,导致胃气不降,出现恶心,呕吐等症。

3.6 小结

藏象学说认为,人体以五脏为中心,在内则联络六腑及其他组织器官,在外则适应自然界四时阴阳变化,构成人体内部及人体与自然界的系统联系,并以此把握人体生理病理活动规律。

五脏,即心、肺、脾、肝、肾五个脏器的合称,五脏共同的生理功能是化生和贮藏人体的精气,具有藏而不泻的生理特点,神志活动也归属于五脏。心的主要生理功能是主血脉,推动血液在经脉内运行,主管生命和精神活动,调节、主宰全身的机能活动。肺的主要生理功能是主一身之气,主宣发肃降,助心行血,促进水液输布和排泄。脾主运化与升清,为后天之本,气血生化之源,脾又主统血,参与维持正常的血液循环。肝主疏泄,调畅气机,可以调节人的情志活动,并促进脾胃的运化;肝的疏泄功能,还可通利气血水的运行;肝又主藏血,可以贮藏血液,调节全身的血量分布。肾为先天之本,肾藏精,主人体生长发育与生殖;肾为水火之脏,主管一身阴阳;肾主水,其气化作用贯穿水液代谢始终。肾又主纳气,对维持呼吸的平稳和深沉具有重要作用。藏象学说中的五脏,代表着五个系统,因此五脏还与六腑、九窍、五华、五体、五液、五志等,有着系统联系。这种联系在生理、病理中均具有重要意义。

六腑,即胆、胃、小肠、大肠、三焦、膀胱的合称。六腑的共同生理功能是传化饮食物,具有"泻而不藏"和"以通为用"的生理特点。胆的功能是贮藏和排泄胆汁,以助消化;另外,胆主决断,与人体精神活动有关。胃主受纳和腐熟水谷,称为"水谷之海";中医亦常把人体的消化机能概括为"胃气";胃的生理特点是主降,以降为和。小肠的主要生理功能是受盛化物,泌别清浊,与大小便的排泄均有关。大肠的主要生理功能是传导糟粕,主津。膀胱主贮尿和排尿,参与人体的水液代谢。三焦能主持诸气,总司全身的气机和气化,为水谷及水液运行的通路。

奇恒之腑,即脑、髓、骨、胆、脉、女子胞。脑为髓海,为髓聚之处。脑的主要生理功能为主宰生命活动、主管精神思维、主持感觉运动。髓有脑髓与骨髓之分,主要为肾精所化,具有充脑、养骨、化血等功能。骨为髓之府,为人体的支架,具有支撑人体、保护脏器、参与运动之功能。脉为血之府,具有通行气血,联络脏腑组织器官的功能。女子胞为女性生殖器官,具有排泄月经、孕育胎儿的功能,其功能与心肝肾等脏及冲任二脉有密切关系。

人体是一个统一的有机整体,各脏腑、组织、器官的功能活动不是孤立的,而是整体活动的一个组成部分,它们在生理上互相配合,在病理上互相影响。因此,中医理论不仅注重每一个脏腑各自的生理功能,而且非常重视脏腑之间的功能联系与协调,强调脏腑之间功能的制约、依存和协同关系。脏与脏之间的关系,主要反映在阴阳五行、精气血津液方面。脏与腑之间的关系,主要表现为脏腑阴阳表里相合的关系。而腑与腑之间的关系,则主要反映在饮食物的消化吸收及糟粕的传导排泄方面。

阅读材料

心主神明与脑主神明之争

在中医学术界,关于心主神明还是脑主神明的问题,一直是争论不休的问题。

1. 基于解剖基础上的脑主神明论

在《内经》中便有关于"脑"的记载:《灵枢·海论》云:"脑为髓之海,其输上在于其盖,下在风府",《素问·五脏生成》云:"诸髓者,皆属于脑",《灵枢·五癃津液别》云:"五谷之津液,和合而为膏者,内渗入骨空,补益脑髓。"这些对脑的记载都是建立在古代解剖基础上的,《内经》中所记载的解剖知识并不少见,精确度也令人赞叹,但《内经》并未提出"脑主神明"。有研究将《素问·脉要精微论》云:"头者,精明之府,头倾视深,精神将夺矣"句中的"头"作脑解,意思是说头脑是精神荟萃的地方,人的一切精神活动都由脑来支配,因之才能对外界环境做出反应。然而,联系上下文知"头"非脑,是指头颅;"精明"不是指精神和神明,而是指眼睛。此后脑学说的发展并没有被纳入《内经》中医体系的核心内容中,自晋唐开始才有关脑与神明相关的论述。《颅囟经》曰:"元神在头曰泥丸(泥丸指脑),总众神也。"《千金要方》曰:"头者人之元首,人神之所注,气血精明三百六十五络,皆上归于头,头者诸阳之会也,故头痛必宜审之,灸其神不得乱,灸过多伤神。"《三因极一病证方论》曰:"头者诸阳之会,上丹产于泥丸宫,百神所聚。"《普济方》指出:"头者诸阳之会,脑者物所受命。"《本草纲目》中说:"脑为元神之府。"《本草备要》中说:"人之记性皆在脑中。"《医林改错》认为心乃气血出入之道路,"何能生灵机,贮记性?灵机记性在脑者,因饮食生气血,长肌肉,精汁之清者化而为髓……两耳通脑,所听之声归于脑……两目系如线,长于脑,所见之物归于脑……鼻通于脑,闻香臭归于脑。"李时珍"脑为元神之府"的论述,从理论上明确提出了脑主元神的论点。

中医对脑的论述,已经十分接近现代医学对脑的认识了,这些基于解剖结构上认识的脑主神明的观点,也越来越被绝大多数人认可,与此同时,对中医心主神明的质疑声也越来越多,也成为当前关注的命题。

2. 心主神明论的发生学思考

目前研究证实,心主神明不独见于《内经》,而在《内经》时代甚至之前就见著于诸家之说。如《庄子·在宥》:"解心释神,莫然无魂。"《庄子·田子方》:"哀莫大于心死,而人死亦次之。"这里认为心是精神意志的主宰。《诗·小雅巧言》:"他人有心,予忖度之。"《易·系辞上》:"二人同心,其利断金。"孟子说:"心之官则思",认为心有思维的功能。《荀子·天论》说:"耳目口鼻形,各有接而不相能也,是之谓天官。心居中虚,以治五官,是之谓天君。"并认为,"天职既立,天功既成,形具而神生,好恶喜怒,哀乐藏焉,是之谓天情。"《荀子·解蔽》说:"心者,形之君也,神明之主也,出令而无所受令。"作为中医基础理论奠基之作的《内经》虽未直接提出心主神明,但将心具有认知和思考的能力,有意识、思维的功能作了明确的记载,《素问·灵兰秘典论》云:"心者,君主之官,神明出焉。"《灵枢·邪客》云:"心者,五脏六腑之大主也,精神之所舍也。"《素问·六节藏象论》云:"心者,生之本,神之变也。"此后数千年,心主神明成了以五脏为中心的中医理论体系中不可缺少的部分。

中医为什么将大脑产生神明归属于心呢?如果深入到理论发生学的角度去考察,心主神明的理论就会得出正确的答案。

(1)心主神明的初步概念的形成。古代人们对心脏的发现和观察比大脑更容易,从解剖学可以看到大脑被固定在坚硬的颅骨之内,常人是无法见到和感触到的,更无法观察它内部细微的结构,这阻碍了当时人们对它的认识。心脏就完全不同了,在人活着的时候,心脏的跳动是摸得到的,心脏跳动与生命同存,当心跳停止,生命也就不存在了,神志随之消失。在精神紧张的状况下,人们常感觉心跳加速。这些是容易被观察到的外表现象,极有可能被人们认识,作为心主神明的依据,从而建立了心藏神概念。

(2)科学技术的落后。当时还不能更深入勘察大脑的功能,从发生学角度无法去说明大脑的本质所在,只能从现象推测,这为心主神明认识的确立提供了条件。

(3)天人相应观念的引入。天人相应观是贯穿于《内经》的思想观念,它认为宇宙从上到下分为天、人、地三层。中层有人和万物,最受关注。天人相应,于是人也分为三部:上部在头为天,中部胸腹体腔之间为人世间的万物,下部在脚为地。由此,内经相对重视中部胸腹体腔内的脏腑。

(4)封建王朝的行政建制及五行学说在中医学中的应用。在解剖的基础上,结合古人关注人体中部脏器的观念,发现人体器官的位置、形态、结构与功能各不相同,但器官之间又互为相关,还存在着各种联系,犹如城池,心位居五脏之中,血脉连及上下脏腑,自然而然采用类比法把心称为"君主之官,神明出焉",这些现象使心主神明的观念得到了当时人们的认可。

另五行与五脏的配属,在《吕氏春秋》中心属土,肝属金,脾属木,肺属水,肾属火;与后来沿用至今的五脏配属不同,现为心属火,肝属木,脾属土,肺属金,肾属水。五行五脏配属,随着中医学以五脏为中心的中医理论,逐渐脱离解剖实体而走向功能五脏的时候,相继发生了改变。这些改变促使中医理论的不断完善和发展,逐渐形成了自己独特的理论体系,对脏腑的认识已不局限于实体解剖。如心既指心脏,又高于实质脏器的本身,在功能上一个脏往往涵盖了解剖学上几个脏器的功能。脑主神明虽在历史上有论述,但是受到中医理论体系本身的制约,后来脑的功能就从属于心了。

可见,心主神明是从整体功能的角度对脑主神明的归属,而脑主神明只是基于解剖结构上的认识。中医理论从机体整体功能相关性的视角,去分析认识精神神志活动,这是中医理论本身的特有性,它来源于实际的观察和应用,所以心主神明有其科学的内涵。

五脏应时

"五脏应时"理论指出,人体是一个与自然息息相关的有机整体,五脏是以实质器官为基础的功能单位,并与自然相应。人体五脏功能活动与自然四时(五时)之间存在协调共振的变化规律。"五脏应时"是中医从时间结构角度认识人体的典范。

在对世界的认识中恩格斯说:"一切存在的基本形式是空间和时间。"人体也不例外,它也是由空间结构和时间结构两大要素组成的。空间结构指的是形体、器官、组织等,时间结构指的是生命活动的过程、节律和周期等。空间结构是反映机体有形可见的具体物质的结构特点,时间结构则侧重表达生命活动在不断发展过程中无形的整体功能状态。可以说时间和空间共同表现着物质的特性,两者的正常有序对于生命的健康有着同等重要的作用。然而由于对自然界及人体认识角度的差异,以西方医学为代表的医学体系主要是侧重于对人体空间结构的认识,虽取得了举世公认的成绩,但随着研究的深入也发现对生命的认识由于过分重视空间结构忽视时间结构所造成的自身很难克服的精于分解短于整合,精于具体结构短于整体功能,只注重体内环境,疏于体外大环境(社会环境,自然季节气候、宇宙星辰等)对人体的影响。西方医学体系的弱点,恰恰是注重时间结构的中医的特色所在。

有关"五脏应时"的论述在集中医理论之大成的经典《黄帝内经》中占有大量篇幅。

《素问·金匮真言论》就有:"五脏应四时,各有收受。"

《灵枢·本藏》曰:"五脏者,所以参天地,付阴阳,而连四时,化五节者也。"

《素问·六节藏象论》指出,"心者……为阳中之太阳,通于夏气。肺者……为阳中之少阴,通于秋气。肝者……为阴中之少阳,通于春气;肾者……为阴中之太阴,通于冬气;脾……为至阴之类,通于土气。"

《素问·平人气象论》也说:"春……藏真散于肝,肝藏筋膜之气","夏……藏真通于心,心藏血脉之气","长夏……藏真濡于脾,脾藏肌肉之气","秋……藏真高于肺,以行荣卫阴阳","冬……藏真下于肾,肾藏骨髓之气。"

《素问·脏气法时论》则曰:"肝主春,足厥阴少阳主治……心主夏,手少阴太阳主治……脾主长夏,足太阴阳明主治……肺主秋,手太阴阳明主治……肾主冬,足少阴太阳主治。"

《素问·水热穴》中也谈到"春者木始治,肝气始生……夏者火始治,心气始长……秋者金始治,肺将收杀……冬者水始治,肾方闭。"

由此可见,中医在对人体五脏功能的认识过程中,始终遵循着"人以天地之气生,四时之法成"的"天人相应"思想。

《素问·阴阳应象大论》云"天有四时五行,以生长收藏,以生寒暑燥湿风。人有五脏,化五气,以生喜怒悲忧恐。"天气(自然之气)的变化,形成了一年四时(五时):春、夏、(长夏)、秋、冬,而由五时又产生五气:风、暑、湿、燥、寒,由五气形成五候:温、热、湿、凉、寒,其促使生物的生、长、化、收、藏。五气又连于五位五行,而与五脏相通,即"东方生风,风生木,木生酸,酸生肝,肝生筋,筋生心,肝主目……南方生热,热生火,火生苦,苦生心,心生血,血生脾,心主舌……中央生湿,湿生土,土生甘,甘生脾,脾生肉,肉生肺,脾主口……西方生燥,燥生金,金生辛,辛生肺,肺生皮毛,皮毛生肾,肺主鼻……北方生寒,寒生水,水生咸,咸生肾,肾生骨髓,髓生肝,肾主耳……"(《素问·阴阳应象大论》),从而完成了天人相应的五脏功能系统。

由上可见,在《内经》研究五脏系统的构架中,"时"起了不可替代的关键作用,它是维系人体五脏内外相通的整体功能状态的纽带,它体现了中医五脏不同于心肝脾肺肾五个解剖器官的关键所在。正如恽铁樵先生在 20 世纪初说过的那样"《内经》之五脏,非血肉之五脏,乃四时之脏。不明此理,则独处荆棘。"

目前,基于五脏应时理论的现代科学实验研究成果也表明,人体的生理功能确实存在着与自然五时(五季)相应的规律,而且这种规律与中医所描述的五脏的功能及其特性相符合。

思考题

1. 五脏、六腑、奇恒之腑在功能及形态方面各有何特点?
2. 五脏各自的生理功能如何?
3. 简述心的生理功能及系统联系如何?
4. 肺与皮毛在生理方面有何联系? 有何实际意义?
5. 何谓肾精? 肾精在人体生长、发育与生殖中的作用。
6. 何谓脾主运化? 为何说脾为后天之本、气血生化之源?
7. 何谓肝主疏泄? 肝主疏泄主要表现在哪些方面?
8. 简述心脾、心肾、肝胆之间的关系如何?
9. 简述肺脾、肝肾、脾胃之间的关系如何?
10. 试述六腑在饮食物的消化、吸收和糟粕排泄过程中的协调关系。

第4章 精、气、血、津液

教学目的和要求

1. 掌握人体之精的基本概念、分类与功能；人体之气的基本概念、生理功能和气的运动及分类；元气、卫气、宗气、营气的生成、分布与主要功能。

2. 掌握血的基本概念、生成、运行和生理功能。

3. 掌握津液的基本概念，津液的生成、输布与排泄及其生理功能。

4. 熟悉气与血、气与津液、精血津液之间的关系。

精、气、血、津液是构成人体和维持人体生命活动的基本物质，是脏腑、经络等组织器官进行生理活动的物质基础，也是脏腑生理活动的产物，与脏腑经络等组织器官之间存在着密切的关系。同时精气血津液学说是研究人体基本物质的生成、输布、生理功能及其相互关系的理论，是中医基础理论的主要内容之一。

机体的脏腑、经络等组织器官进行生理活动，其能量来源于精、气、血、津液。同时，精、气、血、津液等的生成和代谢，又依赖于脏腑、经络等组织器官的正常生理活动。因此，精、气、血、津液与脏腑、经络等组织器官之间，在生理上是相互依存、相互为用的关系，以维持人体正常的生理功能活动。本章主要介绍精、气、血、津液及其相互关系。

4.1 精

4.1.1 精的基本概念

精是禀受于父母的生命物质与后天水谷精微相融合而成的一种精华物质，是人体生命的本原，是构成人体和维持人体生命活动的最基本物质。可分为先天之精和后天之精：一是指禀受于父母以构成脏腑组织的原始生命物质，即先天之精；二是指五脏之精，由饮食水谷而来，即后天之精。

中医学的精有很多种含义。精的本始含义是指具有繁衍后代作用的生殖之精，如《素问·上古天真论》说：男子"二八……精气溢泻，阴阳和，故能有子。"此称为狭义之精，是中医学精概念产生的基始。从精华、微精之意的角度出发，人体内的血、津液、髓以及水谷微精等一切精微物质，均属于精的广义范畴。一般来说，精概念的范畴，仅限于先天之精、水谷之精、生殖之精及脏腑之精，并不包含血、津液及髓。

4.1.2 精的生成

人之精，根源于先天而充养于后天，"人之始生，本乎精血之原；人之既生，由乎水谷之养。非精血，无以充形体之基；非水谷，无以成形体之壮"（《景岳全书·脾胃》）。从精的来源而言，则有先天与后天之分。

(1)先天之精　先天之精禀受于父母,是构成胚胎的原始物质。古人通过对生殖繁衍过程的观察和体验,认识到男女生殖之精相结合能产生一个新的生命个体。因而,将父母遗传之生命物质谓之先天之精。

(2)后天之精　后天之精来源于水谷,又称"水谷之精"。古人通过对饮食水谷消化吸收乃至糟粕排泄过程的观察,认识到人体必须吸收饮食中精华物质才能得以维持生命。脾气升运,变饮食水谷为水谷之精,是人出生后赖以维持生命活动的微精物质,故称后天之精。

从精的来源而言,是根于先天而充养于后天,二者的关系是"先天生后天,后天养先天。"二者相互依存,相互为用。先天之精需要后天之精的不断培育和充养,才能充分发挥其生理效应;后天之精则必需先天之精的活力资助,才能源泉不绝。先天与后天精气相辅相成,同归于肾,合而为一,统称肾精。

4.1.3　精的输布

一般说来,精的输布有两种形式:

(1)布散全身,濡养脏腑　后天之精经脾气的转输,分布于各脏腑,营养脏腑组织,促进其功能活动。精气化生为元气,以三焦为通道,布散于各脏腑,推动和激发其功能活动,为人体生命活动的原动力。

(2)施泄有度,繁衍生命　男女生长发育至一定时期,肾中精气充盛,天癸按时而至,促使生殖之精成熟,施泄并繁衍后代。生殖之精的化生与施泄有度,与肾气封藏、肝气疏泄及脾气运化密切相关。

4.1.4　精的功能

肾中精气的主要生理效应是促进机体的生长、发育和逐步具备生殖能力,肾中精气的盛衰盈亏决定着机体的生、长、壮、老、已,肾精衰少与某些先天性疾病、生长发育不良、生殖功能低下和衰老密切相关。

(1)繁衍生殖　生殖之精与生俱来,为生命起源的原始物质,具有生殖以繁衍后代的作用。这种具有生殖能力的精称之为天癸。男子二八天癸至,精气溢泻;女子二七而天癸至,月事应时而下。精盈而天癸至,则具有生殖能力。男女媾精,阴阳和调,胎孕方成,故能有子而繁衍后代;俟至老年,精气衰微,天癸竭而地道不通,则丧失了生殖繁衍能力。故补肾填精是临床上治疗不育、不孕等生殖机能低下的重要方法。

(2)生长发育　人之生始于精,由精而成形,精是胚胎形成和发育的物质基础。随着精气由盛而衰的变化,人则从幼年而青年而壮年而步入老年,呈现出生长壮老已的生命运动规律;这是临床上补肾以治疗五软五迟等生长发育障碍和防治早衰的理论依据。

(3)生髓化血　肾藏精,精生髓,脑为髓海。故肾精充盛,则脑髓充足而肢体行动灵活,耳目聪敏。故防治老年性痴呆多从补肾益髓入手。"肾生骨髓"(《素问·阴阳应象大论》),髓居骨中,骨赖髓以养。肾精充足,则骨髓充满,骨骼因得髓之滋养而坚固有力,运动轻捷。齿为骨之余,牙齿亦赖肾精生髓而充养,肾精充足则牙齿坚固而有光泽。临床上用血肉有情之品,补益精髓可以治疗血虚证。

(4)濡润脏腑　人以水谷为本,受水谷之气以生,饮食经脾胃消化吸收,转化为精。水谷精微不断地输布到五脏六腑等全身各组织器官之中,起着滋养作用,维持人体的正常生理活动。其剩余部分则归藏于肾,储以备用。肾中所藏之精,既贮藏又输泄,如此生生不息。中医有"久病必穷肾"之说,故疾病末期常补益肾之阴精以治。

4.2 气

4.2.1 气的基本概念

气作为一个医学概念指人体之气,是构成人体和维持人体的生命活动最基本的物质之一。《素问·宝命全形论》云:"人以天地之气生","天地合气,命之曰人。"

人体的气处于不断的运动之中,它流行于全身各脏腑、经络等组织器官,无处不有,时刻推动和激发着人体的各种生理活动。气的升降出入运动一旦停止,就失去了维持生命活动的作用,人的生命活动也就终止了。

总之,气的不同运动形式,体现了各种不同的生理功能,人体脏腑组织的生理功能就是气的功能体现。这就需要用物质与功能的辩证统一观点来理解气的医学含义。

4.2.2 气的生成

人体之气,来源有两个方面:一是先天获得,即在胚胎形成时禀受于父母的肾气,也称为先天之气;二是从后天获得,包括从饮食中摄取水谷之精气(简称谷气)和从自然界吸入清气,通过肺、脾胃和肾等脏腑生理功能的综合作用而生成。

先天之精气通过肾藏之精气的生理功能,才能充分发挥其生理效应;水谷之精气依赖于脾胃的运化功能,才能从饮食中摄取而化生;存在于自然界的清气,则依赖于肺的呼吸功能和肾的纳气功能,才能吸入体内。因此,从气的来源或气的生成来看,除与先天禀赋、后天饮食营养以及自然环境等状况有关外,均与肾、脾胃、肺的生理功能密切相关。肾、脾胃、肺等生理功能正常并保持平衡,人体之气才能充沛;反之,肾、脾胃、肺的生理功能任何环节异常,均能影响气的生成。

4.2.3 气的运动

4.2.3.1 气机的概念

气的运动称为气机。机者有枢机、枢要、关键之意。运动是气的根本属性,气的运动是自然界一切事物发生发展变化的根源。气在人体内是不断运动着的,人体之气,是不断运动着的具有极强活力的精微物质,它流行于全身各脏腑、经络等组织器官,无处不在,推动和激发着人体的各种生理活动。正是由于气在全身各脏腑、经络等组织器官中的运动,才产生了它们的各种生理活动。气的运动一旦停止,生命也就会随之终止。

4.2.3.2 气的运动形式

(1)气运动的基本规律 气的运动形式,因气的种类与功能的不同而有所不同,但总以升、降、出、入四种基本形式来说明气的运动规律,这四种基本形式也是生命活动的具体体现。气化活动是以气机升降出入运动为具体体现的。气机升降出入运动就是气的交感作用。人体是一个不断地发生着升降出入的气化作用的机体。升,是气自下而上的运动;降,是气自上而下的运动;出,是气自内向外的运动;入,是气自外向内的运动。升、降、出、入之间是密切联系的。升者升其阳,降者降其阴,出者吐其故,入者纳其新。气的升与降、出与入,是对立统一的矛盾运动,广泛存在于机体内部。对立,则相互制约;统一,则相互作用,最终达到脏腑之间的协调平衡。不仅如此,升降与出入之间,也是相辅相成的。如《读医随笔·升降出入论》云:"无升降则无以为出入,无出入则无以为升降,升、降、出、入互为其枢者也。"升降出入是机体生命活动的基本过程,存在于生命过程的始终,是生命规律的高度概括。

(2)脏腑之气运动的一般规律　气的升降出入运动只有在脏腑、经络、形体、官窍的生理活动中才能得到具体体现。如《素问·六微旨大论》所云:"升降出入,无器不有。"

脏腑之气的运动规律有其独特之处,体现了脏腑生理活动的特性,也表现了脏腑之气运动的不同趋势。五脏中,心肺位置在上,在上者宜降;肝肾位置在下,在下者宜升;脾胃位置居中,通连上下,为升降转输的枢纽。以六腑而总论之,六腑传化物而不藏,以通为用,以降为顺。以脏腑之间关系而言,如肺主出气、肾主纳气,肝主升发、肺主肃降,脾主升清、胃主降浊等等,都说明了脏与脏、脏与腑之间处于升降运动的统一体中。由于人体各脏腑之气的运动相互协调,从而保证了机体不断从自然界中摄取人体生命活动所需物质,并通过气化作用,升降清浊,摄取精微,排泄废物,共同完成机体的新陈代谢,以维持生命活动的正常运行。所以说,气的升、降、出、入运动是维持机体生命活动的必要条件。气的运动失常,轻则为病,重则危及生命。因此《素问·六微旨大论》云:"出入废,则神机化灭;升降息,则气立孤危。故非出入,则无以生长壮老已;非升降,则无以生长化收藏。"

4.2.4　气的功能

气不仅是构成人体的最基本物质,也是维持人体生命活动的主要物质基础,所以,气在人体具有十分重要的生理功能。如《难经·八难》说:"气者,人之根本也。"《类经》亦说:"人之有生,全赖此气。"气的生理功能概括起来主要有以下几个方面。

(1)推动作用　是指气具有激发和促进作用。气是功能极强的精微物质,具有能激发和促进人体的生殖、生长与发育以及各脏腑、经络等组织器官的生理功能;血液的生成、运行,津液的生成、输布和排泄等均有赖于气的推动作用。而气的这些推动作用,又是靠相关的脏腑之气来完成的。如肾气能推动人体的生长发育和生殖,脾胃之气促进饮食物的消化吸收与糟粕的排泄,心气推动血液运行,脾、肺、肾之气推动津液的代谢等等。若气的推动作用减弱,可见生长发育迟缓或早衰、脏腑经络功能减退、血行瘀滞、水液停聚等病理状态。

(2)温煦作用　气具有温煦和营养作用。《难经·二十二难》说"气主煦之"。气通过气化产生热量,使人体温暖,驱除寒冷。气的温煦作用对人体具有重要的生理意义,人体的体温恒定,各脏腑、经络、形体、官窍进行正常的生理活动以及血和津液的循行、输布都有赖于气的温煦作用来完成。若温煦作用失常,则可出现畏寒肢冷、脏腑功能减退、血液和津液的运行迟缓等机体失于温煦之寒象。

(3)防御作用　气有护卫全身肌表、抗御外邪入侵,同时也可驱除侵入人体内的病邪的作用,具体表现在两方面:一是能护卫全身的肌表,抵御邪气的入侵;二是当邪气入侵后,正气与邪气斗争,驱邪外出,防止邪气对机体造成进一步的伤害,以促进疾病的痊愈。因此,气的防御作用十分重要。若防御功能正常,能驱邪外出,则身体康复。正如《素问·刺法论》说:"正气存内,邪不可干"。若气的防御作用减弱,人体的抗病能力下降,则易罹患疾病,或患病后不易痊愈。故有"邪之所凑,其气必虚"之说(《素问·评热病论》)。

(4)固摄作用　主要是指对血、津液等液态物质的固护、统摄和控制作用,从而防止其无故流失和对脏器位置的固护作用。具体表现在:固摄血液,使血液循脉而行,防止其溢出脉外;固摄汗液、尿液、唾液、胃液、肠液和精液等,控制其分泌排泄,以防止其无故流失;固护胃、肾、子宫、大肠等脏器,不致下移。若气的固摄功能减弱,可致出血、自汗、尿失禁、流涎、泛吐清水、排泄、滑精、早泄、崩漏、带下,甚至无法控制体内液态物质的正常运行、分泌和排泄。

(5)气化作用　气化是指通过气的运动而产生的各种生理功能变化,是生命活动的本质所在,存在于生命活动的始终,没有气化就没有生命。具体表现在精、气、血、津液各自的新陈代谢及其相互转化。如饮食转化成水谷微精,然后再化生为气、血、津液等;津液经过代谢,转化成汗液和尿液;饮食物经过消化吸收后,其残渣转化成糟粕等,都是气化作用的表现。若气化功能失常,则可导致体内液态物质异常流失,如气不摄血,可致各种出血;气不摄津,可致自汗、多尿或者小便失禁、流涎等;气不摄精,可致遗精、滑精和早泄等症;气虚肛肠失固,可致久泻、脱肛、大便失禁等症。

对于血液的运行和津液的输布与排泄来说,气的固摄与推动是相反的两个方面的作用。一方面气能推动血液的运行和津液的输布、排泄;另一方面又能固摄血和津液,防止其异常流失。这两个方面作用相互协调,才能维持血液的正常运行和津液的正常代谢。

4.2.5　气的分布与分类

人体之气循行于全身,无处不到。根据其来源不同,可分为先天之气和后天之气。先天之气,就是元气;后天之气,又可分为宗气、营气和卫气。先天之气与后天之气运行、分布于脏腑、经络中,合而为脏腑之气、经络之气。

4.2.5.1　元气

元气又名"原气"、"真气",是人体最基本、最重要的气,是人体生命活动的原动力。由于元气的生成与先天有关,所以也称为先天之气。

(1)生成与分布　元气来源于先天,即在胚胎形成时,禀受于父母的肾气,所以说元气根源于肾。出生以后,又依赖于水谷精气的滋养,以此才能保持元气的旺盛。因此,元气的生成,主要来源于先天,同时必须有后天水谷精气的滋生、化育;元气的盛衰,并不完全取决于先天禀赋,与后天脾胃消化吸收水谷精气的功能也有着密切关系。元气主要由肾所藏的先天之精化生,通过三焦而循行全身,内至脏腑,外达肌肤腠理,无处不在。

(2)生理功能　元气是构成人体和维持人体生命活动的本始物质,有推动人体的生长和发育,温煦和激发脏腑、经络等组织器官生理功能的作用,为人体生命活动的原动力。机体生、长、壮、老、已的自然规律,与元气的盛衰密切相关。

4.2.5.2　宗气

宗气又名"大气",是水谷之精气和自然之清气相结合生成并积聚于胸中的气。它属后天之气的范畴宗气在胸中积聚之处,称为"气海",又名膻中。如《灵枢·五味》说:"其大气之抟而不行者,积于胸中,命曰气海。"

(1)生成与分布 宗气是由肺吸入的自然界之清气和脾胃从饮食中消化吸收转输而来的水谷之精气在胸中相结合生成的。肺和脾胃在宗气的形成过程中起着重要的作用,肺的呼吸功能和脾胃之运化功能的强弱,直接与宗气的盛衰密切相关。宗气聚集于胸中,贯注于心肺之脉,上"出于肺,循咽喉,故呼则出,吸则入"(《灵枢·五味》);下"蓄于丹田,注足阳明之气街而下行于足"(《类经·针刺类》)。

(2)生理功能 宗气的主要生理功能有三个方面:一是走息道以司呼吸。宗气上走息道,推动肺的呼吸,即"助肺司呼吸"。宗气充盛,则呼吸徐缓而均匀,语言清晰,声音洪亮,反之则呼吸短促微弱,语言不清,发音低微。二是贯于心脉而行气血。宗气贯注入心脉之中,帮助心脏推动血液循环,即"助心行血",所以气血的运行与宗气盛衰有关。若宗气不足,临床可见语声低微、呼吸微弱、脉软无力等症状。三是资助先天。宗气作为后天之气,对先天元气有重要的资助作用。

4.2.5.3 营气

营气是运行于脉中而具有营养作用之气,又称"荣气"。因其富有营养,于脉中营运不休,故而称之为营气。由于营气行于脉中,而又能化生血液,故常常"营血"并称。营气与卫气相对而言,属阴,故又称"营阴"。

(1)生成与分布 营气是由来自脾胃运化的水谷精气中的精粹部分和肺吸入的自然界清气相结合所化生的。宗气是营卫之所合,其中运行于脉中者,即为"营气"。所以说:"营者,水谷之精气也,和调于五脏,洒陈于六腑,乃能入于脉也,故循脉上下,贯五脏络六腑也"(《素问·痹论》)。

(2)生理功能 营气的生理功能主要有两个方面:一是化生血液,营气经肺注入脉中,成为血液的组成成分之一;二是营养全身,营气循脉流注全身,为脏腑、经络等全身器官生理功能活动提供营养物质。《灵枢·邪客》说:营气者,"注之于脉,化以为血,以荣四末,内注五脏六腑。"

4.2.5.4 卫气

卫气是具有防御作用而行脉外之气。因其有卫护人体、避免外邪入侵的作用,故称之为卫气。卫气与营气相对而言,属阳,故又称"卫阳"。

(1)生成与分布 卫气同营气一样,也是由水谷精微和肺吸入的自然的清气所化生。所以说:"人受气于谷,谷入于胃,以传与肺,五脏六腑,皆以受气。其清者为营,浊者为卫。营在脉中,卫在脉外。营周不休,五十而复大会。阴阳相贯,如环无端"(《灵枢·营卫生会》)。

卫气与营气相偕而行,卫气经肺的宣发,行于经脉之外,不受脉道约束,外而皮肤,内而胸腹脏腑,布散全身。如《素问·痹论》所说:卫气"不能入于脉也,故循皮肤之中,分肉之间,熏于肓膜,散于胸腹。"

(2)生理功能 卫气的生理功能表现在防御、温煦和调节三个方面:

①护卫肌表,防御外邪入侵。卫气布达于肌表,起着保卫作用,抵御外来的邪气,使之不能入侵人体。卫气充盈则肌表固密,外邪不易入侵。卫气虚弱则常易于感受外邪而发病。

②具有温煦全身的作用。内而脏腑、外而肌肉皮毛都得到卫气的温养,从而保证了脏腑肌表的生理活动得以正常运行。卫气充足,温养机体,则可维持人体体温的相对恒定。卫气虚亏

则温煦之力减弱,易致风寒湿等阴邪乘虚侵袭肌表,出现阴盛的寒性病变。

　　③调节控制肌腠的开合,使汗液有节制的排泄,以维持人体体温的恒定和机体内外环境之间的协调平衡。如《灵枢·本藏》说:"卫气者,所以温分肉,充皮肤,肥腠理,司开阖者也。"当卫气虚弱时,防御功能减弱,肌腠疏松,肌表失于固护,则机体易受外邪侵袭,可出现多汗或自汗等病理现象。总之,营气与卫气,既有区别,又有联系。两者同源而异流,均以脾胃化生的水谷之气为生成的主要来源。但是,在水谷之气的性质、运行经络、分布部位和主要功能等方面存在着一定的区别,具体内容见表 4-1。

表 4-1　营气与卫气比较

名称	相同点	不同点			
		性质	分布	功能	属性
营气	生于水谷	精纯柔和	行于脉内	化生血液 营养全身	阴
卫气	源于脾胃	剽悍滑疾	行于脉外	温养脏腑 护卫肌表	阳

　　此外,人体还有脏腑之气、经络之气等。脏腑、经络之气是由先天之气与后天之气在脏腑、经络中相结合而成。先天之气即元气,元气通过三焦流布全身。后天之气,包括宗气、营气和卫气。宗气分布在心肺,营气、卫气分别行于脉内、脉外,均流布全身各脏腑、经络组织器官。所以说全身各脏腑经络组织器官中,既有先天之气,又有后天之气。这些气即是构成脏腑经络组织器官的基本物质,也是维持脏腑经络组织器官功能活动的重要物质基础,正是由于这些气在脏腑经络等组织器官中升降出入地运动,才使它们产生各自不同的生理功能,如心气推动血液运行、脾气主运化、肝气主疏泄等。

4.3　血

4.3.1　血的基本概念

　　血即血液,是循行于脉中的富有营养的红色液态物质,是构成人体和维持人体生命活动的基本物质之一。

　　脉是血液运行的通道,血液在脉中循环于全身,故脉又称"血府",如《素问·脉要精微论》所说:"脉者,血之府也"。若血液运行不畅,甚至停滞,则形成瘀血。

　　血主于心,藏于肝,统于脾,布于肺,根于肾,血必须在脉管内有规律的循行而流于全身,才能充分发挥营养和滋润的生理效应,血液是人体生命活动的根本保证。

4.3.2　血的生成

　　营气和津液是血液生成的主要物质基础。血液的生成离不开营气,"夫生血之气,营气也。营盛即血盛,营衰即血衰,相依为命,不可分离也"(《读医随笔·气血精神论》)。津液可以化生为血,不断补充血液量,以使血液满盈。"津亦水谷所化,其浊者为血,清者为津,以润脏腑、肌肉、脉络,使气血得以周行通利而不滞者此也。凡气血中,不可无此,无此则槁涩不行矣"(《读医随笔·气血精神论》)。所以,血液的盈亏与津液有密切关系。

此外,精和血之间还存在着相互滋生和转化的关系。肾藏精,精生髓,精髓化血;肾精输于肝,在肝的作用下也可化生血液,故有"精血同源"之说。如《张氏医通·诸血门》说:"气不耗,归精于肾而为精;精不泄,归精于肝而化清血;血不泻,归精于心,得离火之化而为真血。"就是说,脾气健运,运化水谷精微以充养肾精;肾精充盈,输精于肝以生清血,清血最终归于心,经心阳化赤而为血。

综上所述,血液生成的途径主要有两条:一是水谷精微化生血液,一是肾精化生血液。血液的生成,是在脾胃、心、肺、肾、肝等脏腑的共同作用下,经过一系列气化过程而完成的。古人有,"脾生血"、"心生血"之说,都是从某一角度而言的。如《侣山堂类辩·辨血》云:血乃中焦之汁,流溢于中以为精,奉心化赤而为血。

4.3.3　血的运行

血循环而行,流布全身。脉是经络系统的实质内容之一,所以也称血在经脉中运行,如《医学正传·气血》说:"经与络,皆有血也。"脉管系统是一个相对密闭的管道系统,血液运行其中,是周而复始,循环不息的。

血液的正常运行,与心、肝、脾、肺等脏的生理功能密切相关。

心主血脉,心搏则血行诸经。心脏、脉管和血液构成了一个相对独立的系统,其中心气的推动起着主导作用。因此,心气的充足及推动功能正常与否,直接影响着血液在脉中的运行。

肺朝百脉,助心行血。肺主一身之气,调节全身气机,有助于血液运行。血液经过百脉上朝于肺,肺主呼吸,吐故纳新,呼出浊气,并将自然之清气贯注于心血,再经过脉,布散全身。

肝主藏血而调节血量。同时肝主疏泄而调畅气机,对血液运行也起着重要作用。

脾主统血,统摄、控制血液循环于脉内,防止其溢出脉外。

心、肝、脾、肺等脏器相互协调与密切配合,共同保证了血液的正常运行。心是血液运行的动力所在,心气是推动血液运动的主要物质基础;肺气的宣发与肝气的疏泄,是促进血液运行的重要因素;脾气的固摄与肝的贮藏与调节,是保证血液正常运行的重要因素。心、肝、脾、肺等内脏生理功能的密切配合,维持着血液的正常运行,其中任何一脏功能失常都会影响血液的正常运行。

4.3.4　血的功能

(1)营养和滋润作用　血中含有营气和津液,它们都是人体所必需的营养物质。血沿脉管循行于全身,内而脏腑,外达皮肉筋骨,为全身各脏腑组织器官的功能活动提供营养,以维持其正常的生理活动。故《素问·五脏生成》曰:"肝受血而能视,足受血而能步,掌受血而能握,指受血而能摄。"这就阐明机体各组织器官功能活动是在血的滋养作用下完成的。

血的营养和滋润作用,对全身各组织器官生理功能的正常发挥具有十分重要的意义。例如,脏腑经络必需依赖于血的营养和滋润作用,才能发挥各自的生理功能。所以《张氏医通·诸血门》说:"以和调五脏,藏而不失,乃养脏之血也。","以洒陈六腑,实而不满,则灌注之血也","流行百脉,满而不泄,此营经之血也。"形体、官窍也必须依赖于血的营养和滋润作用,才能维持人体运动和感觉等功能的正常。《风劳臌膈四大证治》亦说:"人身之血,内行于脉络,外充于皮毛,渗透肌肉,滋养筋骨,故百体和平,运动无障"。总之,脏腑、经络、形体、官窍等全身各组织器官,要维持正常的生理活动,都离不开血的营养和滋润作用。血的这一种功能,常常可从面色、肌肉、皮肤、毛发和感觉、运动等方面表现出来。血液充足,能营养滋润各组织器官,则表现为面色红润、肌肉壮实、皮毛润泽、感觉灵敏、肢体运动灵活等。如果血液生成不足或过度损耗,营养和滋润作用减弱,不仅脏腑功能活动低下,还可见面色无华、毛发干枯、皮肤干燥、肌肉消瘦、肢体麻木或运动无力等症。

(2)养神作用　血的这一作用是古人通过大量的临床观察而认识到的,无论何种原因形成的血虚或运行失常,均可以出现不同程度的神志方面的症状。心血虚、肝血虚,常有惊悸、失眠、多梦等神志不安的表现,失血甚者还可出现烦躁、恍惚、癫狂、昏迷等神志失常的改变。可见,血与神志活动有着密切关系,所以说"血者,神气也"(《灵枢·营卫生会》)。

4.4　津液

4.4.1　津液的基本概念

津液是机体内一切正常水液的总称,也称"水液"。包括各脏腑组织器官的内在体液及其正常的分泌物。津液同气和血一样,是构成人体和维持人体生命活动的基本物质之一。

津液遍布全身,存在于脉内或脉外。津液在脉内,即为血液的组成部分,《灵枢·痈疽》曰:"津液黏稠,变化而赤为血。"津液在脉外,遍布于各组织之中,《赤水玄珠》中说:"津液者,血之余,行乎脉外,流通一身,如天之清露"。

津液是津和液的统称,二者同属于水液,但在性状、功能及其分布部位等方面又有一定的区别(表4-2)。一般地说,性质清稀,流动性大,主要布散于体表皮肤、肌肉和孔窍等部位,并渗入血脉,起滋润作用者,称为津;其性较为稠厚,流动性较小,灌注于骨节、脏腑、脑、髓等组织器官,起濡养作用者,称之为液。两者同源于水谷均依赖于脾胃的运化而生成,在运行、代谢过程中可以相互转化,故在生理上常常津液并称。津液本为同类,然亦有阴阳之分,津为汗走腠理,故属阳;液注骨而补脑髓,故属阴。津和液的区别主要用于临床津液损耗而出现病理变化时,能够准确地对"伤津"、"脱液"进行辨证施治。

表4-2　津与液的区别

	津	液
性状	轻透稀薄,流动性大	重浊黏稠,流动性小
分布	散于皮肤、肌肉、孔窍并渗入于脉	灌注于关节、脏腑和脑髓等处
作用	滋润肌肉、充养皮肤	滑利关节、濡养脏腑、补益脑髓

4.4.2　津液的生成、输布与排泄

津液的生成、输布以及津液被人体利用后剩余水液的排泄统称为津液的代谢。这是一个

非常复杂的生理过程,是由多个脏腑相互配合完成的。对此《素问·经脉别论》简要概括为:"饮入于胃,游溢精气,上输于脾;脾气散精,上归于肺;通调水道,下输膀胱,水精四布,五经并行。"

4.4.2.1 津液的生成

津液是通过胃、脾以及小肠、大肠等脏腑的消化吸收功能而生成的。津液来源于饮食水谷。通过脾胃的运化、小肠主液、大肠主津等相关脏腑的功能活动而生成。其中主要是消化吸收的协同作用。

4.4.2.2 津液的输布

津液的输布主要依赖于脾的运化、肺的宣降和肾的气化作用等一系列的脏腑生理活动。

(1)脾气散精 脾气将水中的精微上归于心肺,再由心肺输布全身。

(2)肺主宣降 肺气宣发,将脾转输而来的津液布散于人体上部及体表;肺气肃降,将津液输布于人体内脏和人体下部。肺通调水道,水精输布全身。

(3)肾为水脏 肾阳肾气的蒸腾气化,将水液中的清者重新吸收,复归于肺,再次参与体内的津液输布,剩余的浊者化为尿,下注膀胱;通过肾阳肾气对脾、肺等脏的推动和温煦作用,以促进津液的输布。

(4)肝主疏泄 肝主调畅气机,气行则水行。

(5)三焦决渎 三焦为水液运行的通路。

4.4.2.3 津液的排泄

津液的排泄,需要肺、大肠、肾、膀胱等脏腑的共同作用。肾主水,司膀胱开合,肾气的蒸腾气化作用在尿液形成和排泄过程中至关重要;肺主宣发,肺之呼出浊气和排汗带走部分水液;大肠主传导,大肠排泄粪便和部分水液。此外,津液还可以通过体腔内其他脏器进行分泌排泄。

在津液的生成、输布和废液的排泄过程中,尤以脾、肺、肾三脏的综合调节功能为首要。脾主运化水液,在津液的生成和输布中起重要作用。肺主行水,为水之上源。肾司气化,升清降浊水液,在津液输布和排泄中起重要作用。又由于肾不仅直接参与水液代谢,而且对脾、肺等脏腑的功能起着促进作用,所以说肾主管水液代谢。《素问·逆调论》曰:"肾者水脏,主津液"。如果肺、脾、肾等脏腑功能失常,均可影响津液的生成、输布和排泄,从而形成津液不足或水湿停滞等病变。

4.4.3 津液的功能

津液的生理功能主要有以下四方面:

(1)滋润濡养 津液含有大量的水和一些营养物质,广泛布散,对全身起着滋润和濡养作用。内至脏腑筋骨,外至皮肤毫毛,都有赖于津液的濡养。津之质与液,津之质最轻清,液则清而晶莹,厚而凝结。精血津液四者在人之身,血为最多,精为最重,而津液之用为最大。内而脏腑筋骨,外而皮肤毫毛,莫不赖津液以濡养。分布于体表的津液,能滋润皮肤,温养肌肉,使肌肉丰润,毛发光泽;体内的津液能滋养脏腑,维持各脏腑的正常功能;注入孔窍的津液,使口、眼、鼻等九窍滋润;流入关节的津液,能温利关节;渗入骨髓的津液,能充养骨髓和脑髓。

(2)化生血液　津液行于脉内,成为血液的重要组成部分,所以说津液能化生血液。如《灵枢·痈疽》指出:"中焦出气如露,上注溪谷,而渗孙脉,津液和调,变化而赤为血。"

(3)排泄代谢产物　津液在其自身的代谢过程中,能把机体的代谢产物通过汗、尿等方式不断地排出体外,使机体各脏腑的气化活动正常。若这一作用受到损害和发生障碍,就会使代谢产物潴留于体内,而产生痰饮水湿等多种病理变化。

(4)调节机体的阴阳平衡　在正常情况下,人体阴阳之间处于相对平衡状态。人体根据外界环境的变化,通过津液的自我调节使机体保持正常状态,以适应外界的变化。当体内丢失水液后,则需通过增加饮水补充体内津液。津液通过代谢,能有效调节机体的阴阳平衡,从而维持人体的正常生命活动。

4.5　精、气、血、津液之间的关系

精、气、血、津液虽然在性状、功能等方面,各有各自的特点,但它们都是构成人体和维持人体生命活动的基本物质,它们的生成均离不开脾胃运化的水谷精气。在代谢的过程中,又是相互为用、相互转化。所以说,精、气、血、津液之间不是彼此孤立的,而是密切联系的。

4.5.1　精与气的关系

精能化气,气能生精,精与气相互滋生、相互依存。肾精和肾气互生互化,相互为用,常合称为肾中精气。肾精化生元气,水谷精微化生宗气、营气、卫气,全身脏腑之气都依赖于精的滋养,而精的生成又依赖于气的充盈。所以精盈则气盛,气足则精充;若精亏则气衰,气虚则精不足。气不仅生精,又能固精。气失固摄,则精关不固,出现早泄、滑精。

4.5.2　气与血的关系

气和血在人的生命活动中有十分重要的作用,《素问·调经论》中指出:"人之所有者,血与气耳。"气主动,血主静;气属阳,血属阴;"气主煦之,血主濡之"(《难经·二十二难》),这是气与血在性能上的主要区别。但两者都源于脾胃化生的水谷精微和肾中精气,在生理上又相互依存,相互促进,联系密切。《难经本义》曰:"气与血不可须臾相离,乃阴阳互根,自然之理也。"《不居集》说:"人之一身,气血不能相离,气中有血,血中有气,气血相依,循环不息。"这种关系可概括为"气为血之帅,血为气之母。"

4.5.2.1　气为血之帅

气为血之帅是指气具有生血、行血、摄血的作用。

(1)气能生血　是指气参与并能促进血液的生成。具体体现在两方面:一是从血液的组成来看,营气是血液的重要组成部分,营气能化生血液。二是从血液的生成过程来看,血液的生成依赖于气的气化功能。气化是血液生成的动力,如饮食物转化成水谷之精气和津液,水谷之精气转化成营气和肾精,营气、津液、肾精转化为血液,这一系列转化均离不开气化作用,而这些气化作用又是由脾、胃、肺、心、肾等相关脏腑之气来完成的。所以《医论三十篇》说:"血不独生,赖气以生。"因此,气旺则血足,气虚常导致血液生成不足,形成血虚病证。根据气能生血的理论,临床治疗血虚症时,常配有补气之品,以达到补气生血目的。

(2)气能行血　气能推动血液运行全身。《血证论·阴阳水火论》曰:"运血者,即是气。"具体说来,如心气是推动血液运行的基本动力,肺气的宣发与布散作用能够助心行血;肝气的疏泄,也有促进血液运行的作用。可见心气、肺气、肝气对血液运行均有推动和促进作用。因此,气行则血行,如果气虚推动无力,或气滞血行不利,均可导致血行迟缓,甚则形成瘀血。根据气能行血理论,临床治疗瘀血病证时常配伍补气药、行气药,以达到补气活血、行气活血目的。

(3)气能摄血　气能固摄血液在脉中运行而不溢出脉外。由于统领固摄血液之气是脾气,故又称"脾统血"。《名医汇粹》中说:"脾统诸经之血。"所以,脾气旺盛,能统摄血液,则血行脉中。若脾气虚弱,气不摄血,血溢出脉外,就会导致各种出血病证,《医家秘奥》指出:"血无气领,血不归经"。临床治疗这种出血证时,常须补气凝血,以达到止血目的。

4.5.2.2　血为气之母

血为气之母是指血能载气和血能生气的作用。

(1)血能载气　血液具有运载水谷之精和自然之气的功能。《血证论》曰:"载气者,血也。"《医原》曰:"血能载气以行也。"由于气的活力很强,易于散失,所以气必须依附于血中,通过血液运行而将气布达全身。血载气,也称"血藏气"。当血液大量丢失时,则气无所附,也随之大量丧失,形成气随血脱之证候。

(2)血能生气　血液不断地给脏腑经络之气提供营气等精微物质,使其及时得到补充,一直保持旺盛,从而维持正常生理活动。脏腑经络之气的来源除与先天之气有关外,主要靠后天之气不断充养,而后天之气能到达脏腑经络,又依赖于血的运载。所以,血足则气盛,血虚则气衰,临床常见久病血虚之人,亦有气虚之证。治疗时当养血和气。

4.5.3　气与津液的关系

气属阳,津液属阴。由于津液在脉内,是血液的组成部分,所以气与津液的关系和气与血的关系极其相似。津液的生成、输布和排泄,有赖于气的升降出入运动和气的气化、温煦、推动和固摄作用;气在体内运动并保持充足旺盛也离不开津液运载。二者生理上密切联系,病理上相互影响。

4.5.3.1　气对津液的作用

(1)气生津液　气是津液生成的物质基础和动力,津液的生成依赖于脏腑之气的气化功能。具体说来,饮食物摄入人体,经过脾胃之气的消化吸收而生成津液。所以说,脾胃之气能化生津液。脾胃之气健旺,化生的津液也就充足。脾胃之气不足,消化吸收功能减弱,可导致津液生成不足,形成气阴(津液)两虚之证,临床治疗时宜用补气生津之法。

(2)气行津液　气能推动津液的输布和排泄。具体是通过脾气的转输、肺气的宣发肃降、肾气的蒸腾气化等,促使津液输布全身而流行不止,并将机体代谢后多余的水液转化为汗和尿等排出体外。若气虚或气滞,均可导致津液的输布、排泄障碍,水湿停滞,形成痰饮、水肿等病变,称作"气不行水"。临床治疗时常常利水、化痰与补气、理气的方法配合使用。

(3)气摄津液　气的固摄作用控制着津液的排泄,使体内津液保持一定的量,以维持津液的代谢平衡。如果气虚不能固摄津液，可见多汗、多尿、遗尿等症。临床治疗时常配用补气之法，以控制汗、尿的排泄。

4.5.3.2　津液对气的作用

（1）津液载气　津液是载体，气在体内的运行必须依附津液而流布全身。津液载气又分为营气和卫气。《研经言》说："荣行脉中，附丽于血；卫行脉外，附丽于津。"由呕吐、腹泻、大汗等导致津液大量流失时，气也会随之外脱，形成"气随液脱"之证。临床治疗时，前者宜益气养阴固脱，后者宜并用利水与行气之法。

（2）津液生气　脉内之津液化生血液，血液不断地给脏腑经络之气提供营养等精微物质；脉外之津液能运载卫气，使肌肤等体表组织器官不断得到补充，以保证其气充足，维持正常的生理功能。由于肺主行水，又主皮毛，所以，津液生气与肺的功能密切相关，如《医家心法·咳嗽》所说："观《内经》饮入与胃，游溢上归之论，则知津液之通调于脏腑而化气者，皆肺之治节为之也。"在病理上，多汗、多尿及吐泻等使津液不足的病证，都会导致气虚。如《金匮要略心典》说："吐下之余，定无完气。"因此，临床在使用汗法、吐法、下法时，应注意中病即止，勿使太过。

4.5.4　血与津液的关系

血与津液来源相似，都是液态物质，有营养和滋润作用，又能相互渗透转化，与气相对而言，均属阴。二者在生理上密切相关，病理上相互影响。

血与津液均来源于饮食，由脾胃消化吸收的水谷精微化生，而且两者之间又存在着相互依存和相互转化的关系，故有"津血同源"之说。津液能化生血液主要表现在两个方面：一是从血液的生成来看，血液是由营气和津液组成的，津液由饮食物经胃、脾的消化吸收生成后，被上输于心肺，与营气共同生成血液。二是从血和津液在体内运行、输布的过程来看，脉外的津液在营养组织之后，有一部分通过脉络输入脉内，成为血液的组成部分。血能化生津液，主要体现在血液循环的全身过程中，血中的一部分津液可通过脉络渗出脉外，成为脉外之津液，流布于全身各组织之中，起着滋润和营养作用。

以上津液和血液的生成、血液的运行、津液出入于脉管内外等生理过程，充分体现了血与津液之间相互依存、相互转化的关系。可以说，血液依赖于津液，津液能化生血液，津液依赖于血液，血液能转化为津液。因此，在病理情况下，血与津液的病变可相互影响。如在失血过多时，脉中血液亏少，以致脉外之津液大量渗入脉内，以补偿血容量的不足，这样就会导致脉外津液不足，出现口渴、尿少、皮肤干燥等症。因此，临床上对于失血的病人不宜采用汗法；对于多汗等津液大亏的病人，不可轻用破血、逐瘀之峻剂，以免血和津液的进一步损伤，《伤寒论》认为"衄家不可发汗"、"亡血家不可发汗"。此即"津血同源"理论在临床上的实际应用。

4.6　小结

精、气、血、津液是构成人体和维持人体生命活动的基本物质。

气是活力很强的、不断运动的精微物质。气的生成主要与肾、脾胃、肺等脏腑关系密切。运动是气的固有特性和存在方式，而气的升降出入运动又具体体现于脏腑组织器官的功能中。

气的生理功能主要有推动、温煦、防御、固摄和气化。气主要可分为元气、宗气、营气、卫气,它们在生成、分布部位和生理功能方面是各不相同的。

血即血液,是循行于脉中的红色液体。血液由营气津液组成。血的生成与脾胃心肺肝肾等脏腑的关系密切,而血液运行全身又是心肺脾肝共同作用的结果。血液不仅能营养和滋润全身各脏腑经络组织器官,而且是神志活动的主要物质。

津液是体内的正常水液。津液的生成依赖于脾、胃、小肠和大肠,输布依赖于脾、心、肺和肾,排泄依赖于肺、肾、膀胱和大肠。此外,肝主疏泄,促进津液的代谢;三焦是水液运动的通道。津液代谢涉及的脏腑很多,其中尤其以脾肺肾为主。

精气血津液之间的关系非常密切。气为血之帅,血为气之母。气与津液的关系和气与血的关系非常相似。血和津液之间是相互依存、相互转化的关系。

阅读材料

人身三宝

精、气、神是人体生命活动的三大要素,自古以来一直被称为人身之“三宝”,是人体健康长寿之根本。

精气神作为人类生命的要素,其观点很早就出现在先秦著作中,如《老子》、《庄子》、《管子》、《孟子》、《黄帝内经》等皆论及精气神,并阐述了“养气”、“存精”、“守神”等养生之道。汉魏以来,精气神学说在医家和道家的著作中不断得到充实和发展。中医学广泛吸取古代哲学、儒、道、佛学等有关思想,从生理、病理及形神关系等方面进行了深入探讨,形成了中医学特有的精气神理论。

1. 精气神与生命要素

精是构成与维持生命的基本物质。《素问·金匮真言论》说:“夫精者,身之本也。”中医学对于人体之精的认识,既受到古代精气学说的影响,又通过对生命现象尤其是对生殖繁衍过程的观察,对人体之精的内涵进行了不同层面的解释和限定。从概念的外延来看,有广义之精和狭义之精的区别;从生理功能而言,有生殖之精和脏腑之精的不同;从生命的起源来看,则有先天之精和后天之精的差异。气是生命活动的内在动力。《庄子·知北游》说:“人之生,气之聚也。聚则为生,散则为死。”气对于人体生命活动具有激发和推动的作用。气旺则人体生命力强,气衰则人体生命力弱。人体根本之气是元气,分布到脏腑、经络、组织、器官,而各有特点,如肺气司呼吸,心气行血脉,脾气化水谷,肝气主疏泄,肾气主气化水液,经络之气网络全身,贯通上下内外,目睛之气主视,口舌之气主味,鼻气主嗅,耳气主闻等,无不是气的活动,而显示出人体强大的生命力。神是生命活动的主宰。《素问·灵兰秘典论》指出:“心者,君主之官也,神明出焉。”又说:“故主明则下安”,“主不明则十二官危,使道闭塞而不通,形乃大伤”。心藏神的功能正常,称为神之“明”,神明则脏腑各司其职,功能协调,气血通畅,身体健康。因此,精、气、神是构成人体生命活动的三大要素,是生命整体观的体现。

2. 精、气、神的关系

精能化气。人体之五脏六腑之精在气的推动激发作用下可化生为五脏六腑之气。如藏于肾中的先天之精化为元气,脾胃运化的水谷之精化为水谷之气等。各脏腑之精充足则各脏腑之气化生充沛,其各自生理活动旺盛。故精充则气足,精亏则气衰。气能生精摄精。气的运行不息能促进精的化生。只有全身脏腑之气充足,吸收水谷精微的生理功能正常,五脏六腑之精得以充盈,肾才能得五脏六腑之精而藏之。另外,气还能固摄精,使精聚而充盈,不致无故耗损外泄。精气化神。精和气都是神得以化生的物质基础,神必须得到精和气的滋养才能正常发挥作用。精盈则神明,精亏则神疲,故《黄帝内经》倡导"积精全神"以养生。气充则神明,气虚则神衰,故又称气为"神之母"。神驭精气。神以精气为物质基础,但神又能驭气统精。人体脏腑形体官窍的功能活动及精气血等物质的新陈代谢,都必受神的调控和主宰。形是神之宅,神乃形之主,神安则精固气畅,神荡则精失气衰。故有"得神者昌,失神者亡"之说。

总之,精、气、神三者之间存在着相互依存,相互为用的关系。精可化气,气能生精,精与气之间相互化生;精气生神,精气养神,精与气是神的物质基础,而神又统驭精与气。因此,精、气、神三者之间可分不可离,称为人身"三宝"。

五脏化五液

五液,是指汗、涕、泪、涎、唾五种分泌液或排泄液。《素问·宣明五气篇》说:"五脏化液:心为汗,肺为涕,肝为泪,脾为涎,肾为唾,是为五液。"张志聪《素问集注》说:"五脏受水谷之津,淖注于外窍而化为五液"。说的是人体的五液由五脏化生,各走其道,注之于窍,称之为"五脏化五液。"因此,从"五液"的变化,可以推断"五脏"的病情。

汗为心之液:是指心精、心血为汗液生化之源。汗是津液通过阳气的蒸腾后,从汗孔排出的液体。所以《素问·阴阳别论》说:"阳加于阴谓之汗。"《温病条辨》说:"汗液者,合阳气阴精蒸化而出者也。""蒸汗之为物,以阳气为运气,以阴精为材料。"在生理上,津液在脉内是血液的组成部分,血又为心所主,所以说"汗为心之液"、"血汗同源"。另外,精神性出汗还与心神有关。在病理情况下,出汗过多则易耗伤心血,心血不足也影响到汗液的正常排泄。因此,在治疗上有"夺血者无汗"、"夺汗者无血"之说。

涕为肺之液:鼻涕由肺精所化,肺气的宣发作用布散于鼻窍,故肺的生理功能正常与否能从涕的变化中反映出来。涕具有滋润鼻窍的功能。在生理情况下,肺气和利,则鼻涕的质与量正常,能滋润鼻窍而不外流。在病理情况下,肺若感风寒,则鼻流清涕;肺感风热,则鼻流浊涕;津伤肺燥,则鼻干涕少或无涕。

泪为肝之液:是指肝精、肝血所化生,肝开窍于目,泪由目内分泌。在生理情况下,泪液滋润眼睛而不外溢。当情绪激动时,泪流量可增多而外流;当异物进入目中时,泪液即大量分泌,可起到清洁眼睛和排除异物的作用。在病理情况下,肝的阴血不足,泪液分泌就减少,则两目干涩;肝经风热,则见眼眵增多、迎风流泪等。

涎为脾之液:涎为口腔内分泌的唾液中之清稀者,由脾精、脾气化生并转输、布散而成。在生理上,脾气健运,津液上注于口而为涎,具有润泽口腔、助水谷运化的作用。在病理情况下,脾失健运,脾气虚弱,则导致涎液化生异常增多,可见口涎自出;脾精不足,津液不充,则见涎液分泌物量少,口干舌燥。

唾为肾之液:唾为口腔内分泌的唾液中之稠厚者,由肾中精气所化生,具有润泽口腔、滋养肾精的作用。在生理上,肾藏精,肾经挟舌本,通于舌下,唾生于舌下。因此,古代养生家常用吞咽唾液的方法以养肾精。在病理情况下,多唾或久唾,最易耗伤肾中精气;肾阴、肾精亏虚也有咽干口燥唾液分泌不足之表现。

思考题

1. 气的基本概念是什么? 气有哪些生理功能?

2. 营气与卫气有何区别和联系？

3. 血液的正常运行与哪些脏腑的功能密切相关？试述之。

4. 血是怎样生成的？其生理功能有哪些？

5. 津液的功能有哪些？

6. 如何理解"气为血之帅"、"血为气之母"？在临床上有何指导意义？

7. 津液的代谢是怎样进行的？分别与哪些内脏的功能活动有关？

第5章 经络

教学目的和要求

1. 掌握经络的概念和经络系统的组成。掌握十二经脉名称、走向交接规律、循行分布规律、表里关系、流注次序,掌握经络的生理功能。

2. 掌握奇经八脉的概念、基本生理功能。

3. 熟悉经络学说的临床应用。

4. 了解十二经脉的循行部位。

经络,是运行全身气血,联系脏腑肢节官窍,沟通人体上下内外的通路,是人体结构的重要组成部分。

经络学说,是研究人体经络的基本概念、循行分布、生理功能、病理变化及其与脏腑相互关系的学说,是中医学理论体系的重要组成部分。

经络学说贯穿于人体生理、病理及疾病的诊断、防治等方面,与藏象学说、精气血津液理论、病因学说等基础理论结合起来,可以深刻地说明人体的生理活动和病理变化,它不仅是针灸、推拿等学科的理论基础,而且对于中医临床各科的诊断和治疗,均具有十分重要的指导作用。由于经络在中医学中具有重要的地位,所以经络学说素为历代医家所重视,如《灵枢·经脉》说:"经脉者,所以决死生,处百病,调虚实,不可不通。"《扁鹊心书》也说:"学医不知经络,开口动手便错。盖经络不明,无以识病证之根源、究阴阳之传变。"

5.1 经络系统的组成

经络,是经脉和络脉的总称,是运行全身气血、联络脏腑、沟通内外、贯穿上下的通路。

经络系统,由经脉、络脉及其连属组织组成,包括了十二经脉、奇经八脉、十二经别、十五络脉、十二经筋和十二皮部。

经脉,又称经。"经者,径也",有路径、途径之意。经脉是经络系统中的主干线,即主要通路,多纵行于机体深部分肉之间。

络脉,又称络。"络者,网也",有联络、网络之意。络脉是经脉的分支,纵横交错,网络全身,多循行于体表较浅部位。

经脉和络脉相互区别又相互协作,共同构成人体的经络系统,担负着运行气血、联络沟通等作用,把人体五脏六腑、肢体官窍等组织器官紧密地联结成一个有机的整体,使其协调有序地进行各种正常生命活动。

5.1.1 经脉

经脉是经络系统的主干,主要有正经和奇经两大类。另外,经别也包括在经脉系统之中。

正经,有十二条,又称"十二经脉"或"十二正经",包括手三阴经、足三阴经、手三阳经和足三阳经。十二经脉有一定的起止、一定的循行部位和交接顺序,在肢体的分布和走向有一定的规律,与脏腑有直接的属络关系,相互之间也有表里关系。十二经脉是气血运行的主要通道。

奇经,有八条,包括督脉、任脉、冲脉、带脉、阴跷脉、阳跷脉、阴维脉、阳维脉,合称为"奇经八脉"。奇经八脉穿插循行于正经之间,"别道奇行",具有统率、联系和调节十二经脉中气血盛衰的作用。奇经八脉与十二经脉不同,不是气血运行的主要通道,与五脏六腑没有直接的属络关系,相互之间也无表里关系,故《圣济总录·奇经八脉》说:"脉有奇常,十二经者,常脉也;奇经八脉则不拘于常,故谓之奇经。盖言人之气血,常行于十二经脉,其诸经满溢,则流入奇经焉。"

经别,亦有十二条,又称"十二经别",是从十二经脉别出的重要分支,虽与十二经脉有别,但仍属于经脉的范畴。十二经别一般多从四肢肘膝以上的正经分出,循行于体腔脏腑深部,上出于颈项浅部,其间有"离、入、出、合"的分布特点。从十二经脉分出称"离",进入体腔称"入",在颈项部出来称"出",与为表里的经别同行称"合"。出于颈项部后,阳经经别合于原经脉,阴经经别合于为表里的阳经经脉,如手阳明经别合于手阳明经脉,手太阴经别也合于手阳明经脉。手足三阴三阳经别,按阴阳表里关系组成六对,称为"六合"。经别通过离、入、出、合的分布,沟通了为表里的两经,加强了经脉与脏腑的联系,因此具有加强十二经脉中互为表里的两经之间联系的作用,并能通达某些正经所没有达到的部位而补正经之不足。

5.1.2 络脉

络脉是经脉的细小分支,按其形状、大小、深浅等的不同又有别络、浮络和孙络之分。

别络,是络脉中较大的和主要的络脉。十二经脉在四肢部各分出一支别络,再加躯干前的任脉别络、躯干后的督脉别络及躯干侧的脾之大络,共十五条,故合称"十五别络"。但《素问·平人气象论》有"胃之大络,命曰虚里"之说,若加"胃之大络",则有十六支别络。别络具有加强十二经脉中互为表里的两条经脉之间在体表的联系和统领一身阴阳诸络的作用,并能通达某些正经所没有到达的部位而补正经之不足。别络和经别都是经脉的分支,均有加强为表里的两经联系的作用,但经别主内,无所属穴位,也无所主病证;别络主外,各有一络穴,并有所主病证。

孙络,是最细小的络脉,分布全身,难以计数。《素问·气穴论》称其有"溢奇邪"、"通荣卫"的作用。

浮络,是循行于人体浅表部位的络脉,即《灵枢·经脉》所谓的"诸脉之浮而常见者"。浮络分布广泛,没有定位,起着沟通经脉,输达肌表的作用。

5.1.3 连属组织

包括经筋和皮部,与经脉、络脉有着紧密的联系。

经筋,又称"十二经筋",是十二经脉之气"结、聚、散、络"于筋肉、关节的体系,是十二经脉的附属组织,具有连缀百骸,主司关节运动,保持人体正常的运动功能,维持人体正常的体位姿势的作用。

皮部,又称"十二皮部",是与十二经脉相应的皮肤部分。它是以十二经脉在体表的分布范围作为分区依据,把全身皮肤划分为十二部分,分属于十二经脉。十二皮部是十二经脉功能活动在体表的反应部位,也是络脉之气散布之所在;由于十二皮部位于人体的最外层,是机体的卫外屏障,所以,皮部具有抗御外邪、保卫机体和反映病候、协助诊断的作用。

5.2 经络的循行分布

经络的循行分布主要包括十二经脉的循行分布和奇经八脉的循行分布。

5.2.1 十二经脉的循行分布

十二经脉的循行分布包括十二经脉名称的命名规律、十二经脉的分布规律。

5.2.1.1 十二经脉名称的命名规律

十二经脉的命名,都是根据其循行于手足内外、所属脏腑的名称和阴阳属性而定的(表 5-1)。

表 5-1 十二经脉名称分类

	阴经(属脏络腑)	阳经(属腑络脏)	循行部位(阴经行于内侧)(阳经行于外侧)		
手	太阴肺经	阳明大肠经		前	缘
	厥阴心包经	少阳三焦经	上肢	中	线
	少阴心经	太阳小肠经		后	缘
足	太阴脾经	阳明胃经		前	缘
	厥阴肝经	少阳胆经	下肢	中	线
	少阴肾经	太阳膀胱经		后	缘

注:在小腿下半部和足背部,肝经走在前缘,脾经走在中线。至内踝上 8 寸处交叉之后,脾经走在前缘,肝经走在中线。

(1)上为手,下为足　主要行于上肢,起于或止于手的经脉,称"手经";主要行于下肢,起于或止于足的经脉,称"足经"。

(2)内为阴,外为阳　行于四肢内侧面的经脉,称"阴经";行于四肢外侧面的经脉,称"阳经"。

(3)脏为阴,腑为阳　阴经隶属于脏,阳经隶属于腑。按照阴阳的三分法,一阴分为三阴:太阴、厥阴、少阴;一阳分为三阳:阳明、少阳、太阳。

5.2.1.2 十二经脉的分布规律

十二经脉对称性地分布于人体的左右两侧,其走向交接、循行分布、表里关系和流注次序等,均有一定的规律。

(1)走向交接规律　《灵枢·逆顺肥瘦》说:"手之三阴,从脏走手;手之三阳,从手走头;足之三阳,从头走足;足之三阴,从足走腹。"说明手三阴经均起于胸腔内脏,经上肢内侧走向手指末端,在手指末端交于手三阳经;手三阳经均起于手指末端,经上肢外侧走向头面部,在头面部交于足三阳经;足三阳经均起于头面部,经躯干及下肢外侧走向足趾末端,在足趾末端交于足三阴经;足三阴经均起于足趾末端,经下肢内侧走向腹、胸部,在胸腔内脏交于手三阴经。如此这样,就构成了一个"阴阳相贯,如环无端"(《灵枢·营卫生会》)的循环径路(图 5-1)。

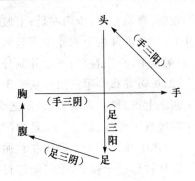

图 5-1　十二经脉的走向规律示意图

(2)交接部位规律　在十二经脉的循行交接过程中,其交接部位也有明显的规律性(图 5-2)。

①相为表里的阴经与阳经在四肢末端交接。其中为表里的手三阴经与手三阳经在上肢末端(手指)交接,相为表里的足三阳经与足三阴经在下肢末端(足趾)交接。如:手太阴肺经在食指端与手阳明大肠经交接,手厥阴心包经在无名指端与手少阳三焦经交接,手少阴心经在小指端与手太阳小肠经交接;足阳明胃经在足大趾与足太阴脾经交接,足太阳膀胱经在足小趾与足少阴肾经交接,足少阳胆经在足大趾爪甲后丛毛处与足厥阴肝经交接。

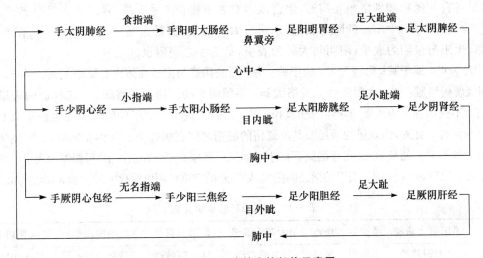

图 5-2　十二经脉的交接规律示意图

②同名手、足阳经在头面部交接。如手阳明大肠经和足阳明胃经交接于鼻旁;手太阳小肠经和足太阳膀胱经交接于目内眦;手少阳三焦经和足少阳胆经交接于目外眦。由于手三阳经止于头部,足三阳经起于头部,手足三阳经在头面部交接,故曰"头为诸阳之会"。

③异名手、足阴经在胸腔内脏交接。如足太阴脾经与手少阴心经交接于心中;足少阴肾经与手厥阴心包经交接于胸中;足厥阴肝经与手太阴肺经交接于肺中。

5.2.1.3　十二经脉的分布规律

十二经脉循行于躯干胸腹面、背面及头面、四肢,均是左右对称地分布于人体两侧。除左右侧手阳明大肠经在头面部互走对侧外,其余左右两侧的同名经脉一般不互走对侧;为表里的阴阳两经在体内与脏腑相互属络,在四肢则行于内外相对应的部位,并在手足末端相交接。《灵枢·海论》概括地指出了十二经脉的分布特点:"十二经脉者,内属于腑脏,外络于肢节。"

(1)四肢部位　阴经分布于四肢内侧面,阳经分布于四肢外侧面。上肢内侧分为三阴,是太阴在前,厥阴在中,少阴在后;上肢外侧分为三阳,是阳明在前,少阳在中,太阳在后。下肢内侧分为三阴,内踝尖上八寸以下是厥阴在前、太阴在中、少阴在后,内踝尖上八寸以上是太阴在前、厥阴在中、少阴在后;下肢外侧分为三阳,是阳明在前,少阳在中,太阳在后。

(2)头面部位　手三阳经从手走头,足三阳经从头走足,手足六阳经均行经头面部,故《难经·四十七难》说:"人头者,诸阳之会也。"头面部主要分布的是手足阳经,其分布特点是:手、足阳明经行于面部、额部,手、足少阳经行于头侧部,手、足太阳经行于面颊、头顶及头后部。

(3)躯干部位　十二经脉在其循行分布过程中均与躯干部位发生联系,其分布特点是:手三阴经从胸部行于腋下,手三阳经行于肩部和肩胛部;足三阳经的阳明经行于前(胸腹),太阳经行于后(背面),少阳经行于侧面;足三阴经均行于腹胸。循行于腹胸的经脉,自内向外依次为足少阴肾经、足阳明胃经、足太阴脾经和足厥阴肝经。

5.2.1.4　十二经脉的表里关系

脏腑有表里相合关系,十二经脉内属于脏腑,故亦有相应的表里相合关系。手足三阴、三阳,通过各自的经别和别络相互沟通,组合成六对表里相合关系。故《素问·血气形志》说:"足太阳与少阴为表里,少阳与厥阴为表里,阳明与太阴为表里,是为足之阴阳也。手太阳与少阴为表里,少阳与厥阴为表里,阳明与太阴为表里,是为手之阴阳也。"

阴经为里,属于脏;阳经为表,属于腑。为表里的阴经与阳经在体内有属络关系,阴经属脏络腑,阳经属腑络脏,如手太阴肺经属肺络大肠,手阳明大肠经属大肠络肺。十二经脉的表里关系(表5-2),不仅加强了为表里的两经的联系和沟通,而且促进了为表里的脏与腑在生理功能上的相互协调和配合。此外,为表里的两经及其所属络的脏腑之间在病理上也可相互影响,如肺经受邪影响大肠腑气不通而便秘,心火亢盛循经下移小肠而见尿痛尿赤等。在治疗上,可根据为表里的两经的经气互通的原理,交叉使用为表里的两经的腧穴,如肺经的穴位可用以治疗大肠腑或大肠经的疾病。

表5-2　十二经脉的表里关系

表	手阳明大肠经	手少阳三焦经	手太阳小肠经	足阳明胃经	足少阳胆经	足太阳膀胱经
里	手太阴肺经	手厥阴心包经	手少阴心经	足太阴脾经	足厥阴肝经	足少阴肾经

5.2.1.5　十二经脉的流注次序

十二经脉依次衔接,首尾相贯,如环无端。因此,经脉中的气血也是依次流注,循环不休。由于全身气血主要由中焦脾胃运化的水谷之精化生,故十二经脉气血的流注是从起于中焦的手太阴肺经开始,依次流注各经,最后流注到足厥阴肝经,复再回流到手太阴肺经而进入下一轮循环(图5-3)。

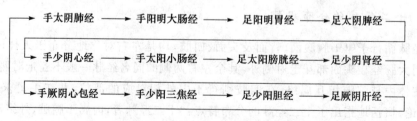

图5-3　十二经脉的流注次序规律

5.2.1.6　十二经脉的循行

（1）手太阴肺经（图 5-4）　起于中焦，下络大肠，还循胃口（下口幽门，上口贲门），通过膈肌上行，属肺。从肺系（与肺相连的气管、支气管及喉咙等）横行至胸部外上方（中府穴），出腋下，沿上肢内侧前缘下行，过肘窝，入寸口，上鱼际，直出拇指桡侧端（少商穴）。

分支：从手腕的后方（列缺穴）分出，经手背走向食指桡侧端（商阳穴），交于手阳明大肠经。

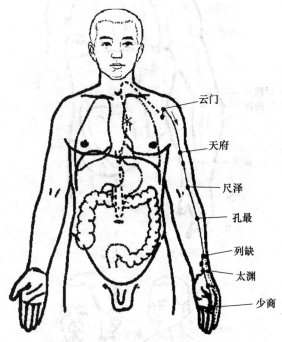

云门

天府

尺泽

孔最

列缺

太渊

少商

图 5-4　手太阴肺经

（2）手阳明大肠经（图 5-5）　起于食指桡侧端（商阳穴），经过手背行于上肢伸侧（外侧）前缘，上肩，至肩关节前缘，向后到第 7 颈椎棘突下（大椎穴），再向前下行入缺盆（锁骨上窝），进入胸腔，络肺，向下通过膈肌下行，属大肠。

分支：从缺盆上行，经颈部至面颊，入下齿中，退出挟口两旁，左右交叉于人中，至对侧鼻翼旁（迎香穴），交于足阳明胃经。

（3）足阳明胃经（图 5-6）　起于鼻翼旁（迎香穴），挟鼻上行，左右交会于鼻根部，旁行入目内眦，与足太阳膀胱经相交，向下沿鼻柱外侧，入上齿中，退出挟口两旁，环绕口唇，在颏唇沟承浆穴处左右相交，退回沿下颌骨后下缘到大迎穴处，沿下颌角上行过耳前，经过上关穴（客主人），沿发际，到额前。

分支：从颌下缘大迎穴分出，下行到人迎穴，沿喉咙向下后行至大椎，折向前行，入缺盆，进入胸腔，下行穿过膈肌，属胃，络脾。

直行者：从缺盆出体表，沿乳中线下行，挟脐两旁（脐中央旁开 2 寸），下行至腹股沟处的气街（气冲穴）。

分支：从胃下口幽门处分出，在腹腔内下行至气街（气冲穴），与直行之脉会合，而后沿大腿之前侧下行，至膝膑，向下沿胫骨前缘行至足背，入足第二趾外侧端（厉兑穴）。

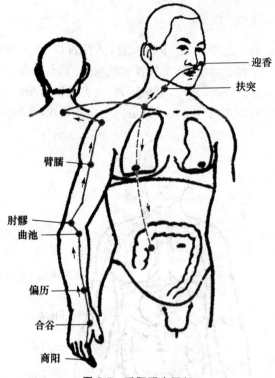

图 5-5　手阳明大肠经

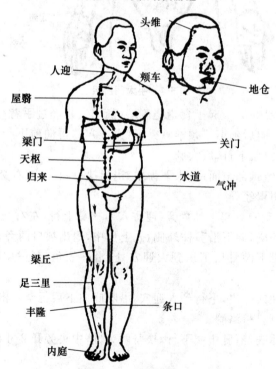

图 5-6　足阳明胃经

分支:从膝下三寸处(足三里穴)分出,下行入足中趾外侧端。

分支:从足背(冲阳穴)分出,前行入足大趾内侧端(隐白穴),交于足太阴脾经。

　　(4)足太阴脾经(图 5-7)　　起于足大趾内侧端(隐白穴),沿内侧赤白肉际,上行过内踝的前缘,沿小腿内侧正中线上行,在内踝上八寸处,交出足厥阴肝经之前,沿大腿内侧前缘上行,进入腹部,属脾,络胃。向上穿过膈肌,沿食道两旁上行,连舌本,散舌下。

　　分支:从胃别出,上行通过膈肌,注入心中,交于手少阴心经。

　　(5)手少阴心经(图 5-8)　　起于心中,走出后属心系,向下穿过膈肌,络小肠。

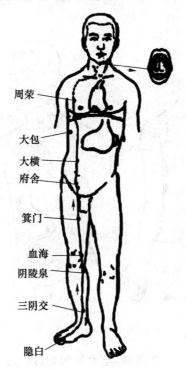

图 5-7　足太阴脾经

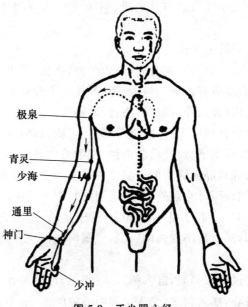

图 5-8　手少阴心经

分支:从心系分出,挟食道上行,连于目系。

直行者:从心系出来,折回上行,经过肺,向下浅出腋下(极泉穴),沿上肢内侧后缘,过肘中,经掌后锐骨端,进入掌中,沿小指桡侧,出小指桡侧端(少冲穴),交于手太阳小肠经。

(6)手太阳小肠经(图 5-9)　起于小指外侧端(少泽穴),沿手背、上肢外侧后缘,过肘部,到肩关节后面,绕肩胛部,交肩上,会于大椎穴,折向前行入缺盆,深入胸腔,络心,沿食道,向下穿过膈肌,到达胃部,下行,属小肠。

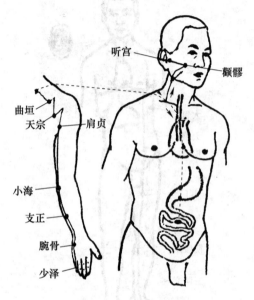

图 5-9　手太阳小肠经

分支:从缺盆出来,沿颈部上行到面颊,至目外眦后,退行进入耳中(听宫穴)。

分支:从面颊部分出,向上行于目下,至目内眦(睛明穴),交于足太阳膀胱经。

(7)足太阳膀胱经(图 5-10)　起于目内眦(睛明穴),向上到达额部,左右交会于头顶部(百会穴)。

分支:从头顶部分出,到耳上角部。

直行者:从头顶部分出,向后行至枕骨处,进入颅腔,络脑,退出后下行到项部(天柱穴),下行交会于大椎穴,再分左右沿肩胛内侧、脊柱两旁(脊柱正中旁开一寸五分下行),到达腰部(肾俞穴),进入脊柱两旁的肌肉(膂),深入腹腔,络肾,属膀胱。

分支:从腰部分出,沿脊柱两旁下行,穿过臀部,从大腿后侧外缘下行至腘窝中(委中穴)。

分支:从项部(天柱穴)分出下行,经肩胛内侧,从附分穴挟脊(脊柱正中旁开三寸)下行至髀枢(大转子部,当环跳穴处),经大腿后侧至腘窝中与前一支脉会合,然后下行穿过腓肠肌,出走于足外踝后,沿足背外侧缘至足小趾外侧端(至阴穴),交于足少阴肾经。

(8)足少阴肾经(图 5-11)　起于足小趾下,斜行于足心(涌泉穴),出行于舟骨粗隆之下,沿内踝后分出进入足跟部,向上沿小腿内侧后缘,至腘内侧,上股内侧后缘入脊内(长强穴),穿过脊柱,属肾,络膀胱。

直行者:从肾上行,穿过肝和膈肌,进入肺,沿喉咙,到舌根两旁。

分支:从肺中分出,络心,注入胸中,交于手厥阴心包经。

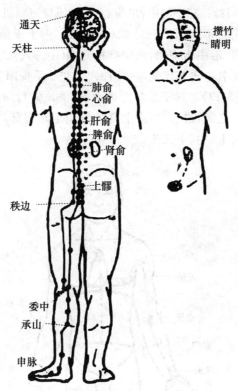

通天
天柱
攒竹
睛明
肺俞
心俞
肝俞
脾俞
肾俞
上髎
秩边
委中
承山
申脉

图 5-10　足太阳膀胱经

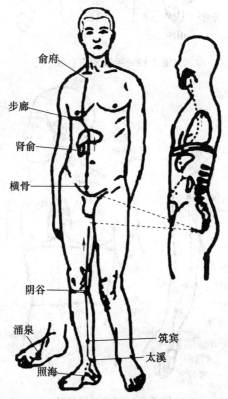

俞府
步廊
肓俞
横骨
阴谷
涌泉
筑宾
太溪
照海

图 5-11　足少阴肾经

（9）手厥阴心包经（图5-12）　起于胸中，出属心包，向下穿过膈肌，依次络于上、中、下三焦。

分支：从胸中分出，浅出胁部当腋下三寸处（天池穴），向上至腋窝下，沿上肢内侧中线入肘，过腕部，入掌中（劳宫穴），沿中指桡侧，出中指桡侧端（中冲穴）。

分支：从掌中分出，沿无名指出其尺侧端（关冲穴），交于手少阳三焦经。

（10）手少阳三焦经（图5-13）　起于无名指尺侧端（关冲穴），向上沿无名指尺侧至手腕背面，上行前臂外侧尺骨、桡骨之间，过肘尖，沿上臂外侧向上至肩部，向前行入缺盆，布于膻中，散络心包，穿过膈肌，依次属上、中、下三焦。

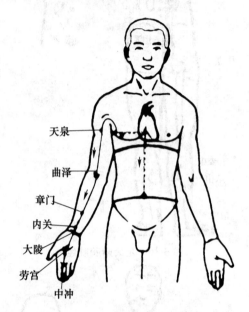

图 5-12　手厥阴心包经

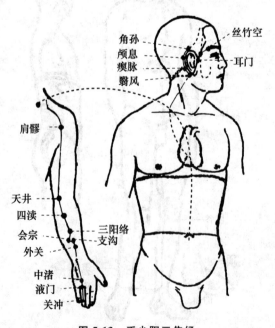

图 5-13　手少阳三焦经

　　分支：从膻中分出，上行出缺盆，至肩部，左右交会于大椎，分开上行到项部，经耳后（翳风穴）直上，出耳上角，然后屈曲向下经面颊部至目眶下。

　　分支：从耳后分出，进入耳中，出走耳前，经上关穴前，在面颊部与前一分支相交，至目外眦（瞳子髎穴），交于足少阳胆经。

　　（11）足少阳胆经（图 5-14）　起于目外眦（瞳子髎穴），上至头角（颔厌穴），再向下到耳后（完骨穴），再折向上行，经额部至眉上（阳白穴），又向后折至风池穴，沿颈下行至肩上，左右交会于大椎穴，分开前行入缺盆。

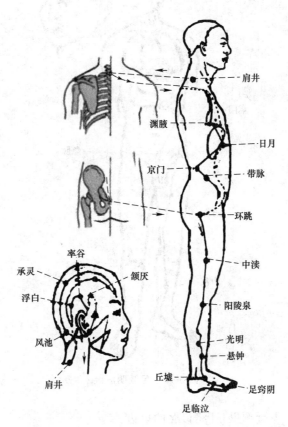

图 5-14　足少阳胆经

　　分支：从耳后完骨穴分出，经翳风穴进入耳中，出走于耳前，过听宫穴，至目外眦后方。

　　分支：从目外眦分出，下行至下颌部的大迎穴，与手少阳三焦经分布于面颊部的支脉相合，复行至目眶下，再向下经过下颌角部，下行至颈部，与前脉会合于缺盆，然后进入胸腔，向下穿过膈肌，络肝，属胆，从胁里下行，浅出气街，绕毛际，横向至环跳穴处。

　　直行者：从缺盆下行至腋，沿胸侧，过季胁，下行至环跳穴处与前脉会合，再向下沿大腿外侧、膝关节外缘，行于腓骨前面，直下至腓骨下端（绝骨穴），下出外踝之前，沿足背行出于足第四趾外侧端（窍阴穴）。

　　分支：从足背（足临泣穴）分出，前行出足大趾外侧端，折回穿过爪甲，至足大趾爪甲后丛毛处，交于足厥阴肝经。

（12）足厥阴肝经（图 5-15）　起于足大趾爪甲后丛毛处，向上沿足背至内踝前一寸处（中封穴），向上沿胫骨内缘，在内踝上八寸处交出足太阴脾经之后，上行过膝内侧，沿大腿内侧中线进入阴毛中，绕阴器，至小腹，挟胃两旁，属肝，络胆，向上穿过膈肌，分布于胁肋部，沿喉咙之后，向上进入鼻咽部，上行连接目系，出于额，上行与督脉会于头顶部。

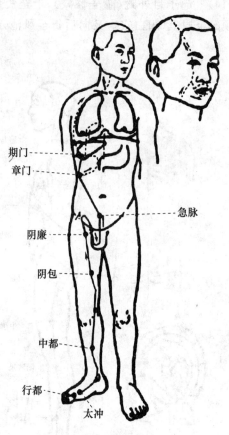

期门
章门
急脉
阴廉
阴包
中都
行都
太冲

图 5-15　足厥阴肝经

分支：从目系分出，下行颊里，环绕口唇的里边。

分支：从肝分出，穿过膈肌，向上注于肺，交于手太阴肺经。

5.2.2　奇经八脉的循行分布

5.2.2.1　奇经八脉的基本概念

奇经八脉，是指十二经脉之外"别道奇行"的八条经脉，包括督脉、任脉、冲脉、带脉、阴跷脉、阳跷脉、阴维脉、阳维脉。这八条经脉纵横交错、穿插循行于十二经脉之间，其分布不像十二经脉那样规则，与五脏六腑没有直接的相互属络关系，相互之间也没有表里相合关系。奇者，异也。由于这八条经脉在循行分布和与内脏的联系上均有异于十二正经，故《难经·二十七难》说："凡此八脉者，皆不拘于经，故曰奇经八脉也。"

5.2.2.2 奇经八脉的循行特点

奇经八脉纵横交错地循行分布于十二经脉之间,与十二正经相比,其循行分布不像十二经脉之有特定规律。八脉中,督脉行于人体后正中线,任脉行于人体前正中线,冲脉行于腹部、下肢及脊柱前,带脉横行腰部,阳跷脉行于下肢外侧、腹部、胸后及肩、头部,阴跷脉行于下肢内侧、腹胸及头目,阳维脉行于下肢外侧、肩和头项,阴维脉行于下肢内侧、腹部和颈部。

奇经八脉在人体的循行分布虽然没有十二经脉那样的规律性,但相对十二经脉而言也有它自己的特点,主要在如下几个方面:

(1)走向和分布无规律 奇经八脉中,除带脉横行围腰腹一周、冲脉有一分支向下循行外,其余六条经脉均是从下肢或少腹部向上循行,不像十二经脉那样有向上循行的,也有向下循行的;带脉、督脉、任脉都只有一条而单行,冲脉的大部分也是单行的,不像十二经脉那样都存在左右对称的复行关系;上肢无奇经八脉的分布,不像十二经脉那样上下肢都有分布。

(2)与五脏六腑无属络关系 奇经八脉在循行过程中,只与部分脏腑有一定的联系,如督脉络肾、贯心。但从总体上讲,奇经八脉与五脏六腑没有固定的联系。

(3)与奇恒之腑关系密切 冲、任、督三脉均起于胞中,督脉入颅络脑,与奇恒之腑具有密切的关系。

(4)奇经八脉之间无表里配合关系 奇经八脉之间虽然存在密切的关系,如督脉与任脉相互衔接,但八脉之间并无十二经脉那样的表里配合关系。

此外,奇经八脉也不像十二经脉那样具有显著的流注交接规律。

5.2.2.3 奇经八脉的共同功能

奇经八脉是人体经络系统的重要组成部分,它们与十二正经相互结合,相互补充,在人体经络系统中发挥着统率、联系、调节等重要作用。由于奇经八脉不同于十二正经,在循行分布等方面均有异于经络系统中的其他组成部分,故其总体功能也具有自己的特点,主要表现在以下几方面:

(1)密切十二经脉的联系 奇经八脉在其循行分布的过程中,不但与十二经脉中的某些经脉交叉相接,紧密地沟通着多条经脉之间的联系,补充了十二经脉在循行分布上的不足,而且对十二经脉的联系还起着分类组合的作用。如督脉“总督诸阳”,能联系手足三阳经脉而交会于督脉的大椎穴,故又有“阳脉之海”之称;任脉“总督诸阴”,其脉多次与手足三阴经脉交会,故又有“阴脉之海”之称;冲脉通行上下前后,渗灌三阴三阳,故有“十二经脉之海”之称;带脉约束纵行诸经,沟通循行于腰腹部的经脉;阳维、阴维脉可组合所有的阳经和阴经,其中阳维脉维络诸阳而有“阳维维于阳”之说,阴维脉维络诸阴而有“阴维维于阴”之说;阳跷、阴跷脉左右成对,对分布于腿膝内外侧的阴经和阳经有协调作用,故有“分主一身左右阴阳”之说。

(2)调节十二经脉的气血 奇经八脉(除任、督外)虽然不参与十二经气血循环,但具有涵蓄和调节十二经脉气血的功能。当十二经脉的气血旺盛而有余时,就会流注于奇经八脉,蓄以备用;当人体生理活动需要或十二经脉的气血不足时,奇经中所蓄的气血则可溢出、渗灌和供应于全身组织,予以补充。《灵枢·逆顺肥瘦》指出,冲脉上行能"渗诸阳"、"灌诸经",下行则"渗三阴"、"渗诸络而温肌肉",说明奇经八脉对十二经脉气血的涵蓄和调节是双向性的,既能蓄入也能溢出。奇经八脉的这些功能,不仅有利于保持十二经脉气血的相对恒定状态,而且有利于维持人体生命活动对气血的需要。

(3)与某些脏腑关系密切 奇经八脉虽然不像十二经脉那样与五脏六腑有直接的属络关系,但它在循行分布过程中与脑、髓、女子胞等奇恒之腑以及肝、肾等脏有较为密切的联系。奇经在循行过程中直接与脑、髓发生联系,如督脉"入颅络脑"、"行脊中"、"属肾"等,说明奇经八脉参与人体脑髓机能的调节,与脑髓之间在生理和病理上有着一定的联系和影响;任、督、冲三脉,同起于胞中,带脉约束胞系,说明奇经八脉参与人体生殖机能的调节,与女子的经、带、胎、产密切相关,故有"冲为血海"、"任主胞胎"之说。

5.2.2.4 奇经八脉的循行及基本功能

《内经》最早记载了奇经八脉的内容,但散见于《灵枢》、《素问》各篇;《难经》提出了"奇经八脉"这一总名称,并且作了集中阐述;《甲乙经》记载了奇经八脉的有关穴位;《脉经》记载了奇经八脉的所主病证;明代李时珍总结前人经验,撰写《奇经八脉考》一书,是一部研究奇经八脉的重要参考著作。这些都是有关"奇经八脉"的主要文献。本节将依据以上文献,并结合后世研究加以介绍。

(1)督脉(图 5-16)

①循行 起于胞中,下出会阴,沿脊柱后面上行,至项后风府穴处进入颅内,络脑,并由项沿头部正中线,经头顶、额部、鼻部、上唇等部位,循行到上唇系带(龈交穴)处。

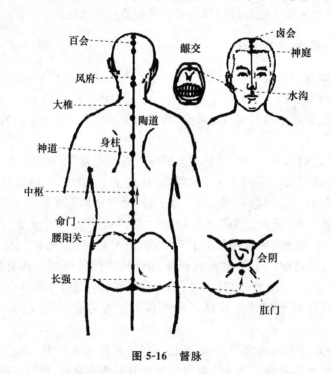

图 5-16 督脉

分支:从脊柱里面分出,络肾。

分支:从小腹内分出,直上贯脐中央,上贯心,到喉部,向上到下颌部,环绕口唇,再向上到两眼下部的中央。

②功能 督,有总督、督管、统率的含义。督脉的主要功能是:

调节阳经气血。督脉主要行于背部正中,背为阳,与手足三阳经脉会于大椎,与足三阳经又会于百会、脑户等,与阳维脉会于风府、哑门。因其与各阳经都有联系,故能调节全身阳经之气血。因其能总督全身阳经之气,故又称其为"阳脉之海"。

反映脑、髓和肾的功能。督脉行于脊里,入颅络脑,分支络肾,故督脉与脑、髓和肾的功能活动有着密切的联系。《素问·骨空论》说:"督脉为病,脊强反折。"《难经·二十九难》说:"督之为病,脊强而厥。"督脉过脊络脑,故"脊强"和"厥"等脊髓和脑的病变与督脉相关。督脉络肾,肾藏精主生殖,所以精冷不孕等生殖系统疾患也可能与督阳之虚有关。

(2)任脉(图 5-17)

①循行 起于胞中,下出会阴,经阴阜,沿腹部和胸部正中线上行,至咽喉,上行至下颌部,环绕口唇,沿面颊,分行至两目眶下。

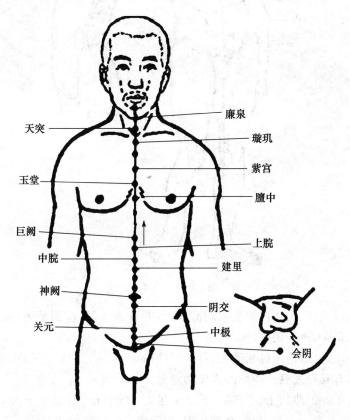

图 5-17 任脉

分支:由胞中别出,与冲脉相并,上行脊里。

②功能 任有担任、妊养的含义。任脉的主要功能是:

调节阴经气血。任脉循行于腹面正中线,其脉与足三阴经会于中极、关元,而足三阴经上接于手三阴经;又与阴维脉会于廉泉、天突。因其与各阴经都有联系,故能调节全身阴经之气血。因其能总任全身阴经之气,故又称其为"阴脉之海"。

主胞胎。《太平圣惠方·卷一》说:"夫任者,妊也,此是人之生养之本。"任脉起于胞中,与女子月经来潮及妊养、生殖功能有关,故有"任主胞胎"之说。

(3)冲脉(图 5-18)

①循行　起于胞中,下出会阴后,从气街部起与足少阴经相并,挟脐上行,散布于胸中,再向上行,经喉,环绕口唇,到目眶下。

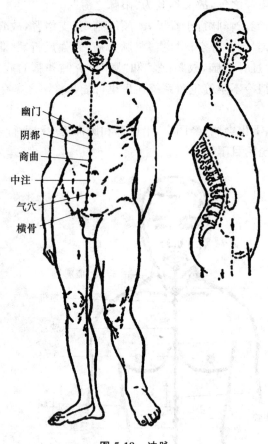

幽门
阴都
商曲
中注
气穴
横骨

图 5-18　冲脉

分支:从气街浅出,沿大腿内侧进入腘窝,再沿胫骨内缘,下行到足底;又有小支脉从内踝后分出,向前斜入足背,进入足大趾。

分支:从胞中出,向后与督脉相通,上行于脊柱内。

②功能　冲,有要冲之意。冲脉的主要功能是:

调节十二经气血。冲脉上达于头,下至于足,后行于背,前布于胸腹,布达全身,故能通受十二经气血,而为一身气血之要冲。且上行者,行于脊内渗诸阳;下行者,行于下肢渗诸阴,故能调节十二经脉及五脏六腑之气血。当脏腑经络气血有余时,冲脉能加以蓄贮,而在脏腑经络气血不足时,则冲脉能给予补充灌注,从而维持人体各组织器官正常生理活动的需要。由于冲脉能调节十二经脉气血,故又称其为"十二经脉之海"和"五脏六腑之海"。

与女子月经及孕育功能有关。女子月经来潮及孕育功能,皆以血为基础,冲脉起于胞中,为"十二经脉之海",又称"血海",具有调节女子月经的功能。《素问·上古天真论》说:"太冲脉盛,月事以时下,故有子。""太冲脉",即冲脉。王冰注:"冲为血海,任主胞胎,两者相资,故能有子。"说明冲脉的盛衰与女子的月经来潮及妊娠密切相关。

(4)带脉(图 5-19)

①循行   起于季胁,斜向下行到带脉穴,绕身一周,环行于腰腹部。并于带脉穴处再向前下方沿髂骨上缘斜行到少腹。

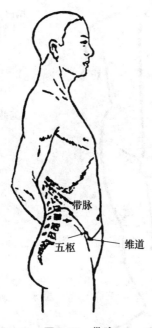

图 5-19 带脉

②功能   "带",有束带之意。因带脉环腰一周,犹如束带,故名。带脉的主要功能是:

约束纵行诸经。十二正经与奇经中的其余七脉均为上下纵行,唯有带脉环腰一周,故能总束诸脉。《太平圣惠方·辨奇经八脉法》说:"夫带者,言束也,言总束诸脉,使得调柔也。"说明带脉具有约束纵行经脉,以调节脉气而使之通畅的功能。

主司妇女带下。因带脉亏虚,不能约束经脉,多见妇女带下量多,腰酸无力等症。故《傅青主女科》说:"夫带下俱是湿证,而以带名者,因带脉不能约束而有此病。"

固护胎儿。《儒门事亲》说:"冲任督三脉,同起而异行,一源而三歧,皆络带脉。"故带脉与女子胞宫的关系非常密切。由于带脉具有约束诸脉的功能,因此就有摄下元、固胎儿的作用。

(5)阴跷脉、阳跷脉(图 5-20,图 5-21)

①循行   跷脉左右成对。阴跷脉起于内踝下足少阴肾经的照海穴,沿内踝后直上小腿、大腿内侧,经前阴,沿腹、胸进入缺盆,出行于人迎穴之前,经鼻旁到目内眦,与手足太阳经、阳跷脉会合。

阳跷脉起于外踝下足太阳膀胱经的申脉穴,沿外踝后上行,经小腿、大腿外侧,再向上经腹、胸侧面与肩部,由颈外侧上挟口角,到达目内眦,与手足太阳经、阴跷脉会合,再上行进入发际,向下到达耳后,与足少阳胆经会合于项后。

②功能   蹻,有轻健蹻捷的含义。李时珍《奇经八脉考》认为,"阳蹻主一身左右之阳,阴蹻主一身左右之阴"。蹻脉的主要功能是:

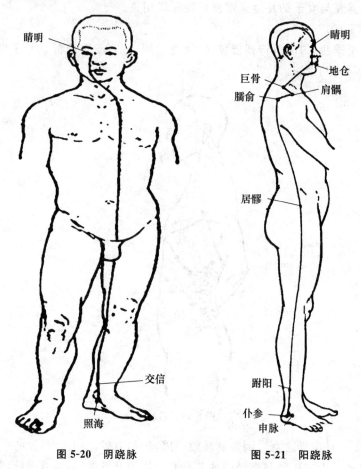

图 5-20 阴蹻脉   图 5-21 阳蹻脉

司下肢运动。《太平圣惠方·辨奇经八脉法》说:"夫蹻脉者,捷疾也,言此脉是人行走之机要,动作之所由也,故曰蹻脉也。"蹻脉,起于内外踝下,从下肢内、外侧分别上行头面,具有调节肢体肌肉运动的功能,可维持下肢运动灵活蹻捷。

司眼睑开合。阴、阳蹻脉交会于目内眦,阴阳气相并,能共同濡养眼目,故有司眼睑开合的功能。当阳蹻气盛时,则表现为目开而不欲睡;阴蹻气盛时,则表现为目合而入睡。故《灵枢·寒热病》说:"阴蹻、阳蹻,阴阳相交……交于目锐眦,阳气盛则瞋目,阴气盛则瞑目。"

(6)阳维脉、阳维脉(图 5-22,图 5-23)

①循行   阴维脉起于小腿内侧足三阴经交会之处,沿下肢内侧上行至腹部,与足太阴脾经同行到胁部,与足厥阴肝经相合,然后上行至咽喉,与任脉相会。

阳维脉起于外踝下,与足少阳胆经并行,沿下肢外侧向上,经躯干部后外侧,从腋后上肩,经颈部、耳后,前行到额部,分布于头侧及项后,与督脉会合。

②功能   维,有维系的意思。维脉的主要功能是维系全身阴阳经脉。《难经集注·二十八难》说:"阳维者,维络诸阳,起于诸阳会也;阴维者,维络诸阴,起于诸阴交也。"因此,阳维有维系联络全身阳经的作用,阴维有维系联络全身阴经的作用。

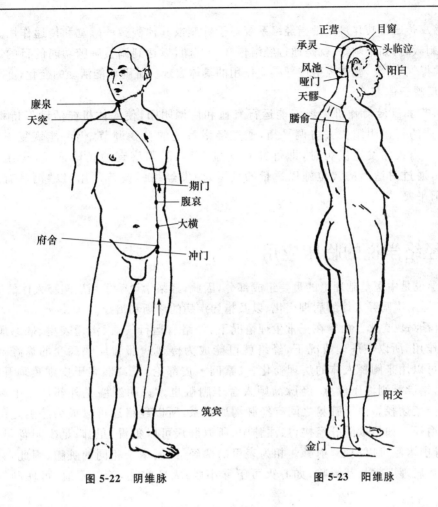

图 5-22 阴维脉   图 5-23 阳维脉

5.3 经络的生理功能

　　经络的主要生理功能体现在联络组织器官,沟通表里上下;通行气血阴阳;感应传递信息;调节机能活动等方面。

　　(1)沟通联系作用　人体是由五脏六腑、五官九窍、四肢百骸等组成的复杂有机体。其各部位具有各不相同的生理功能,同时又共同组成有机的整体活动。这种有机配合,相互联系,主要是靠经络的沟通、联系作用实现的。由于十二经脉及其分支的纵横交错,入里出表,通达上下,相互络属于脏腑;奇经八脉联系沟通于十二经脉;十二经筋、十二皮部联络筋脉皮肉。这样,就使人体脏腑与体表之间、脏腑与官窍之间、脏腑与脏腑之间、经脉与经脉之间有机地联系起来,构成一个内外、表里、左右、上下彼此之间紧密联系、协调共济的统一整体。

　　(2)通行气血作用　经络是气血运行的主要通道。人体的各个脏腑组织,均需要气血的濡养,才能维持其正常的生理活动。而气血之所以能通达全身,发挥其营养组织器官、抗御外邪、保卫机体的作用,必须依赖于经络的传注。故《灵枢·本脏》说:"经脉者,所以行血气而营阴阳,濡筋骨,利关节者也。"

（3）感应传递信息作用　是指经络系统对于针刺或其他刺激的感觉和传递作用。当体表受到某种刺激时，如针刺等，就是通过经络传导于脏腑，以达到调整脏腑功能的目的。在针刺治疗中的"得气"现象，就是经络传导感应作用的具体表现。脏腑功能活动的变化，亦可通过经络的传导反映于体表。

（4）调节机能活动作用　经络能运行气血和协调阴阳，使人体机能活动保持相对的平衡。若人体的气血阴阳失去协调平衡，通过经络系统的自我调节，仍不能恢复正常者，则发生疾病。当人体发生疾病时，即可针对气血失和、阴阳盛衰的具体证候，运用针灸、推拿等方法，通过对适当的穴位施以适量的刺激，激发经络的调节作用，以"泻其有余，补其不足，阴阳平复。"

5.4　经络学说的临床应用

经络学说是中医基础理论的重要组成部分，因此，经络学说除了用以阐释人体的生理功能外，还被广泛用以阐释人体的病理变化，以及指导疾病的诊断和治疗。

（1）阐释病理变化　由于在正常生理情况下，经络有运行气血、沟通表里、联系脏腑及感应传导等作用，所以在病理情况下，经络就可能成为传递病邪和反映病变的途径，因此，经络学说也可以用来阐释人体的病理变化。《素问·皮部论》说："邪客于皮则腠理开，开则邪客于络脉，络脉满则注于经脉，经脉满则入舍于腑脏也。"说明经络是外邪从皮毛腠理内传于脏腑的传变途径。由于脏腑之间有经脉沟通联系，所以经络还可以成为脏腑之间病变相互影响的途径。如足厥阴肝经挟胃、注肺中，所以肝病可以犯胃、犯肺；足少阴肾经入肺、络心，所以肾虚水泛可以凌心、射肺。相为表里的两经，因属络于相同的脏腑，因此，为表里的一脏一腑在病理上常相互影响，如心火可下移小肠；大肠实热，腑气不通，可使肺气不利而喘咳胸满等。

经络不仅是外邪由表入里和脏腑之间病变相互影响的途径，通过经络的传导，内脏的病变也可以反映于外表，表现在某些特定的部位或与其相应的官窍。如肝气郁结常见两胁、少腹胀痛，因为足厥阴肝经抵小腹、布胸胁；真心痛，不仅表现为心前区疼痛，且常引及上肢内侧后缘，即是因为手少阴心经行于上肢内侧后缘之故。其他如胃火可见牙龈肿痛，肝火上炎可见目赤等，都是经络传导的反映。

（2）指导临床诊断　由于经络具有一定的循行路线和络属脏腑，因此它可以反映所属脏腑的病证。在临床上，可以根据疾病症状出现的部位，结合经络循行的部位及所联系的脏腑，做出相应疾病的诊断。例如两胁疼痛，多为肝胆疾病；缺盆中痛，常是肺的病变。又如头痛一症，痛在前额者，多与阳明经有关；痛在两侧者，多与少阳经有关；痛在后头及项部者，多与太阳经有关；痛在巅顶者，多与厥阴经有关。《伤寒论》的六经辨证，也是在经络学说的基础上发展起来的辨证体系。

临床实践发现，在经络循行部位，或在经气聚集的某些穴位，常见明显的压痛，或见结状、条索状反应物，或局部皮肤出现某些形态变化等，这些现象都有助于疾病的诊断。如：肺脏有病时可在肺俞穴出现结节或中府穴处表现出压痛；肠痈可在阑尾穴处表现出压痛；长期营养不良的患者可在脾俞穴处见到异常变化等。《灵枢·官能》说："察其所痛，左右上下，知其寒温，何经所在。"说明经络对临床诊断具有重要意义。

（3）指导疾病治疗　经络学说被广泛地用以指导临床各科的治疗，是针灸、推拿和药物疗法的理论基础。

指导针灸和推拿治疗：针灸与推拿疗法，主要是根据某一经或某一脏腑的病变，在病变的邻近部位或经络循行的远隔部位上取穴，通过针灸或推拿，以调整经络气血的功能活动，达到治疗的目的。而穴位的选取，必须按经络学说进行辨证，判定疾病属于何经后，根据经络的循行分布路线和联系范围来取穴，这就是"循经取穴"。

指导药物治疗：药物治疗也要以经络为渠道，通过经络的传导转输，才能使药到病所，发挥其治疗作用。在长期的临床实践基础上，古代医家根据某些药物对某一脏腑经络有特殊的选择性作用，创立了"药物归经"理论。金元时期的张洁古、李杲根据经络学说，提出了"引经报使"理论。如治疗头痛，属太阳经的可用羌活，属阳明经的可用白芷，属少阳经的可用柴胡。羌活、白芷、柴胡，不仅分别归入手足太阳、阳明、少阳经，而且能引导其他药物归入上述各经而发挥治疗作用。

此外，用于临床的耳针、电针、穴位埋线及穴位结扎等治疗方法，都是以经络学说为理论基础的治疗方法。

5.5　小结

经络，是运行全身气血，联系脏腑肢节官窍，沟通人体上下内外的通路，是人体结构的重要组成部分。经络系统，由经脉、络脉及其连属组织组成。经脉包括了十二经脉、奇经八脉、十二经别，络脉有十五络脉、浮络、孙络，连属组织有十二经筋和十二皮部。

十二经脉又称十二正经。即手太阴肺经、手厥阴心包经、手少阴心经、手阳明大肠经、手少阳三焦经、手太阳小肠经、足太阴脾经、足厥阴肝经、足少阴肾经、足阳明胃经、足少阳胆经、足太阳膀胱经。十二经脉是气血运行的主要通道，与脏腑有直接的络属关系。

奇经，有八条，包括督脉、任脉、冲脉、带脉、阴跷脉、阳跷脉、阴维脉、阳维脉，合称为"奇经八脉"。具有统率、联络和调节十二经脉的作用。

经络的主要生理功能体现在联络组织器官，沟通表里上下；通行气血阴阳；感应传递信息；调节机能活动等方面。除了用以阐释人体的生理功能外，还被广泛用以阐释人体的病理变化，以及指导疾病的诊断和治疗。

阅读材料

经络产生的源流

经络和穴位是怎么被发现的？是古代某位名医凭他的"天才"臆想出来的吗？不是。"一切真知都是从直接经验发源的。"经络理论来源于实践，它是古代针灸医疗实践中的产物，是我国劳动人民长期和疾病作斗争的经验总结。为了探讨这种理论的形成过程，我们得从人体"穴位"的发现这一点谈起。

应该指出，人体穴位的发现是先于经络系统的发现的，而穴位的发现过程又和针灸治病有着密切的关系。早在远古的时代，我们的祖先同大自然作斗争中，在生活、生产实践过程中，制作石器为劳动工具，并懂得了火的使用。他们发现体表偶然被火灼伤，或被碎石砸伤、荆棘刺伤后，能使体内某些疼痛和疾患减轻或消失。经历过无数次这样的反复实践，于是积累了经验，逐步学会使用一种"砭石"为针，刺激体表的一定部位（或压痛处）来解除体内疾病的痛苦；又懂得用火点灼灸某部位的皮肤，以达镇痛等疗效。从"灼伤处"到"砭灸处"，是属于一种"以痛为俞"的体表浅刺的外治法。这是古老的针刺和灸术的萌芽时期。

随着社会生产力的不断发展，冶金术的发明和广泛应用，针刺用具也逐步得到改进。人们学会以金属造针，制作各种类型的针具，于是有所谓"伏羲制九针"的传说。根据出土文物考证，我国商代已是青铜器的全盛时期，作为针刺用的金属针，可能也在商殷至西周这段时期出现。"九针"的应用无疑是针灸医术发展的一个重要标志，它为"经穴"和"经络"现象的发现创造了十分重要的条件。可以这样说，古代真正的针刺术，就是从这个时期开始的。过去使用砭石或粗大的骨针，其砭刺的范围是一个较大的"面"，且不可能深刺，疗效受影响。金属针使用后，扎针在比较准确的固定"点"上，而深刺时便产生了明显的针感传导现象。从"砭灸处"到"针灸点"，从浅刺到深刺，针治疗效大大提高。又经过反复的临床实践后，前人逐步摸索出每个"针灸点"治病的特殊作用，为了方便传授和记忆，于是给常用的"针灸点"定位定名。穴位的名称也就从临床实践中产生出来。

在针刺的实践过程中人们又逐步体会到：针刺四肢穴位常有一种异常的感觉向一定的方向传导，而这种传导和针治的疗效有着十分密切的关系（后来《内经》称为"得气"，现代称为"经络现象"）；并发现在四肢部位的上下邻近穴位都能治疗同一类性质的疾病，而针刺的感应正是通过这些穴位向上下传导的。这种从治疗上和感应上的联系，使人们认识到穴位之间实际贯串着一条机能的路径。这种联系不仅反映在体表上，而且与体内脏器有着沟通表里的关系，组成一个有机联系的整体。随着穴位的发现不断地增多，从"点"到"线"，从局部到整体的认识，这是古代"经络"概念形成的重要起点。后来又经过许多医者们的努力，进一步辨别各部位上"点"和"线"的病理反应及主治疗效的特点，并在"线"上又发现许多新的"点"，还逐步探索出各条路径之间复杂的内在联系。就这样，"由认识个别的和特殊的事物，逐步地扩大到认识一般的事物。"实践使人们对"经络"的认识不断深化，通过一番由点连线，同类归经，经上布点的归纳和总结，经络的完整体系由此形成。可见，针刺术的发明，是人体经络现象发现的重要前提，而针灸临床的长期实践及其不断发展，为经络学说的创立提供了一定的科学根据。

"经络"概念的形成，不仅建立在针灸临床实践基础上，而且也有一定的解剖实践为依据。我国古代早在春秋战国时期已进行过解剖实践。在《内经》里对解剖人体观察脏腑血脉有详细的记载。如《灵枢·经水》篇说到"……其死可解剖而视之。其脏之坚脆，腑之大小，谷之多少，脉之长短，血之清浊……皆有大数。"古人通过多次解剖实践所获得的感性认识，具体观察到体腔内分布着许多管状和索条状结构，均与四肢发生直接的联系，再和针灸临床的体验结合起来，于是加深了对"经络"的认识。

思考题

1. 经络系统由哪些部分组成？
2. 试比较十二经脉和奇经八脉作用的区别？
3. 经络有哪些生理功能？

4. 试分析为什么十二经脉气血流注从肺经开始?

5. 经络学说如何指导疾病诊断?

6. 经络学说如何指导疾病治疗?

第6章 体质

教学目的和要求

1. 掌握体质的概念和形成不同体质类型的常见因素。
2. 掌握阴阳分类法中三种体质类型的体质特征。
3. 熟悉常见的体质分类方法,体质与脏腑经络、精气血津液的关系。
4. 了解体质学说的应用。

体质,是指人体生命过程中,在先天禀赋和后天获得的基础上所形成的形态结构、生理功能和心理状态方面综合的、相对稳定的固有特质。就个体来讲,体质具有明显的特殊性;就人群来讲,体质又具有肯定的普遍性。中医学将体质称为素质、禀质、气质、气体、禀赋等,相关的论述见之于《黄帝内经》。此后两千多年来,中医体质学说逐步得到发展,并且一直对养生防病和治疗疾病起着重要的指导作用。

在一定意义上说,体质是相对稳定的,它不同于人体在致病因素作用下形成的某些临床证候类型。因为后者是表现为短期内剧烈变化的病理反映,它可以很快改变,而体质一旦形成则不易很快改变。然而,体质也不是一成不变的,它的变化是长期缓慢的。因此,正常人体是有差异性的,这种差异性就表现为一定的体质。

6.1 体质的形成

体质的形成主要依靠禀赋于父母的体质素质、年龄、血缘关系、妊养状况等;并受到后天的饮食营养、情志、婚育、劳动、疾病,以及年龄、性别、自然环境和社会环境等的影响。

6.1.1 先天因素

体质的先天因素完全取决于父母。人之始生与父母的神、精、血、气密切相关,子代的一切均由父母所赋予。子代承袭了父母的某些基本特点,如外在的音容笑貌,内在的差异个性及体质,乃至某些疾病等。子代的体质除了决定于父母的素质外,还与父母血缘关系远近、父母育子时的年龄、母体妊娠期间的生活起居和用药情况有关。

(1)父母素质 父母的身体素质是子代生命产生的基础。子代生命来源于父母肾中的精气,只有父母肾中精气都较充盛,子代才能获得较强的生命力,才会有好的体质。

某些疾病具有遗传性倾向,可以由父母传给子代,如癫痫、哮喘等。这是由于子代从父母那里禀受来的是一种特异性体质,而不是疾病。这种体质在一定的后天因素作用下才能诱发与父母相同的疾病。

(2)父母血缘关系 父母血缘关系的远近也是子代体质形成的影响因素之一。事实证明,近亲结婚的父母将对后代产生严重影响。其中,一部分表现为怪胎、畸形胎,一部分则使子代出现严重的体质缺陷,或痴愚,或体弱多病。

(3)父母年龄　年龄也是影响人的体质的一个因素。人体的体质具有动态性之特点,常随着年龄的变化而变化。若要子代体质健壮,应当在最佳生育年龄内结婚生子。

(4)养胎　是指母体受孕怀胎以后直至分娩期间,应注意饮食起居、心理、劳逸等方面的调养将息,以保证胎儿正常地发育。

(5)妊娠期用药情况　母体在妊娠期患有某些疾病时,或者在必须使用某些药物时,也将或多或少地影响胎儿的发育和子代的体质。因此,孕妇应外避六淫,不使邪气入伤胞胎;内避七情过度及饮食失宜,使气血充盛,经脉流畅,胞胎得养。

6.1.2　后天因素

先天因素所形成的体质只是人一生中体质的基础,它并不是一成不变的,而是在后天各种因素的综合影响下发生这样那样的变化。这些后天因素包括饮食、劳动、婚育、情志、疾病等。

(1)饮食营养　膳食是人体后天摄取营养,维持机体生命活动,完成各种生理功能所不可缺少的物质。不同的膳食含有不同的营养成分,人们长期的饮食习惯和相对固定的膳食结构均可影响人体,从而对人体形成相对稳定的体质产生重要作用。

科学的饮食习惯,合理的膳食结构,全面而充足的营养,可增强人的体质,甚至可使某些偏颇体质转变为平和体质。如果饮食不恰当,则将影响脾胃功能,或使得某些营养物质缺乏,使人体体质发生不良改变。比如长期饮食摄入量不足,会导致营养不良,容易使体质虚弱。饱食没有节制,久而久之则会损伤脾胃,可形成形盛气虚(看似强壮,其实气虚)的体质。偏嗜某一种或几种饮食,可造成人体内营养成分的不均衡,出现一部分营养成分过剩,而另一部分营养成分缺乏,从而形成偏倾体质。如长期偏嗜寒凉之品,容易形成阳虚体质;长期偏嗜温热或辛辣的食物,容易形成阴虚体质。

(2)劳动　劳动是人类改造自然和获取生活资料的必要手段,它是通过人的器官及躯体的功能活动来进行的。适度的劳动,可以强壮人的筋骨肌肉,通利关节;适当的休息,则有利于消除疲劳,恢复体力和脑力,维持人体正常的生理功能。

劳逸适度,能够促进人体的身心健康,维护和增强体质。而过度的劳累和安逸,则对人体的体质有不良的影响。如长期劳作过度,容易损伤筋骨肌肉,多形成虚性体质。而过度的安逸,长期养尊处优,容易使人体气血不畅,可形成血瘀体质;或由于"久卧伤气"形成虚性体质。

(3)婚育　婚育对体质的影响不可忽视,主要包括房事(性生活)和妇女孕产两个方面。房事是人类正常的生理活动表现,它既是繁衍后代的需要,也是维持自身生理、心理平衡的必要手段。怀孕产子是妇女特有的生理活动,是形成女性体质特点的因素之一。如房事过度,胎产次数过多,常导致肾精损伤,气血衰少,体质下降,即使先天禀赋很好,年轻时尚未见衰象,年老后也必会出现肾亏早衰,体弱不支。

(4)情志　即指喜、怒、忧、思、悲、恐、惊等心理活动。一般情况下,它是人对外界刺激的正常反应。但情志活动必然伴随着相应的内脏气血阴阳活动。强烈的精神刺激与情志活动长期不解,常导致内脏气血阴阳的紊乱状态,即形成某种特定的体质。而此种体质形成以后,又更易发生与原先相同的情志活动,从而进一步损伤内脏,形成恶性循环,促使该种体质的稳定。

（5）疾病　疾病是在致病因素的作用下，或因内脏气血阴阳的虚衰所导致的局部和整体的功能失调、形体损伤及痛苦感觉。某些疾病所形成的人体损伤不易很快地恢复，或因病后调养失当，或久病持续的损伤，从而使气血阴阳的损伤变为稳定的体质因素。尤其是在某些大病、重病、久病之后，以及慢性消耗性疾病和营养障碍性疾病，对体质的影响最为明显。

6.1.3　其他因素

影响体质的其他因素，是指一些非人力可以改变的自然因素。它们的存在是正常的，由它们而造成的体质差异也是正常的。认识这种因素的目的并不是要改变它，而是要人们懂得它，并因人而异地采取不同的养生方法和治疗措施。这些因素主要包括年龄因素、性别因素和地域因素等。

（1）年龄　体质是一个随着个体发育的不同阶段而不断演变的生命过程。在生长、发育、壮盛以至衰老、死亡的过程中，脏腑精气由弱到强，又由盛至衰，一直影响着人体的生理活动和心理变化，决定着人体体质的演变。《灵枢·天年》和《素问·上古天真论》都深刻地论述了人体脏腑气血盛衰与年龄的关系。

人从出生到幼儿阶段，小儿的体质特点概括为："脏腑娇嫩，形气未充，易虚易实，易寒易热。"至青春期，体质渐趋成熟并基本定型于青春期之末；青春期到35岁左右，由于孕产等生理改变，女子的体质常会发生较明显的变化，此期男子的变化不是很明显；35～49岁，体质变化大多较为平缓；男女进入更年期后，体质常发生显著变化；老年期男女体质常表现精气神渐衰、阴阳失调、脏腑功能衰退、衰老日趋明显，体质常以虚为主，兼夹痰瘀等特点。

（2）性别　男女有别，由于男女在形态结构、生理功能、物质代谢及遗传等方面的差异，形成了男女不同的体质特征。男为阳，女为阴。男性为阳刚之体，脏腑功能较女性旺盛，气多血少，阴弱阳旺。机体形态上，男性较多见体格壮实高大，声音粗犷洪亮，肌肉结实，腠理致密，卫外较强。心理状况方面，男性性格一般多外向，心胸较宽阔，多刚毅果断，勇敢好斗；女性为阴柔之体，阴盛阳衰，脏腑功能较男性偏弱。机体形态上，女性多小巧苗条而柔和，能胜任需要体力较小但需要耐心细致的工作，性格多内向、细腻、多愁善感。此外，女子由于经、带、胎、产、乳等特殊生理过程，所以有月经期、妊娠期和产褥期的体质改变。男子以肾为先天，以精、气为本；女子以肝为先天，以血为本。男子气常不足，女子血常不足。在病理上，男性易患阳证、热证，如高血压、心脏病等，病情反应也较女性激烈。现代研究发现，男性肺活量大，在血压、基础代谢、能量消耗等方面均高于女性；女性的耐受力和免疫力较男性为强。女性虽然体质较弱，但寿命一般要长于男性。

（3）自然环境　俗语称"一方水土养一方人"，人们生活在不同的地理环境条件下，由于受着不同水土性质、气候类型、气象因素、生活条件的影响，会形成不同的体质。一般而言，恶劣的气候环境培养了人健壮的体魄和强悍的气质，舒适的气候环境则造就了人娇弱的体质和温顺的性格。就我国而言，南方地区多湿热，北方地区多寒燥，东部沿海地区为湿润的海洋性气候，西部地区则为大陆性气候。因此，西北方的人，形体多壮实，容易感受风邪、寒邪、燥邪，其阳虚体质较多见；东南部的人，体质多瘦弱，容易感受风邪、热邪、暑邪、湿邪，阴虚体质较多见。

人类在生产、生活过程中产生的有害物质，如化学物质、放射性物质、病原体、噪声、废气、废水、废渣等环境污染物，都会引起环境质量下降，危害人类健康，从而影响人的体质。环境污染对体质的危害，一是致敏作用，可形成"敏感个体"；二是致变作用，使体质类型的相对稳定性发生根本改变，如致畸、致癌等；三是致病作用，如地方性甲状腺肿、地方性氟中毒、克山病、大骨节病等均与环境污染有关。目前,各种潜在威胁最终必以牺牲人类自身的健康为代价。环境保护意识的强弱已经成为衡量人的文明程度的一项指标。人类只有主动积极地保护自然环境,不再造成新的污染,时时注意与自然环境的协调统一,才能适应自然,保持健康的体质。

(4)社会环境　随着经济水平的提高,生活条件的改善,人们得以摄取大量高热量饮食、出行有汽车和飞机、生病有药物迅速解除病痛、夜晚有人工照明驱除黑暗、天热有空调,这些人类历史上前所未有的新环境和生活条件,极大地改变了人类的生存环境,同时也对人类体质的形成、疾病的发生,产生了一定的影响。

由于生活条件改善,缺少运动,摄取热量过多,致使大量肥胖者出现,造成了痰湿和湿热体质类型人群的增多。随着大规模的城市化和各种现代化设施的介入,人们不必再动作以避寒、阴居以避暑,而是生活在人工营造的恒定环境之中,这将会给人们带来一些不可忽视的时代新病。电气化进入工作区及家庭,使夏季室外酷暑炎热,室内冷气习习;冬季户外冰雪凛冽,屋内暖气融融。温度悬殊使人体腠理汗孔骤开骤闭,开闭无常,日久人体正常生理功能遭到破坏,失去其特定的内环境稳定性,久之亦能影响体质。

在社会活动中,人与人之间的关系是心理性的。由于人体不断接受各种外界信息的刺激,就会出现一定的心理感知和反应。每个人的社会行为都是与他人相关的,比如友谊、爱情、仇恨、嫉妒等,这些个体与个体之间或个体与团体之间的心理反应,构成了社会心理。不同的社会心理环境,对人的体质也会产生一定的影响。

现代社会发展迅速,社会竞争日益加剧,人们为改变和维持既定社会地位,不可避免地参与各种竞争。社会生活的剧变、信息流量的膨胀、效率意识的增长、人际关系的复杂、物质利益的分化等,使现代人精神紧张、情绪躁动、心灵疲惫、焦虑不安,形成强烈的精神刺激,从而影响或改变体质。

6.2　体质的分类

分类的方法,是认识事物之间差异性的重要手段。中医体质学的分类,主要根据中医学阴阳五行、脏腑、精气血津液等基本理论,来确定人群中不同个体的体质差异性。其具体分类方法有阴阳分类法、五行分类法、脏腑分类法、体形肥瘦分类法以及禀性勇怯分类法等。北京中医药大学王琦教授主持的"中医体质分类判定标准及其方法学体系建立的研究"将体质分为平和质、气虚质、湿热质、阴虚质、气郁质、血瘀质、阳虚质、痰湿质、特禀质九种类型,被确定为中华中医药学会标准,已成为对中医体质类型进行辨识的标准化方法和工具,得到广泛的推广应用。

一般从功能角度把人类体质大致划分为阴阳平和质、偏阳质、偏阴质三种体质类型。

(1)阴阳平和质　是阴阳平衡的体质类型。这一类型的人,气血阴阳充盛,脏腑经络功能协调,自身调节和对外界自然环境和社会环境适应能力较强。其体质特征为:体形匀称健壮;性格随和开朗;面色、肤色润泽,唇色红润;头发稠密有光泽,目光有神,鼻色明润,嗅觉通利,味觉正常;胃纳良好,睡眠安和,二便通畅,舌质淡红,脉象和缓有力;精力充沛,不易疲劳,耐受寒热。平素患病较少,患病多为表证、实证,易于治愈。若后天调养得当,易获长寿。

(2)偏阳质　是指具有偏于亢奋、偏热、多动等特性的体质。其特征为:形体偏瘦,但较结实；面色多略偏红，或呈油性皮肤；性格外向，喜动好强，易急躁，自制力较差；食量较大，消化吸收功能健旺；平时畏热喜冷，或体温略偏高，动则易出汗，喜饮水；唇、舌偏红，脉多偏数；精力旺盛，动作敏捷，反应快，性欲强。这种体质的人受邪发病后多表现为热证、实证，且容易化燥伤阴，容易发生眩晕、头痛、心悸、失眠及出血等病证。

（3）偏阴质　是指具有偏于抑制、偏寒、多静等特性的体质。其特征为：形体偏胖，肌肉松软；面色偏白而无华；性格多沉静、内向，喜静少动，或胆小易惊；平素畏冷，手足不温，喜热饮食，食量较小，消化吸收功能一般或较弱，精力偏弱，睡眠偏多，反应较慢，性欲偏弱。这种体质的人受邪发病后多为寒证，或易从寒化、虚证，易发生湿滞、痰饮、水肿、瘀血等病证。

应当指出，在体质分类上所使用的阳虚、阴虚以及痰饮瘀血等名词，与辨证论治中所使用的证候名称是不同的概念。"证"是对机体在疾病发展过程中某一阶段病理反映的概括，而体质反映的则是一种在非疾病状态下就已存在的个体特异性。体质是疾病发生和演变的基础，许多慢性疾病的根本原因往往就是其自身的体质，这时证候名称和原来的体质类型就可能一致，这说明了体质与证候的内在联系。

6.3　体质与脏腑经络、精气血津液的关系

脏腑经络及精气血津液是体质形成的生理学基础。脏腑经络的结构变化和功能盛衰，以及精气血津液的盈亏都是决定人体体质的重要因素。体质将脏腑精气阴阳之偏倾通过形态、功能、心理的差异性表现出来，实际上就是脏腑经络、形体官窍固有素质的总体体现，是因脏腑经络、精气血津液的盛衰偏倾而形成的个体特征。

（1）与脏腑经络的关系　脏腑是构成人体并维持正常生命活动的中心，人体的各项生理活动均离不开脏腑，脏腑的形态结构和功能特点是构成并决定体质差异的最根本因素。不同个体在先天因素与后天调养相互作用下，而表现出某一藏象系统的相对优势与劣势化的倾向，构成了个体体质的差异。经络内属于脏腑，外络于肢节，是人体气血运行的通道。脏腑功能之间的协调，脏腑与形体官窍之间联络，有赖于经络的联系沟通作用。不同个体的脏腑精气阴阳和功能的盛衰，通过经络的联系作用，使之表现于外部的形征，体现一定的差异性。

（2）与精气血津液的关系　精、气、血、津液既是脏腑、形体官窍功能活动的物质基础，又是脏腑生理活动的产物，也是决定体质特征的重要物质基础。精、气、血、津液的充盈与否，直接影响着机体功能的盛衰，体质的强弱和类型的变化。

总之，脏腑、经络的结构变化和功能盛衰，精气血津液的盈亏都是决定体质的重要因素，不同个体体质，往往通过形态、功能、心理的差异性表现出来。

6.4　体质学说的应用

疾病过程中所表现出的种种差异，取决于个体的自身素质，体质的差异性在很大程度上决定着疾病的发生发展变化、转归预后上的差异及个体对治疗措施的不同反应。因此，体质与病因、发病、病机、辨证、治疗及养生预防均有密切的关系，体质学说在临床诊疗中具有重要的应用价值。中医学强调的"因人制宜"就是体质学说在临床应用方面的体现，是个性化诊疗思想

的反映。

6.4.1　说明个体对某些病因的易感性

体质因素决定着个体对某些病邪的易感性、耐受性,还决定着发病的倾向性。体质反映了机体自身生理范围内阴阳寒热的盛衰偏倾,这种偏倾决定了个体功能状态的不同,因而对外界刺激的反应性、亲和性、耐受性不同,也就是选择性不同。

一般而言,偏阳质者易感受风、暑、热之邪而耐寒。感受风邪易伤肺脏;感受暑热之邪易伤肺胃及肝肾之阴气。偏阴质者易感受寒湿之邪而耐热,感受寒邪后也易入里,常伤脾肾之阳气;感受湿邪最易困遏脾阳,外湿引动内湿而为泄为肿等。小儿气血未充,稚阴稚阳之体,常易感受外邪或因饮食所伤而发病。此外,肥人多痰湿,善病中风;瘦人多火,易得痨嗽;老年肾衰,多病痰饮、咳喘。以上均说明体质差异是造成机体易感受某病的主要原因。

此外,遗传性疾病、先天性疾病、过敏性疾病的发生,也与个体体质密切相关。

6.4.2　阐释发病原理

体质强弱决定着发病与否及发病情况。体质是正气盛衰偏颇的反映,体质强壮者,正气旺盛,抗病力强,邪气难以侵入致病;体质羸弱者,正气虚弱,抗病力差,邪气易于乘虚侵入而发病。个体体质的特殊状态或缺陷也是内伤情志病变发生的关键性因素。

6.4.3　解释病理变化

(1)体质因素决定病机的从化　从化,即病情随体质而变化。从化的一般规律是:素体阴虚阳亢者,功能活动相对亢奋,受邪后多从热化;素体阳虚阴盛者,功能活动相对不足,受邪后多从寒化;素体津亏血耗者,易致邪从燥化;气虚湿盛者,受邪后多从湿化。

(2)体质因素决定疾病的传变　传变是指病变部位在脏腑经络等之间的传递转移,以及病变性质的转化和改变。体质主要从两方面对疾病的传变发生作用。其一是通过正气的强弱,决定发病和影响传变。体质强者,正气充足,抗邪能力强,一般不易感邪发病,即使发病,多为实证,不易传变,病程较短。体质弱者,不但易感邪,且易深入,病情多变,易发生重症或危症;若在正虚邪退的疾病后期,气血津液大量消耗,则身体不易康复;若罹患某些慢性病,则病势较缓,病程缠绵,难以康复。其二是通过决定病邪的"从化"而影响传变。如素体阳盛阴虚者,感邪多从阳化热,疾病多向实热和虚热方面演变;素体阴盛阳虚者,则邪多从阴化寒,疾病多向实寒或虚寒方面转化。

6.4.4　指导辨证

患者的体质类型在很大程度上影响着所患疾病的证候类型。首先,感受相同的致病因素或患同一种疾病,因个体体质的差异可表现出阴阳表里寒热虚实等不同的证候类型,即同病异证;体质是形成同病异证的决定性因素。另外,异病同证的产生也与体质密切相关,感受不同的病因或患不同的疾病,当体质在某些方面有共同点时,常常可表现为相同或类似的证候类型。所以说,同病异证与异病同证,主要是以体质的差异为生理基础,体质是证候形成的内在基础。

6.4.5　指导治疗

辨证论治是中医治疗的基本原则和特色。个体体质的不同,决定了证候的不同,治法和方药亦应当针对证候而有别。由于体质受先天禀赋、年龄、性别、生活条件及情志所伤等多种因素的影响,故通常所说的"因人制宜",其核心应是区别体质而治疗。

(1)区别体质特征而施治　体质有阴阳之别,强弱之分,偏寒偏热之异,所以在治疗中,常以患者的体质状态作为立法处方用药的重要依据。针对证候的治疗实际上包含了对体质的内在偏颇的调整,是根本的治疗,也是治病求本的反映。如阳虚体质者,感受寒湿阴邪,当用大热之品;阴虚体质者,治宜清润之品。由于体质的差异,临床上常出现同病异证和异病同证的情况,因此,治疗上也相应有同病异治和异病同治。

(2)根据体质特征注意针药宜忌　治疗时要明辨体质对针药的宜忌,中病即止,既可治愈疾病,又不伤正气。

①注意药物性味　一般来说,体质偏阳者宜甘寒、酸寒、咸寒、清润,忌辛热温散;体质偏阴者宜温补益火,忌苦寒泻火。

②注意用药剂量　一般来说,体质强壮者,对药物耐受性强,剂量宜大,用药可峻猛;体质瘦弱者,对药物耐受性差,剂量宜小,药性宜平和。

③注意针灸　宜忌体质不同,针灸治疗后的疼痛反应和得气反应亦有别。

(3)兼顾体质特征重视善后调理　调理时需多方面的措施配合,包括药物、食饵、精神心理和生活习惯等。调理措施的具体选择应用,皆须兼顾患者的体质特征。如体质偏阳者病后初愈,应慎食狗肉、羊肉、桂圆等温热及辛辣之品;体质偏阴者病后初愈,应慎食龟鳖、熟地等滋腻药物和乌梅等酸涩收敛之品。

6.4.6　指导养生

善于养生者,调摄时就要根据各自不同的体质特征,选择相应的措施和方法。

中医学的养生方法,贯穿于衣食住行的各个方面,主要有顺时摄养、调摄精神、起居有常、劳逸有度、饮食调养、体育锻炼等,都应兼顾体质特征。如在饮食方面,体质偏阳者食宜凉忌热;体质偏阴者,食宜温而忌寒;形体肥胖者多痰湿,食宜清淡而忌肥甘。在精神调摄方面,要根据个体体质特征,采用各种心理调节方法,以保持心理平衡,增进心理健康。如气郁体质者,精神多抑郁不爽,多愁善感,故应注意情感上的疏导,消解其不良情绪;阳虚者,精神多萎靡不振,神情偏冷漠,多自卑而缺乏勇气,应帮助其树立起生活的信心。又如在音乐怡心养性时,也须根据个体心理特征的不同,而选择适宜的乐曲。以上这些方法对养生保健、增强体质均具有积极作用。

6.5　小结

体质,是指人体生命过程中,在先天禀赋和后天获得的基础上所形成的形态结构、生理功能和心理状态方面综合的、相对稳定的固有特质。

中医学体质的分类,是以整体观念为指导思想,主要根据中医学阴阳五行、脏腑、精气血津液等基本理论,来确定人群中不同个体的体质差异性。其具体分类方法有阴阳分类法、五行分类法、脏腑分类法、体型肥瘦分类法以及禀性勇怯分类法等。较常用的划分为阴阳平和质、偏阳质、偏阴质三种体质类型。

体质与病因、发病、病机、辨证、治疗及养生预防均有密切的关系,体质学说在临床诊疗中具有重要的应用价值。学习和掌握体质的基本概念及体质的分型,了解体质的形成,对于从整体上把握个体的生命特征,指导临床诊断、治疗、康复等都具有重要的意义。

阅读材料

体质对针药的耐受性

近年来,由中药引起的不良反应常有报道,究其原因,除中药自身的原因外,不同的人对药物反应的个体差异性亦是主要原因之一。体质不同,对方药和针刺的耐受性不同,个体体质差异与方药和针刺治疗的耐受性及反应密切相关。故临床治疗疾病确定药物剂量和选择药物种类,以及针刺方法的施用时应注意个体体质的差异。

1. 体质与方药的耐受性及反应性

(1)个体体质差异与方药的耐受性及反应性密切相关。《灵枢·论痛》曰:"胃厚色黑大骨及肥者,皆胜毒;故其瘦而薄胃者,皆不胜毒也。"提出人体对药物的耐受性及反应性因体质强弱等差异而有区别,即体质不同,对方药的耐受性不同。

一方面,指不同体质的人对方药剂量之大小的耐受能力不同,如年青体壮者一般可耐受较大剂量,而小儿与老年人则只能耐受较小剂量。另一方面,不同体质的人对药物种类的耐受与反应性,以及选择性也有所不同。显而易见,使用方药剂量之大小和种类的选择均受体质制约,与个体体质的差异有内在联系,临床治疗疾病确定药物剂量和选择药物种类时应注意个体体质的差异。根据体质差异确定方药的剂量和选择药物的种类,既有利于减少和避免药物不良反应,又可增强治疗效果。并将有助于从单纯的疾病-药物模式,转变为体质-疾病-药物的治疗模式,更有效地治疗和预防疾病。

(2)权衡药物的耐受性和反应性,方药施用强调因人而异。体质状况作为立法处方指导用药的重要依据,审视患者体质状况,而施用方药。在治疗疾病时,选择药物种类和确定其使用剂量应注意患者体质的差异,体质强壮者,对药物耐受性强,使用剂量宜大,用药可较峻猛。而体质羸弱者,对药物耐受性较差,使用剂量宜小,选择药性宜平和。《素问·五常政大论》曰:"能毒者以厚药,不胜毒者以薄药。"此论点对后世医家产生了深远影响,如张仲景《伤寒论·太阴病脉证病治》云:"太阴为病,脉弱,其人续自便利,设当行大黄芍药者,宜减之,以其胃气弱,易动故也。"又如通脉四逆汤中的干姜一般用三两,强人可用四两;三物白散则强人服半钱,羸者减之。考虑年龄不同体质有不同特点,对药物的耐受及反应与一般人有区别,用药亦不同,如升麻鳖甲汤一般人顿服,老人与小儿则分两次服;小青龙加石膏汤使用,强人服一升,羸者减之,小儿服四合。

2. 体质与针刺的耐受性及反应性

(1)体质差异直接影响人体对针刺治疗的耐受性。人的体质不同,对针刺的耐受性不同,如《灵枢·论痛》记载人有筋骨强弱,肌肉坚脆,皮肤之厚薄,腠理之疏密等体质差异,故对针刺治疗的耐受不同,明确指出:"人之骨强筋弱肉缓皮肤厚者耐痛,其于针石之痛、火焫亦然";"坚肉薄皮者,不耐针石之痛,于火焫亦然。"不同体质类型对针石治疗或药物治疗的反应性亦不一。如《灵枢·论痛》言"黑色而美骨者,耐火焫。"明确地指出:体质强者,其耐痛程度亦高,对药物的耐受力亦大,故可承受刺激强、作用迅速而明显的针石药物治疗;而体质弱者,其痛阈值低,不耐针石之痛,不可强刺激;胃气又薄弱,不耐药物之攻伐,故对此类病人,不宜用刺激强、作用迅速而明显的针石药物治疗。这种思想对于指导临床实践十分重要。

(2)体质状况与针刺反应有密切关系。《灵枢·行针》云:"百姓之血气各不同形,或神动而气先针行,或气与针相逢,或针已出气独行,或数刺乃知,或发针而气逆,或数刺病益剧,凡此六者,各不同形。"原理在于针刺反应与人体阴阳气血的盛衰与运行相关,如阴阳和调而血气充盛运行滑利,针刺得气快,反之,得气慢。年少力壮者,得气速而针感强,而肥胖者则气血迟涩,对针刺反应迟钝,得气迟针感较弱。

(3)针刺治疗应注意不同体质对针刺的耐受性和反应性。临床施用针刺治疗时注意个体不同体质对针刺的不同耐受性和反应性,因人而针刺,既可达及时祛除病邪治疗疾病的目的,又可避免对人体正气的损伤。如《灵枢·通天》云:"古之善用针艾者,视人五态乃治之。"提出根据五类体质之不同特点施治,如太阴之人,多阴而无阳,阴血浓浊,卫气涩滞,阴阳不和,若不急泻其阴分则不能使病治愈;太阳之人,多阳而少阴,无脱其阴,而泻其阳;阴阳平和之人,其阴阳之气和调,治时谨审其阴阳,视其邪正虚实,盛者泻之,虚者补之,不盛不虚,则从本经取治之。《灵枢·阴阳二十五人》指出:"必先明知二十五人,则血气之所在,左右上下,刺约毕也。"强调体质是临床针刺须考虑的重要因素。《素问·征四失论》将不理解形体之寒温,不能区别人之勇怯,视为临证治疗失误的重要内容,因而《素问·三部九候论》提倡针刺治疗"必先度其形之肥瘦,以调其气之虚实,实则泻之,虚则补之。"

思考题

1. 体质与证候类型有何区别和联系?
2. 影响体质形成的因素有哪些? 你认为其中最重要的是什么?
3. 体质因素如何影响疾病的传变和转归?
4. 如何根据体质情况指导养生?

第7章 病因

教学目的和要求

1. 掌握病因的概念、分类和中医病因学的特点；六淫和疫气的性质和致病特点。
2. 掌握七情内伤、饮食失宜、劳逸过度、痰饮、瘀血、结石的致病特点。
3. 熟悉六淫与六气、七情内伤与七情的概念；痰饮的概念及分类。
4. 了解外伤、寄生虫、药邪、医过、先天因素的致病特点。

疾病的发生是有原因的，所有能引发疾病发生的原因，既称为病因，又称作"致病因素"、"病原"（古作"病源"）、"病邪"。正如《医学源流论·病因同别论》中说："凡人之所苦，谓之病；所以致此病者，谓之因。"指出在一定条件下，可以引起致病效应而发生疾病的因素，称为病因。病因作用于人体之后，可以导致机体的生理状态被破坏，产生了形态、功能、代谢的某些失调、障碍或损害。病因种类繁多，包括六气异常、疫疠传染、七情内伤、饮食失宜、劳逸失度、持重努伤、跌仆金刃、外伤虫兽等。在疾病过程中，原因和结果是可以相互作用和转化的，在某一病理阶段是结果的，在另一阶段则可以成为新的致病因素，即病理产物可成为病因，又称继发性病因，如痰饮、瘀血、结石等即是。此外，医、药失当及先天因素等，也可成为病因。

病因学说，是研究各种病因的概念、形成、性质、致病特点及其所致病证的临床表现的理论，是中医学理论体系的重要组成部分。

中医临床探求病因的方法主要有两种：一是通过询问病人找到发病原因。例如详细询问病人是否有外伤史、有无接触疫水等来寻求病因。二是"辨证求因"，又称为"审症求因"。它是中医学认识疾病特有的辩证思维方法，是中医探求病因的主要方法，也是中医病因学的主要特点。中医学历来重视病因在疾病发生、发展变化过程中的作用，认为任何临床症状和体征都是在某种病因的影响和作用下，患病机体所产生的一种异常反映。在整体观念的指导下，中医探求病因，除了采取了解发病过程中可能作为病因的客观条件外，主要以临床表现为依据，通过分析病证的症状、体征来推求病因，为治疗用药提供依据。这种方法就称为"辨证求因"。研究病因学说意义在于，可以通过对病因所致病证的临床特征表现来推知该病因的形成、性质和致病特点，根据不同的病因采用不同的治疗方法，从而能更好地指导疾病的诊断和防治。

历代医家均重视研究致病因素的来源、性质和致病特点，鉴于病因的多样性，提出了不同的病因分类方法。如秦代名医医和在《左传·昭公元年》提出的"六气病源"说，谓"六气，曰阴、阳、风、雨、晦、明也……阴淫寒疾，阳淫热疾，风淫末疾，雨淫腹疾，晦淫惑疾，明淫心疾。"医和认为六气以阴阳为纲，故"六气病源"说被称为病因理论的创始。后有《内经》以阴阳为总纲，对病因进行分类。《内经》还提出了病因的"三部"分类法，如《灵枢·百病始生》说："夫百病之始生也，皆生于风雨寒暑，清湿喜怒。喜怒不节则伤脏，风雨则伤上，清湿则伤下。三部之气，所伤异类。"东汉·张仲景在《金匮要略·脏腑经络先后病脉证》中将病因入侵途径概括为三个，最早提出"三因致病"说。他指出："千般疢难，不越三条。一者，经络受邪入脏腑，为内所因也；二者，四肢九窍，血脉相传，壅塞不通，为外皮肤所中也；三者，房室、金刃、虫兽所伤。以此详之，病由都尽。"宋·陈无择在《金匮要略》的基础上提出"三因学说"，他在《三因极一病证方论》（简称《三因方》）中指出："六淫，天之常气，冒之则先自经络流入，内合于脏腑，为外所因；七情，人之常性，动之则先自脏腑郁发，外形于肢体，为内所因；其如饮食饥饱，叫呼伤气，尽神度量，疲极筋力，阴阳违逆，及至虎狼毒虫，金疮踒折，疰忤附着，畏压缢溺，有背常理，为不内外因。"即六淫邪气侵犯为外所因，七情所伤为内所因，饮食劳倦、跌仆金刃及虫兽所伤等为不内外因。"三因学说"进一步明确了不同的病因有不同的侵袭及传变途径。这种将病因因素与发病途径结合起来进行病因分类的方法，使中医学病因理论更趋完善，对后世影响很大。后世各代医家对病因学说又提出了自己的见解。现代中医学对病因的分类，基本采用陈无择的"三因学说"法，分为外感病因、内伤病因、病理产物形成的病因，以及其他病因四大类，即将六淫、疠气归属于外感病因，七情内伤、饮食失宜、劳逸过度归属于内伤病因，痰饮、瘀血、结石归属于病理产物性病因，外伤、寄生虫以及先天因素、医源因素、药邪因素归属于其他因素。

7.1　外感病因

外感病因，是指由外而入，或从皮毛，或从口鼻，侵入机体，引起外感疾病的致病因素，亦称之为"外邪"。外感病是由外感病因而引起的一类疾病，一般发病较急。外感病因分为六淫和疠气两类。

7.1.1　六淫

六淫归属于外感病因之一。当自然界气候发生急剧的异常变化，超过了人体的适应能力；或人体由于某些原因而致抵抗力下降，不能适应正常的气候变化时，正常的六气变成六淫而侵害人体，导致外感病的发生。

7.1.1.1　六淫的基本概念

六淫，即风、寒、暑、湿、燥、火（热）六种外感病邪的统称。六淫首见于《三因极一病证方论·外所因论》，曰："夫六淫者，寒、暑、燥、湿、风、热是也。"在正常的情况下，风、寒、暑、湿、燥、火是自然界六种不同的气候变化，是万物生长收藏和人类赖以生存的必要条件，也可以直接或间接的影响人体之气的消长变化，此称为"六气"。人类机体自身的调节机制对外界环境有一定的适应能力，可以通过对自体进行调节来与六气的变化相适应。因此，正常的六气一般不会导致疾病。

淫，浸淫之意，泛指反常。在自然界气候异常变化时，六气则成为病因。如气候变化异常，与该地区常年同期气候变化相比六气发生太过或不及，或非其时而有其气，表现为诸如春天应暖而寒，冬季应寒反暖，以及气候变化过于急骤，如暴寒暴暖、严寒酷暑。当气候超过了一定的限度，使机体不能与之相适应的时候，就会导致疾病的发生。于是，六气由对人体无害而转化为对人体有害，成为致病的因素。此时，伤人致病的六气便称之为"六淫"。由于六淫是致病邪气，所以又称其为"六邪"。气候变化作为致病条件，主要是与人体正气（抗病能力）的强弱及调节适应能力相对而言。固然气候变化与疾病的发生有密切关系，但是异常的气候变化，并非使所有的人都能发病。若气候剧变,正气充盛者可自我调节而不病,正气虚弱之人却可以发病;气候正常,个体正气不足,仍可发病,这时对于病人而言,六气即成为致病邪气,这种正常的六气变化对患病机体来说,因其导致疾病而属于"六淫"范畴。

7.1.1.2　六淫的共同致病特点

六淫致病一般具有以下五个方面的共同特点。

(1)**外感性**　六淫侵袭人体多从肌表、口鼻而入。如风寒湿邪易犯人体肌表,温热燥邪易自口鼻而入。六淫病邪均来自于外界环境,侵犯人体导致疾病,故称为外感致病因素,所致疾病即称为"外感病"。外感病的初起阶段,临床上多表现为恶寒发热、苔薄、脉浮、头身疼痛,称为"表证"。

(2)**季节性**　六淫致病有明显的季节性。一般发病规律为春季多发风病,夏季多发暑病,夏秋之交多发湿病,秋季多发燥病,冬季多发寒病。由于六淫致病的季节性,故又称之为"时令病"。

(3)**地域性**　六淫致病与生活、工作的区域环境密切相关。所居处所环境失宜,也能导致六淫侵袭而发病。如久处潮湿环境多有湿邪为病,高温环境作业又常有暑邪、燥热或火邪为害,干燥环境又多燥邪为病等。地域因素也可导致疾病,如西北多燥病、东北多寒病、江南多湿热为病等。

(4)**相兼性**　六淫邪气导致人体疾病,既可单独致病,又可同时相兼两种以上致病。单独使人致病者,如寒邪直中脏腑而致泄泻;由两种以上同时侵犯人体而发病者,如风热感冒、暑湿感冒、湿热泄泻、风寒湿痹等。《素问·痹论》曰:"风寒湿三气杂至,合而为痹也。其风气胜者为行痹,寒气胜者为痛痹,湿气胜者为着痹也。"

(5)**转化性**　六淫致病以后,在疾病发展过程中,不仅可以互相影响,而且在一定条件下,其病理性质可向不同于病因性质的方向转化,如寒邪可郁而化热,因此,风寒之邪侵犯人体,除了多表现为风寒表证,也有化热而表现为风热表证。暑湿日久又可以化燥伤阴,六淫又皆可化火等。可以致使六淫致病发生转化的条件,多为六淫侵入机体过久,失于治疗或治疗不当,或病人体质的原因。例如阴虚体质,最易化燥,阳虚体质,最易化湿。

六淫致病,除气候因素外,还包括了现代科学所指的生物(如细菌、病毒等)、物理(如异常温湿度、气流气压、光照度等)、生化(如微生物气溶胶等)等多种致病因素。这些因素作用于机体,会导致疾病。

六淫属于外感病的致病因素,称之为外邪,属于病因范畴。在疾病变化过程中,由于脏腑经络、气血阴阳失调所致的类似于风、寒、湿、燥、热(火)致病特点的五种病理变化,虽与风、寒、湿、燥、热(火)邪相似,却为病自内生,故称为"内生五邪",即内风、内寒、内湿、内燥、内火,属于综合性的病机。其详细内容,将在病机"内生五邪"中予以介绍。

7.1.1.3　六淫各自的性质和致病特点

中医学通过援物比类的思维方法,将自然界之气象、物象与人体临床表现相类比,归纳出风、寒、暑、湿、燥、火各自的性质和致病特点。

(1)**风邪**　是指具有善动不居、轻扬开泄等特性的外邪。

因风为木气而通于肝,春季为风木当令的季节,风为春季之主气。风虽为春季主气,但全年均见。故风气淫盛,伤人致病,则为风邪。四季可见风邪为病,但以春季最为多见。风邪来去疾速,善动不居,变幻无常;其性轻扬开泄、动摇,且无孔不入。风邪是外感病中极为重要的致病因素,称为"百病之长"。风邪侵入人体所致疾病,称为外风病证。

风邪的性质和致病特点:

①风为阳邪,轻扬开泄,易袭阳位。风邪属于阳邪,善动不居,具有轻扬、升发、向上、向外的特性。开泄,指感受风邪易使腠理宣泄、开张而出现汗出、恶风的临床表现。同时,风邪侵犯人体,比较容易伤及人体的上部,如头、面部,表现出头痛等症;或多侵犯阳位,如肌表、阳经等。故《素问·太阳阳明论说》:"伤于风者,上先受之"、"犯贼风虚邪者,阳受之"。

②风性善行而数变。"善行"是指风性善动不居,游移不定。故其致病具有病位游移、行无定处的特点。如痹症多由于风寒湿三气杂和侵犯人体而引起的,当关节疼痛表现为游走性(即痛无定处、交替发作),则属于风邪偏盛的表现,称为"风痹"或"行痹"。"数变",是指风邪致病具有变化无常和发病急骤的特性。如风疹块(荨麻疹)表现为皮肤瘙痒时作,疹发无定处,此起彼伏,时隐时现等特点,故称为"风疹"。另外,若外感病以风邪为先导的,一般发病急,传变也较快,疾病较难控制。如面瘫,即风中于头面,突发口眼㖞斜,此为风中经络而成;小儿风水证,起病以咽喉疼痛、恶寒发热等表证,但短时间内可见头面一身俱肿、小便短少等症。总之,以风邪为先导的疾病,一般都具有发病急、变化多、传变快等特点。故《素问·风论》说:"风者,善行而数变。"

③风性主动。"主动"是指风邪致病具有动摇不定的特点。风主动的特点在人体表现为面肌抽掣,或眩晕、震颤、抽搐、颈项强直、角弓反张、两目上视等。如因金刃外伤,复受风毒之邪而出现四肢抽搐、角弓反张、直视上吊等症状,此为"破伤风",归属于风胜则动的临床表现;又如风邪中于经络出现的面瘫,常以面部受风而肌肉颤动为伴随症状。故《素问·阴阳应象大论》说:"风胜则动。"

④风为百病之长。是指风邪常兼他邪合而伤人,此为外邪致病的先导。风邪存在于四季,其性善动、开泄,而寒、湿、燥、热、暑等诸邪,往往都依附于风而侵袭人体,从而形成外感风寒、风湿、风燥、风热、风暑等证。

(2)寒邪　是指具有寒冷、凝结、收引特性的外邪。

因寒气通于肾,冬季为寒气当令的季节,寒为冬季之主气。若寒冷太过,伤人致病,则为寒邪。寒邪常见于冬季,此时伤于寒者最多,故冬多寒病。但也可见于其他季节,如春季久寒不暖、夏季空调过凉、汗出当风、秋季气温骤降,均为感受寒邪的重要原因。寒邪侵入人体所致疾病,称为外寒病证。寒邪侵犯人体可分为"伤寒"和"中寒",前者是寒邪伤及肌表,郁遏卫阳所致;后者是寒邪直中于里,伤及脏腑阳气所致。

寒邪的性质和致病特点:

①寒为阴邪,易伤阳气。寒邪属于阴邪,为阴气盛的表现。寒邪侵入人体后,体内阴寒过盛,阳气为寒邪所侵害。所以感受寒邪,最易损伤人体阳气。因此有"阴盛则寒","阴盛则阳病。"阳气受损,不能温煦人体及发挥其正常的生理功能,故全身或局部可出现明显的寒象,或见因温煦失司而津液凝结成痰饮。如寒邪束表,卫阳郁遏,可见"伤寒",临床表现有恶寒、发热、无汗、鼻塞、流清涕等症。若发生"中寒",如寒直中脾胃,影响脾胃纳运升降,可以表现为吐泻清稀,脘腹冷痛等症;若寒邪直中少阴,致使心肾阳虚,则可见恶寒蜷卧、手足厥冷、下利清谷、小便清长、精神萎靡、脉微细等症。

②寒性凝滞。凝滞即凝结阻滞。寒性凝滞,是指寒邪侵入,易使气血津液凝结、经脉阻滞

之意。阳气的温煦作用具有推动人体一身之气血津液运行不息的功能。若寒邪侵犯人体,阳气受损,失其温煦,则经脉气血运行不畅,甚则涩滞不通,表现为不通则痛。因此,寒邪伤害人体引发痛症是其主要的致病特点。同时,寒邪所导致的痛症多可得温则减,逢寒增剧。因为,寒得温则气升血散,运行无阻,故疼痛可以缓解。寒邪侵犯的部位不同,可以引发多种疼痛症状。如寒客肌表,则头身、肢体、关节疼痛;寒邪凝滞关节经脉,发生痹症,表现为以冷痛为主者,称为"寒痹",又称"痛痹";寒客肝脉,则少腹或阴部冷痛;寒中胃肠,则脘腹剧痛。正如《素问·痹论》所说:"痛者,寒气多也,有寒故痛也。"

③寒性收引。"收引"即收缩牵引之意。寒性收引,是指寒邪侵犯人体,可使气机收敛,腠理、经络、筋脉收缩而拘急。如《素问·举痛论》说:"寒则气收"、"寒则皮肤急而腠理闭"。若寒邪侵袭肌表,则毛窍腠理收缩闭塞,卫阳被郁,肺失宣泄,可见发热、恶寒、无汗等;寒邪客于经络关节,则筋脉关节收缩而挛急,甚则疼痛、屈伸不利、冷厥不仁等症;侵袭人体血脉,则气血凝滞,血脉挛缩,可见头身疼痛,脉紧。如《素问·举痛论》说:"寒气客于脉外则脉寒,脉寒则缩蜷,缩蜷则脉绌急,绌急则外引小络,故卒然而痛。"缩蜷、绌急,即为寒邪所伤,经络、血脉收引而致。

(3)暑邪　是指夏至之后,立秋之前,致病具有炎热、升散特性的外邪。

因暑气通于心,夏为暑气当令的季节,暑为夏季之主气。暑为夏季火热之气所形成,暑热亢盛,伤人致病,则为暑邪。暑邪致病,主要发生于夏至以后,立秋之前,具有明显的季节性。暑邪独见于夏季,一定为受自然界外来暑气所致疾病,故有"暑属外邪,并无内暑"之说。故《素问·热论》说:"先夏至日者为病温,后夏至日者为病暑。"

暑邪致病,有伤暑和中暑之别。起病缓,病情轻者为"伤暑";发病急,病情重者,为"中暑"。

暑邪的性质和致病特点:

①暑为阳邪,其性炎热。暑邪为阳邪,为夏月炎暑盛夏之火热之气所化。暑邪侵犯人体多表现出一系列实热症状,如高热、心烦、面赤、烦躁、脉象洪大等。如《素问·生气通天论》说:"因于暑,汗,烦则喘喝……体若燔炭。"

②暑性升散,扰神伤津耗气。"升散",即上升、发散之意。"升",指暑邪性质属阳,可向上升发,因此多上犯头目,扰乱心神,出现心胸烦闷不宁、头昏目眩、面赤等症;"散",指暑邪侵犯人体致腠理开泄而大汗出。《素问·举痛论》中说:"炅则腠理开,营卫通,汗大泄,故气泄。"大量汗液流失,可伤及津液,同时气随津脱,则临床多见口渴喜饮、尿赤短少、气短乏力,甚则气津耗伤太过,清窍失养而突然昏倒,不省人事。《素问·刺志论》中说:"气虚身热,得之伤暑。"

③暑多挟湿。暑季气候炎热,多雨潮湿,故暑邪致病,多挟湿邪为患。暑月的感冒病多属于暑邪兼挟湿而致。因此,暑邪致病的临床特征除发热、烦渴等症状外,常兼见四肢困倦、胸闷呕恶、大便溏泄不爽等湿阻症状。治疗当用"湿去热孤"法。夏季虽有暑湿并存,但仍须通过分析疾病的症状辨明所受邪气的性质,非暑中必定有湿。

(4)湿邪　是指凡致病具有重浊、黏滞、趋下特性的外邪。

因湿气通于脾,长夏为湿气当令的季节,湿乃长夏季节之主气。长夏,即夏至至处暑五个节气,属于夏秋之交,天气尚热,雨水且多,热蒸水腾,潮湿充斥,为一年之中湿气最盛的季节。故一年之中长夏是湿病发生最多的季节,但四季均可发生。湿气为害,伤人致病,则为湿邪。湿邪侵犯人体所致的病证,称为外湿病证。气候潮湿、涉水淋雨、居处潮湿、水中作业等环境均可引发湿邪入侵。湿邪为患,多黏腻、停滞、弥漫,其伤人缓慢难察而导致多种病变。

湿邪的性质和致病特点:

①湿为阴邪,阻遏气机,损伤阳气。湿性类水,水属于阴,湿为阴邪,为重浊有质之邪。故湿邪侵及人体,易伤阳气。清·叶桂《温病论·外感温热篇》说:"湿胜则阳微"。脾性喜燥恶湿,主运化水液,外感湿邪,最容易侵犯脾脏,致脾阳受损,无法运化水湿,而致水湿内生、停聚,发为泄泻、水肿、小便短少等症。《素问·六元正纪大论》说:"湿胜则濡泄,甚则水闭胕肿。"湿属于重浊有质之邪,一旦停滞于体内可阻滞气机。湿邪侵犯人体可有湿阻胸膈,气机不畅,出现胸膈满闷;湿困中焦,使脾不升清,胃不降浊,故有纳谷不香、脘痞腹胀、便溏不爽等症;湿停下焦,影响肾与膀胱的气化功能,则出现小腹胀满、小便淋涩不畅。湿邪导致的阳气郁遏,可用化气利湿通利小便的方法,则湿邪可从小便而去,水道通调则气机通畅,即湿去则阳气自通。

②湿性重浊。"重",即沉重、重着,指湿邪致病,出现以沉重感为特征的临床表现。因湿浊侵犯肌表,困遏清阳,致使清阳不布,则出现头昏沉重,状如裹束、四肢酸楚沉重等临床表现。如《素问·生气通天论》说:"因于湿,首如裹。"痹症若以关节疼痛重着、麻木不仁为临床表现的为"湿痹",又称"着痹",是湿邪沉重,阻滞经络关节所致。"浊",即秽浊垢腻。湿邪侵犯人体,易于出现排泄物和分泌物秽浊不清。如湿浊在上则面垢、眵多;湿邪下注,则小便浑浊、妇女黄白带下过多;湿滞大肠,则大便溏泻、下痢脓血黏液;湿邪浸淫肌肤,则疮疡、湿疹常有秽浊脓水排出等。正如《临证指南医案·湿》中说:"湿为重浊有质之邪。"

③湿性黏滞。"黏",即黏腻;"滞",即停滞。所谓黏滞是指湿邪致病具有黏腻停滞的特性。主要表现在两个方面:一是症状的黏滞性。分泌物和排泄物多黏腻秽浊,排便有滞涩不畅的感觉,如痢疾时大便黏腻不爽,淋证时小便色黄浑浊、涩滞不畅。湿邪为病的常见症状可见口中黏腻感、口甜、舌苔厚滑黏腻等。二是病程的缠绵性。湿性黏滞,可阻滞气机,但气机不畅反过来可加重湿邪的发病,致使湿邪不得清利,久而蕴蒸不化,胶着难解,致使疾病反复发作或缠绵难愈。因此,湿邪为病,多起病缓慢,发病隐袭,病程较长。如湿温,它是一种由湿热病邪所引起的外感热病。由于湿邪性质的特异性,在疾病的传变过程中,表现出起病缓、传变慢、病程长、难速愈的明显特征。类似如湿疹、湿痹(着痹)等,亦因其感受湿邪难除而不易速愈。湿疹多表现为反复难愈;着痹则表现为关节疼痛重着不移、肌肤不仁、经久不愈等症。所以《温病条辨·上焦篇》说:"其性氤氲黏腻,非若寒邪之一汗即解,温热之一凉即退,故难速已。"

④湿性趋下,易袭阴位。湿邪为重浊有质之邪,类水属阴而有趋下之势,人体下部属阴,同类相求,故湿邪为病,易于伤及人体下部。因此,湿邪导致疾病,多由湿邪下注而发生带下、小便浑浊、泄泻、下痢等,如水肿、湿疹也多以下肢较为明显。《素问·太阴阳明论》所谓"伤于湿者,下先受之。"

(5)燥邪　是指具有干燥、收敛等特性的外邪。

因燥气通于肺,秋为燥气当令的季节,燥乃秋季之主气。秋季气氛肃杀,天气收敛,气候干燥。燥气太过,伤人致病,则为燥邪。燥邪多自口鼻而入,伤人致病,首犯肺卫,发为外燥病证。燥邪侵犯人体后可表现出温燥、凉燥之分。初秋气温较高,保有夏末之余热,且多久晴无雨,此时多燥与热合,侵犯人体,若发病多为温燥;深秋近冬气候转冷,西风凛冽,此时燥与寒相结合而侵犯人体,若发病多为凉燥。

燥邪的性质和致病特点:

①燥性干涩,易伤津液。燥为秋季肃杀之气所化,其性干涩枯涸。《素问·阴阳应象大论》曰:"燥胜则干"。若燥邪侵犯人体为病,最易耗伤人体的津液,形成阴津亏损的病变,表现出各

种干燥、涩滞的症状,如皮肤干涩,甚则皲裂、口鼻干燥、咽干口渴、毛发干枯不荣、小便短少、大便干结等。《素问玄机原病式·燥门》曰:"诸涩枯涸,干劲皴揭,皆属于燥。"

②燥易伤肺。肺为五脏六腑之华盖,主气而司呼吸,与自然界大气直接相通,外合皮毛,开窍于鼻,燥邪多自口鼻而入,可直接侵犯肺脏。肺为娇脏,性喜清肃濡润而恶燥,故肺易被邪气伤害,其中以燥邪最甚。燥邪最易损伤肺之津液,使肺津受损,宣肃失职,出现干咳少痰,或痰黏难咯、喘息胸痛的临床表现;又甚或燥灼伤肺之脉络,出现痰中带血等。由于肺与大肠相表里,肺津损伤,大肠失润,传导失司,可现大便干涩不畅等症。

(6)火邪 是指具有炎热升腾等特性的外邪。

火具有炎热特性,旺于夏季,为火气主令,但并不像暑具有明显的季节性,也不受季节气候的限制。故火热之气太过,伤人致病,则为火热之邪。一年四季均可发生。火热之邪侵入人体所致的病证,称为外感火热病证或外火证。

火邪的性质和致病特点:

①火热为阳邪,其性燔灼趋上。"燔"即燃烧;"灼",即烧烫。"燔灼",是指火热邪气具有焚烧而熏灼的特性。火热燔灼、升腾,故为阳邪。火热邪气亢盛则致人体阳气病理性偏亢。"阳胜则热",临床表现多为实热性病证,如高热、恶热、烦渴、汗出、脉洪数等热盛之症。火为阳邪,其性升腾向上,故易侵害人体上部,尤以头面部多见。如心火上炎,则见舌尖红赤疼痛,口舌糜烂、生疮;肝火上炎,则见头痛如裂、目赤肿痛;胆火炽盛,则见耳内肿痛或流脓;胃火炽盛,可见齿龈肿痛、齿衄等。故《素问·至真要大论》说:"诸痛痒疮,皆属于火""诸逆冲上,皆属于火"。

②火热易扰心神。火热与心气相通应,心主血脉而藏神。故火热之邪伤于人体,多入于营血,最易影响心神,轻者出现心神不宁而心烦、失眠;重者可扰乱心神,出现狂躁妄动,甚至神昏谵语等症。故《素问·至真要大论》说:"诸躁狂越,皆属于火。"

③火热易伤津耗气。火热之邪入侵,阳热充斥于体内,可直接消灼煎熬津液,使人体阴津耗伤,即所谓热盛伤阴;同时还会迫津外泄,使气随津液损伤而致津亏气耗。因此,临床表现除热象显著外,往往还兼有口渴喜冷饮、咽干舌燥、小便短赤、大便秘结等津伤液耗之征象,并伴见体倦乏力,少气懒言等气虚症状,重则可致真气急骤外泄而出现大汗出、目合口张,甚者昏迷、二便失禁的气脱证。总之,火热之邪为害,或直接损伤人体正气,或因津伤而致气伤,终致津伤气耗之病理结果。

④火热易生风动血。"生风"指火热之邪侵袭人体,往往劫耗津液,燔灼肝经,筋脉失养,而易引起肝风内动的病证。此由于肝风为热甚引起,故称为"热极生风"。风火相煽,症状急迫,出现高热、神昏谵语、角弓反张、四肢抽搐、两目上视等临床表现。故《素问·至真要大论》说:"诸热瞀瘛,皆属于火。""瞀"指眼目昏花,心情烦乱,为邪热扰乱心神所致;"瘛"指手足抽搐,为风火相煽,液枯津燥所致。"动血"指火热入于血脉,易迫血妄行。火热之邪侵犯血脉,轻则使血行加速,重则可迫血妄行,或灼伤脉络,并引起如吐血、衄血、便血、尿血、皮肤发斑,妇女月经过多、崩漏等各种出血证。

⑤火热易致疮痈。火热之邪若进入血分后停留于局部,可使局部血肉腐败,甚则发为痈肿疮疡。《灵枢·痈疽》中说:"大热不止,热胜则肉腐,肉腐则为脓,故名曰痈。""火毒""热毒"是引起疮疡比较常见的原因。由火毒壅聚所致之痈疮,其临床表现以疮疡局部红、肿、热、痛为基本特征。

现将六淫的性质和致病特点列简表(表7-1)。

表7-1　六淫的性质和致病特点

六淫		性质	致病特点
阳邪	风邪	轻扬开泄	易袭阳位:病位在上,如头痛、咽痒、面目浮肿;病位在表,腠理开泄,如发热、汗出、恶风
		善行数变	病位游移不定:如行痹肢节游走性疼痛,风疹发无定处,此起彼伏;发病急骤,变化无常:如风疹之发病较急,时隐时现
		动摇	肢体异常运动:如风中经络之面部肌肉颤动;破伤风之四肢抽搐、角弓反张、直视上吊
		易兼他邪	常为外邪致病的先导:多与寒、湿、燥、热等邪气合而致病
	暑邪	炎热	阳热症状:高热、心烦、面赤、烦躁、脉象洪大
		升散	上犯头目,扰及心神:如头昏目眩、心烦闷乱而不宁 易于伤津耗气:口渴喜冷饮、唇干舌燥、尿黄量少;气短乏力、倦怠甚则突然昏倒,不省人事
		挟湿	暑多挟湿:发热烦渴兼见四肢困倦、胸闷呕恶、大便溏泄不爽等湿阻症状
	燥邪	干燥涩滞	易于耗伤津液:如皮肤干涩皲裂、鼻干咽燥,口唇燥裂、毛发干枯不荣、小便短少、大便干结 易于伤肺:干咳少痰,或痰黏难咯,或痰中带血,以及喘息胸痛
	火邪	燔灼急迫	表现为阳热之象:高热、面赤、烦躁、舌红、脉洪数 易于伤津耗气:汗出、口渴喜饮、尿少便干、倦怠乏力、少气懒言 易于生风动血:高热、神昏谵语、四肢抽搐、角弓反张、出血 易致阳性疮疡:疮疡局部红、肿、热、痛
		炎上	主要侵犯上部:如头痛、耳鸣、咽喉红肿疼痛、牙痛、齿龈红肿
阴邪	寒邪	寒凉	易伤阳气,寒客肌表,郁遏卫阳者,称为"伤寒" 寒邪直中于里,伤及脏腑阳气,称为"中寒"
		凝滞	凝滞气血,多见疼痛,局部冷痛,得温则减,逢寒增剧
		收引	腠理、经脉、筋脉收缩拘急:无汗、脉紧、筋脉拘急
	湿邪	重浊	易于损伤阳气:脾阳不振,运化无权,水湿停聚,发为水肿、泄泻 阻遏气机:湿阻上焦,则胸膈满闷;湿困中焦,则纳谷不香、不思饮食、脘痞腹胀、便溏不爽等症;湿停下焦,则小腹胀满、小便淋涩不畅 沉重:多见头身肢体困重,如头重身裹,着痹之肢节痠重疼痛 秽浊:排泄物和分泌物秽浊不清,黏滞不爽,如大便溏泄黏腻不爽、下痢脓血黏液、小便混浊涩滞不畅、妇女黄白带下过多、湿疹脓水秽浊
		黏滞	易于阻遏气机:如胸闷、脘痞、腹胀 病程缠绵难愈:起病缓慢隐匿、病程较长、反复发作、缠绵难愈
		趋下	易于侵袭阴位:病位在下,下肢水肿、小便混浊、泄泻下痢、带下

7.1.2　疫气

疫气是有别于六淫而具有强烈传染性的外感病邪。

7.1.2.1　疫气的基本概念

疫气,泛指一类具有强烈传染性和致病性的外感病邪。在中医学文献中,疫气又名"疫毒"、"疠气"、"戾气"、"毒气"、"异气"、"杂气"、"乖戾之气"等。疫气一词,首见于明·吴有性《温疫论》,指出"夫温疫之为病,非风非寒,非暑非湿,乃天地间别有一种异气所感",是有别于六淫而具有强烈传染性的外感病邪,即是"无形可求,无象可见,况无声无息,何能得睹得闻"的肉眼难以观察到的病原体。

疫气可以通过口鼻、随饮食、蚊虫叮咬、虫兽咬伤、皮肤接触等途径侵入人体,导致发病,故属于外感病因,又称为疫病、瘟病、瘟疫病等。疫气致病种类很多,如流感、痄腮(腮腺炎)、虾蟆瘟、猩红热(烂喉丹痧)、疫毒痢、白喉、天花、肠伤寒、霍乱、疫黄(急性传染性肝炎)、鼠疫、流行性出血热、艾滋病(AIDS)、重症急性呼吸系统综合征(SARS)、禽流感等。疫气包括了现代临床许多传染病,甚至包括很多烈性传染病。

7.1.2.2　疫气的致病特点

(1)发病急骤,病情危笃　由于疫疠多属热毒之邪,常挟有湿毒、毒雾、瘴气等秽浊之气,发病时极其迅猛,致病比六淫更加急骤、来势凶猛,常常病情险恶。疫气为害,颇似火热致病,具有一派热盛之象,但毒热较六淫之火热邪气更甚,因此,在起病初期常常出现热盛伤津、扰神、动血生风、剧烈吐泻等危重症状。《瘟疫论》在论述疫疠时指出"缓者朝发夕死,重者顷刻而亡。"《素问·六元正纪大论》也记载:"疠大至,民善暴死。"因此可以看出疫气为害变化多端,致病作用更为剧烈险恶,死亡率也高。

(2)传染性强,易于流行　疫疠之气具有强烈的传染性,导致疾病易于流行,可通过空气、食物等多种途径在人群中传播。疫气所流行的地域,无论男女老少,体质强弱,只要接触到患病病人或疫原体的人,多可发病。正如《温疫论·原病》中说:"疠气……此气之来,无老少强弱,触之者即病。"

(3)一气一病,症状相似　不同的疫气作用于人体都有其自身的特点,即作用于不同的脏腑组织器官,有何临床表现和传变规律,都具有一定的特异性,不同的人体感染相同的疫气临床表现基本相似,正所谓"一气致一病"。例如痄腮,无论性别,临床表现一般都为耳下腮部肿胀。说明疫气对某些部位有特异的致病性。正如《素问·刺法论》中所说:"五疫之至,皆相染易,无问大小,症状相似。"但疫气种类不同,所致之病也各异。

7.1.2.3　影响疫气发病和疫病流行的因素

(1)气候反常　久旱、酷热、水灾、湿雾瘴气、地震等自然气候的反常变化,均可孳生疫气而导致疾病的发生。如常常发生地震、水灾后的霍乱、痢疾大流行。

(2)环境污染与饮食不洁　水源、空气污染、食物污染、饮食不洁、环境卫生不良等因素可孳生疫气。如疫黄的暴发多为疫气通过食物或水的污染进入人体而发生疾病。

(3)预防隔离工作不严格　预防隔离工作不严格会导致疫病的发生和流行。由于疫气具有强烈的传染性,常因消毒工作不严或未经重视而发生流行。《松峰说疫》告诫说:"凡有疫之家,不得以衣服、饮食、器皿送于无疫之家,而无疫之家亦不得受有疫之家之衣服、饮食、器皿。"

(4)社会因素　疫病的流行发生与社会因素也有一定的关系。若国家安定,卫生防疫工作注重,采取一系列积极有效的防疫和治疗措施,疫病就能得到有效的控制;若社会动荡,战事频繁,百姓生活极度贫困,疫病就会不断地发生和流行。

疫气与六淫,虽同属外感病邪,都从外感受,但疫气比六淫之邪,其毒力强、致病力强、传染性强、所致疾病的病情更为危重。正如《温热暑疫全书》中说:"一人受之谓之温,一方受之谓之疫。"

7.2　内伤病因

内伤病因,又称内伤,其病自内而发,非外邪所侵,即由于人的情志、饮食、劳逸不循常度,超过人体自身调节范围,直接导致气血津液、脏腑阴阳失调的致病因素。由内伤病因所引起的疾病称之为内伤疾病。内伤病因包括七情内伤、饮食失宜、劳逸失当。

7.2.1　七情内伤

七情内伤,是指由于情志活动过度所引起脏腑精气功能紊乱而致疾病发生的一类病因。

7.2.1.1　七情内伤的基本概念

七情是指喜、怒、忧、思、悲、恐、惊七种最基本的情志活动,是人体的生理和心理活动对内外界环境变化所产生的情志反应,是脏腑生理功能正常、精气血充盈的外在表现,属于人人皆有的情绪,一般情况下不会导致疾病。

七情内伤,是喜、怒、忧、思、悲、恐、惊七种引发或诱发疾病的情志活动。七情反应太过或不及,超越了人体正常的生理和心理适应和调节范围,引起异常变化,使其气机紊乱,脏腑损伤,阴阳失调,就会导致疾病。七情作为致病因素,一方面取决于情志异常变化是否超出了人体的适应范围,即突然、强烈或长期持久的情志刺激可以导致疾病;另一方面与个体耐受、调节能力的强弱密切相关。一般的情志刺激对大多数人不会引起疾病,但对个体耐受、调节能力较差的人则会发病。即使同样的情志刺激变化,有的人可以致病,在另一些人则不致病,故七情具有生理和病理的双重性。当过度的七情引发或诱发疾病时,七情则成为病因而称之为"七情内伤"。

7.2.1.2　七情与脏腑气血的关系

人的活动与五脏气血有着密切关系。情志活动是以五脏气血为基础,是五脏精气应答外在环境因素的作用而产生的。正如《素问·阴阳应象大论》说:"人有五脏化五气,以生喜怒悲忧恐。"五脏所藏之精气血津液,通过各种气化功能以应答外界环境而产生情志活动。五脏各项生理活动正常,精气藏泄协调,气血调畅,津液代谢正常,这些都对适当的情志活动发挥着基础性的作用。此时,就可以产生出相应的情志活动,化生关系表现为:肝在志为怒,心在志为喜,脾在志为思,肺在志为忧,肾在志为恐。若五脏精气血阴阳出现虚实变化及功能紊乱,气血运动失调,则可出现情志的异常变化。如《灵枢·本神》说:"肝气虚则恐,实则怒……心气虚则悲,实则笑不休。"说明了脏腑病变可出现相应异常的情绪反应,而精神情志活动又是脏腑生理功能活动的表现,所以人体情志活动与人体脏腑关系密切。

另一方面,情绪反应过度又可以损伤相关之脏腑。当情志过激或持续不解,会导致脏腑的功能失常。在情志活动中,心与肝发挥着更为重要的作用。心藏神,为五脏六腑之大主,主宰和调控着一切生理机能和心理活动。人体所有的生理、心理活动都是在心神的统帅下进行的。肝主疏泄,调畅气机,调节气血运动以及情志活动。因此,各种情志活动首先影响心与肝的功能。同时情绪过度又会影响相应的脏腑。如大喜大惊伤心,大怒郁怒伤肝,过度思虑伤脾,过度恐惧伤肾等。

脏腑病变可出现相应的情绪反应,而情绪反应过度又可损伤相关之脏腑。七情生于五脏又伤五脏的理论在诊断和治疗中均有重要的指导意义。

7.2.1.3 七情内伤的致病特点

七情内伤的形成往往与战争、社会角色的改变、社会地位变化、人际关系不和谐、工作不顺利、婚姻状况等因素密切相关。同时,长期患病也会因脏腑功能不足而使精神情志活动受到不同程度的影响。

(1)直接伤及内脏 七情内伤,首先会伤及心神,然后作用于相应的脏腑,导致其脏腑阴阳失调、气血津液代谢紊乱而发病。

①七情损伤相应之脏。不同的情志可伤及不同的脏腑,产生不同的病理变化。七情分属五脏,七情反应太过与不及可损伤相应之脏。心在志为喜为惊,过喜过惊则伤心;肝在志为怒,过怒则伤肝;脾在志为思,过度思虑则伤脾;肺在志为悲为忧,过悲过忧则伤肺;肾在志为惊为恐,过惊过恐则伤肾。正如《灵枢·百病始生》中说:"喜怒不节则伤脏。"

②七情首先影响心神。《类经·疾病类》中说:"情志之伤,虽五脏各有所属,然求其所由,则无不从心而发……心为五脏六腑之大主,而总统魂魄,并该意志。故忧动于心则肺应,思动于心则脾应,怒动于心则肝应,恐动于心则肾应,此所以五志惟心所使也。"由此可见,七情内伤发病,首先作用于心神。同时,各种过度的情志活动可直接产生异常的心理反应和精神状态。如《灵枢·本神》中说:"是故怵惕思虑者则伤神……喜乐者,神惮散而不藏;愁忧者,气闭塞而不行;盛怒者,迷惑而不治;恐惧者,神荡惮而不收。"喜乐过度,可致精神涣散,神志失常;大怒发作,可致精神冲动,失去理智;过于恐惧,可致神气散失,神不守舍。《素问·举痛论》所说:"惊则心无所倚,神无所归",也明确指出惊首先损伤心神,然后影响相应的脏腑。

③数情交织,多伤心肝脾。由于心主血而藏神;肝藏血而主疏泄;脾主运化而居中焦,为气机升降的枢纽、气血生化之源。故情志所伤为害,以心、肝、脾三脏和气血失调为多见。如郁闷太过,既可伤肝,又可影响心脾。情志所伤在心则可见心神不宁,出现心悸、失眠、健忘,甚则精神失常;在肝则肝气郁结,可见两胁胀痛、胸闷太息、咽中如有物梗阻、月经延后等症,甚则可见痛经、闭经、癥瘕;在脾则伤及脾胃气机,出现食欲不振、脘腹胀满、大便溏泻、恶心呕吐等症。如《临证指南医案·卷六》说:"因悒郁动肝致病,久则延及脾胃中伤,不纳不知味……气横为痛为胀,疏泄失职,便秘忽泻,情志之郁。"因此可以看出,七情所伤,心、肝、脾功能失调,可单独发病,也常相互影响,相兼为害,如思虑过度、劳伤心脾、郁怒不解、肝脾不调等等。

(2)影响脏腑气机 "百病生于气",喜、怒、忧、思、悲、恐、惊七情,又称为"七气"。七情之外,加之寒热,称为"九气"。气贵冲和,运行不息,升降有常。气出入有序,升降有常,周流一身,循环无端而无病。若七情变化,五志过极而发,则气机失调,或气不周流而郁滞,或升降失常而逆乱,则可导致疾病。因此,情志致病首先伤及心神,随之影响脏腑气机,导致疾病的发生。故《素问·举痛论》说:"……百病生于气也,怒则气上,喜则气缓,悲则气消,恐则气下……惊则气乱……思则气结。"

怒则气上:气上,气机上逆之意。怒为肝之志。凡遇事愤懑或事不遂意出现而产生一时性的激怒,一般不会致病。但如过怒,则反伤肝,使肝气疏泄太过,气机上逆,甚则出现血随气逆,并走于上的病机变化。临床上常见:肝气上逆,血随气升,可见头胀头痛、面红目赤,呕血,甚则昏厥卒倒;若兼顾发生肝气横逆,亦可犯脾而致腹胀、飧泄等症。(飧泄又名水谷利,大便呈完谷不化样。)若克胃则可出现呃逆、呕吐等。如《素问·生气通天论》中说:"大怒则形气绝,而血菀于上使人薄厥。"《素问·生气通天论》说:"怒则气逆,甚则呕血及飧泄。"《景岳全书·呕吐》中说:"气逆作呕者,多因郁怒致动肝气,胃气受邪,所以作呕。"由于肝肾同源,怒不仅伤肝,还能伤肾。肾伤精衰,则现恐惧、健忘、腰脊软等症。肝为五脏之贼,故肝气疏泄失常可影响各脏腑的生理功能而导致多种病变,同时发病时极其严重。如《素问·调经论》所说:"血之与气并走于上,则为大厥,厥则暴死,气复反(返)则生,不反则死。"

喜则气缓:气缓,心气弛缓之意。喜为心之志。包括缓和紧张情绪和心气涣散两个方面。在正常情况下,喜能缓和紧张情绪,使心情舒畅,气血和缓,表现为健康的状态。但是喜乐无极,超过正常限度,就可导致心气涣散不收,重者心气暴脱或神不守舍的病机变化。临床上常见:精神和注意力不集中,乏力、懈怠,甚至狂乱、精神失常,或见心气暴脱的大汗淋漓、气息微弱、脉微欲绝等症。如《灵枢·本神》说:"喜乐者,神惮散而不藏。"《淮南子·精神训》说:"大喜坠阳。"

悲则气消:气消,肺气消耗之意。悲忧为肺之志。悲,是伤感而哀痛的一种情志表现。悲哀太过,往往导致肺气耗伤而肺失宣降的病机变化。临床上常见:耗伤肺气,意志消沉、精神不振、气短胸闷、乏力懒言等症。《素问·举痛论》:"悲则心系急,肺布叶举,而上焦不通,荣卫不散,热气在中,故气消矣。"

恐则气下:气下,精气下陷之意。恐为肾之志。恐,是一种胆怯、惧怕的心理作用。长期恐惧或突然意外惊恐,皆能导致肾气受损,致使肾气失固,气陷于下的病机变化。临床上常见:过于恐怖,则肾气不固,气陷于下,二便失禁、精遗骨痿等症。《素问·本神》说:"恐惧不解则伤精,精伤则骨酸痿厥,精时自下。"

惊则气乱:气乱是指心气紊乱。心主血,藏神,卒然大惊则伤心,导致心气紊乱,气血失调的病机变化。临床上常见:惊悸不安、慌乱失措、失眠心烦、气短,甚则精神错乱等症状。《素问·举痛论》说:"惊则心无所倚,神无所归,虑无所定,故气乱也。"

思则气结:气结,脾气郁结之意。思为脾之志,思考本是人的正常生理活动,若思虑太过,则可导致气结于中,脾气郁结,运化失职的病机变化。临床上常见:胃纳呆滞、脘腹痞塞、便溏或便秘,甚至肌肉消瘦等。《素问·举痛论》说:"思则心有所存,神有所归,正气留而不行,故气结矣。"

情志内伤可导致脏腑气机失调,气机正常是脏腑发挥各项生理活动的基础,因此气机失调又可妨碍脏腑的气化过程,导致精气血津液代谢紊乱。如气郁日久,郁而化火,逆而向上,会引起烦躁、易怒、失眠、面赤、口苦,以及吐血、衄血等临床表现,称之为"五志化火"。精血津液的施泄、输布若因气机郁滞而不畅,则产生精瘀、血瘀、痰饮等病变,而痰饮与瘀血互结,又可导致癥积、肿瘤等。因此,很多疾病病理变化复杂,而情志内伤是引起疾病的重要病因之一。

(3)多发为情志病证 情志病,是指发病与情志刺激相关,或疾病表现出情志异常特征的病证。情志病包括:①情志刺激可直接引发郁证、癫狂等疾病;②胸痹、真心痛、眩晕(高血压病)等疾病可因情志刺激而诱使其发作;③消渴、恶性肿瘤、慢性肝胆病等疾病具有情志异常的临床表现,并且其病情也随着情绪变化而发生相应的变化。

(4)情志波动影响病情 七情变化对病情具有很大的影响,如情绪过于激烈可诱发疾病发作和加重病情。如长期的情绪消沉、忧思不解,或突然暴跳如雷,可诱发疾病发作或使病情加重或恶化,甚则致人猝死。例如各种心脑血管疾病(如冠心病)的病人,可由于情绪激动而突发疾病,病情危重。了解七情活动对病情正负两方面的影响,对把握病情发展变化,采取全面正确的治疗,具有实际指导意义。

7.2.2 饮食失宜

脾胃运化正常合理的饮食,进而化为气血,提供进行各项生命活动的能量。《金匮要略》中说:"凡饮食滋味以养于生,食之有妨,反能有害……若得宜则益体,害则成疾,以此致危。"饮食失宜,可导致许多疾病,但首先损伤脾胃,导致胃的受纳腐熟、脾的运化水谷功能失常,引起消化机能障碍;其次,还能导致食积、生热、生痰、生湿、气血不足,产生种种病变,成为疾病发生的一个重要原因。因此,饮食应有节制。宋·严用和《济生方》说:"善摄生者,谨于和调,使一饮一食,入于胃中,随消而化,则无留滞为患。"说明饮食应有以脾胃能受纳为度,即食入后不觉食物停滞于胃肠。如不注意饮食量,每每饮食超过消化功能所承受的范围,必然导致脾胃功能受损。

饮食因伤及脾胃,因此称"饮食内伤"。饮食内伤包括三大类:饮食不节、饮食不洁、饮食偏嗜。

7.2.2.1 饮食不节

良好的饮食习惯贵在有节。进食定量、定时谓之饮食有节。如过饥过饱,或饥饱无常,均可影响健康,导致疾病的发生。

(1)饥饱失常 饥饱失常包括过饥和过饱。

①过饥 指摄食不足,如饥而不得食,或有意识限制饮食,或因脾胃功能虚弱而纳少,或因七情波动过于强烈而不思饮食,或不能按时饮食等。《灵枢·五味》说:"谷不入,半日则气衰,一日则气少矣。"长期摄食不足,一是会伤胃。胃主受纳腐熟水谷,纳谷不足,胃腑失于水谷濡养,气阴受损,而致胃部疾患,表现为胃脘泛吐酸水、嘈杂疼痛等症状。二是营养缺乏,气血生化不足。饮食为气血之本源,长期摄食不足,必然致气血化生匮乏,导致脏腑失养,功能衰退,全身虚弱。三是正气不足,抗病力弱,易招致外邪入侵,继发其他疾病。儿童时期,如果饮食过少可致营养不良,影响其正常的生长发育。

②过饱 指进食不能节制,长期饮食超量,或暴饮暴食,或中气虚弱而强食,以致脾胃难于消化转输而致病。过饱所导致疾病,一是饮食停滞,损失脾胃。"积食"内停,轻者表现为饮食积滞不化,可见脘腹胀痛、嗳腐吞酸、呕吐泄泻、厌食、纳呆等。若"积食"内停日久,可进一步损伤胃肠功能。故《素问·痹论》说:"饮食自倍,肠胃乃伤。"二是痰湿内生。脾胃运化功能久不得复,可聚而生痰、化热、生湿,而产生其他疾病。如营养过剩而发生消渴、肥胖、胸痹等病证;

或因为饮食久伤,阻滞肠胃经脉的气血运行,而发展为痔疮、下利、便血;或过食肥甘厚味,易于生湿化热,引起痈疽疮毒等。如《素问·生气通天论》说:"因而饱食,筋脉横解,肠澼为痔"、"高粱(膏粱)之变,足生大丁(疔)。"

小儿以饥饱失度导致疾病尤为多见,因其脾胃较成人为弱,加之饮食不能自制,故多为饥饱失常所伤。小儿如饮食过少,营养缺乏,可影响正常的生长发育;但如果食滞日久,可以郁而化热;伤于生冷寒凉和肥甘之品,又可以聚湿、生痰。婴幼儿食滞日久还可以出现手足心热、心烦易哭、脘腹胀满、面黄肌瘦等症,称之为"疳积"。

(2)饮食无时　按固定时间,有规律地进食,可以保证消化、吸收功能有节奏地进行活动,脾胃则可协调配合,有张有弛,水谷精微化生有序,并有条不紊地输布全身。自古以来,就有一日三餐,"早饭宜好,午饭宜饱,晚饭宜少"之说。若饮食无时,或朝常不食,久之亦可损伤脾胃,而变生他病。

此外,在疾病过程中,饮食不节可能使病情复发或者迁延,称为"食复"。如在热性疾病中,疾病初愈,脾胃尚虚,饮食过量或吃不易消化的食物,常常导致食物停滞,化热而使得热邪久羁而引起疾病复发或迁延不愈。总之,不宜极饥而食,食不可过饱;不宜极渴而饮,饮不可过多。饮食过多,则生积聚;渴饮过多,则聚湿生痰。饮食无度,时饥时饱,可导致脾胃受损;大病初愈,若饮食不当,如暴食、用过于滋腻的药物、或过早进补等,还可引起"食复"。

7.2.2.2　饮食不洁

进食不洁,是指进食的食物不洁净,即食物被污染,或食入生冷不洁、腐败变质的食物。多是由于缺乏良好的卫生习惯所造成的。饮食不洁多发为胃肠疾病。如进食腐败变质的食物,则胃肠功能紊乱,出现脘腹疼痛、恶心呕吐、嗳腐吞酸、肠鸣腹泻或痢疾等表现。若进食被疫毒污染的食物,可发生某些严重的传染疾病。如《金匮要略·禽兽鱼虫禁忌并治》中说:"秽饭、馁肉、臭鱼,食之皆伤人……六畜自死,皆疫死,则有毒,不可食之。"若进食被寄生虫污染的食物,则可导致各种寄生虫病,如蛔虫病、蛲虫病等,常表现为腹痛时作、嗜食异物、面黄肌瘦等。如进食有毒性的食物,则会引起食物中毒,轻者脘腹疼痛、恶心呕吐;重则神志昏迷,甚至死亡。如《诸病源候论·虫病等病候论》中说:"凡人往往因饮食,忽然困闷,少时致甚,乃致死者,名曰食物中毒。"

7.2.2.3　饮食偏嗜

饮食偏嗜,是指过分喜好某些性味的食物或专食某些食物。饮食结构合理,五味调和,寒热适中,无所偏嗜,才能使人体获得各种需要的营养。如饮食偏嗜时间过久则会引起某些疾病。饮食偏嗜主要包括饮食过寒过热、饮食五味有所偏嗜、食物种类有所偏嗜及嗜酒成癖。

(1)寒热偏嗜　指按照个人嗜好而偏食过寒或过热之品。良好的饮食习惯,要求寒温适中的食物,这样才对脾胃消化功能最佳。饮食不应按照个人嗜好而偏食过寒过热的食物,否则会导致人体阴阳失调而发生疾病。若多食生冷寒凉,可损伤脾胃阳气,致使寒湿内生,发生腹痛泄泻、泛吐清水痰涎、手足不温等症。偏食辛温燥热,可使胃肠积热,出现口渴、口臭、嘈杂易饥、腹胀便秘,或酿成痔疮。正如《灵枢·师传》中说:"食饮者,热无灼灼,寒无沧沧。寒温中适,故气将持,乃不致邪癖也。"

(2)五味偏嗜　指长期嗜好某种性味的食物。五味,指酸、苦、甘、辛、咸,它们在人体中各有不同的作用，不可偏废。人的精神气血，都由五味资生。五味与五脏，五脏各对不同的味道，而五味具有对各自对应脏腑不同的亲和力。《素问·至真要大论》说："夫五味入胃，各归所喜，故酸先入肝，苦先入心，甘先入脾，辛先入肺，咸先入肾。"长期嗜好某种性味的食物，过补其脏，时间久了就会导致该脏的脏气偏盛，终将使五脏间的平衡被破坏而发生多种疾病。故《素问·至真要大论》认为："久而增气，物化之常也。气增日久，夭之由也。"饮食五味适度、搭配合理可使人增气力，但如果五味偏嗜，日久既可引起本脏机能失调，也可因脏气偏盛而按五脏间相克关系传变，按照"伤己所胜"的原则发生病理变化，损伤他脏而发生疾病。正如《素问·五藏生成》所说："多食咸，则脉凝泣而变色；多食苦，则皮槁而毛拔；多食辛，则筋急而爪枯；多食酸，则肉胝皲而唇揭；多食甘，则骨痛而发落。"长期嗜好咸味食物，会使血流滞涩，面色失去光泽；嗜好苦味食物，会使皮肤干燥而毫毛脱落；嗜好辛味食物，会使筋脉拘急而爪甲枯槁；嗜好酸味食物，会使皮肉坚厚皱缩，口唇干薄而掀起；嗜好甘味食物，会使肾气亏虚而骨骼疼痛，头发易于脱落。

（3）种类偏嗜　指长期专食某些食物，或不食用某些食物，或膳食中缺乏某些食物。饮食种类合理搭配，膳食结构合理，才能获得充足的营养，以满足生命活动的需要。人的膳食结构应该谷、肉、果、菜齐全，且以谷类为主，肉类为副，蔬菜为充，水果为助，调配合理，根据需要，兼而取之，才有益于健康。若结构不适，调配不宜，有所偏嗜，则味有所偏，脏有偏胜，从而导致脏腑功能紊乱。如过嗜甘甜肥厚、酵酿之品，则导致水饮积聚；过嗜瓜果乳酥，则水湿内生，发为肿满泻利。如《素问·生气通天论》说："肥则令人内热，甘则令人中满，故其气上溢，转为消渴。"

此外，过度挑食，可致营养不全，缺乏某些必要的营养，而殃及脏腑为病。例如，脚气病（维生素 B_1 缺乏）、夜盲症（维生素 A 缺乏）、瘿瘤（碘缺乏）等都是五味偏嗜的结果。所以，饮食五味应当适宜，平时饮食不要偏嗜，病时应注意饮食宜忌。如果食与病变相宜，能辅助治疗，促进疾病好转；反之，疾病就会加重。只有"谨和五味"才能"长有天命"。

（4）饮酒偏嗜　指长期饮酒过量，嗜酒成癖。酒性热而有毒，若嗜酒成癖，久易聚湿、生痰、化热而致病，出现脘腹胀满、胃纳减退、口苦口腻、舌苔厚腻等症状，甚至引起酒精中毒而危及生命。如《脾胃论·论饮酒过伤》中说："夫酒者，大热有毒，气味具阳……以伤元气。"

7.2.3　劳逸过度

劳逸过度，是过度劳累和过度安逸的总称。

劳动和休息的合理调节，是保证人体健康的必要条件。正常的劳动和体育锻炼，有助于气血流通，增强体质。必要的休息，可以消除疲劳，恢复体力和脑力，不会使人致病。如果长时间过于劳累，或过于安逸静养，完全不参加劳动或活动，都不利于健康，可导致脏腑经络及精气血津液神的失常而引起疾病的发生。因此，劳逸失度也是内伤病的主要致病因素之一。

7.2.3.1　过劳

过劳是指过度劳累，也称劳倦所伤。包括劳力过度、劳神过度和房劳过度三个方面。

（1）劳力过度　又称"形劳"。主要指较长时期进行超过力所能及的体力劳动，劳伤形体而积劳成疾，或者是病后体虚，勉强劳作而致病。过度劳力一则可以耗气，损伤内脏的精气，导致其功能减退，引发气虚病证。劳力太过尤易耗伤脾肺之气，因肺为气之主，脾为气之源。出现少气无力、懒于语言、精神疲惫、气喘汗出、四肢困倦、形体消瘦等临床表现。如《素问·举痛论》中说:"劳则气耗。"二则损伤形体,劳伤筋骨。如《素问·宣明五气》说:"久立伤骨,久行伤筋。"

(2)劳神过度　又称"心劳"。指长期用脑,思虑劳神过度成疾。劳神太过尤易耗伤心脾之血。由于血是神志活动的重要物质基础,心藏血,血养神;脾为气血生化之源。因此,用脑过度,长久思虑,会耗伤心血,损伤脾气,以致心神失养出现的神志不宁、心悸健忘、失眠多梦和脾失健运出现的纳呆消瘦、腹胀便溏等症。

(3)房劳过度　又称"肾劳"。是指性生活不节,房事过度,或手淫恶习,或妇女早孕多育等,均可耗伤肾精。由于肾藏精,为封藏之本,肾精不宜过度耗泄。若房事不节则肾精耗伤,常见腰膝酸软、眩晕耳鸣、精神萎靡,或男子遗精滑泄、性功能减退,甚或阳痿、遗精、早泄等。如《中藏经·劳伤》中说:"色欲过度则伤肾。"妇女早孕多育,耗伤肾精气血,累及冲任及胞宫,除外会伤及肾精而引起月经紊乱、带下病等疾病,还会导致早衰。

7.2.3.2　过逸

过逸是指过度安逸。包括体力过逸和脑力过逸。生命在于运动,适当的体力和脑力活动可以使阳气振奋、气血流畅,保持精力充沛的状态;若较长时间安闲少动、卧床不起,或长期用脑过少等,可导致脏腑经络及精气血神失调而出现各种疾病。

过逸的致病特点表现在:一是体力过逸。长时间不劳动,又不运动,使人体气血运行不畅,脾胃呆滞,体弱神倦,出现食少、胸闷腹胀、体倦乏力、肌肉软弱等表现;或可出现发胖臃肿,动则心悸、气喘、汗出等症状。如果脏腑功能减退,同时还可因体质下降,正气不足而继发其他疾病。二是脑力过逸。长期用脑过少,可致神气衰弱,常见精神萎靡、健忘、反应迟钝等。

7.3　病理产物性致病因素

病理产物性致病因素,是指继发于其他病理过程而产生的致病因素,故又称"继发性病因",或称"内生有形实邪"。在疾病发生和发展过程中,原因和结果可以相互交替和相互转化。由原始致病因素所引起的后果,可以在一定条件下转化为另一些变化的原因,成为继发性致病因素。痰饮、瘀血、结石等是在疾病过程中形成的病理产物,如果不能及时消除,就会反过来影响人体正常的生理功能,或可加重原有的病理变化,或可引起新的病变发生,是继发于其他病理过程而产生的致病因素。

7.3.1　痰饮

7.3.1.1　痰饮的概念及分类

痰饮是机体水液代谢障碍所形成的病理产物。这种病理产物一经形成,就作为一种致病因素作用于机体,导致脏腑功能失调而引起各种复杂的病理变化,故痰饮是继发性病因之一。痰饮是病理结果和致病因素的统一体。一般来说,以较稠浊的称为痰,清稀的称为饮。痰可分为有形之痰和无形之痰。有形之痰,是指视之可见、触之可及、闻之有声的实质性的痰液,如咳咯而出的痰液，喉间可闻的痰鸣，体表可触之的瘰疬、痰核等。无形之痰，是指由痰引起的特殊症状和体征，只见其征象，不见其形质的痰病，因无形可征，故称无形之痰，如梅核气、眩晕、癫狂等。虽无形质可见，但却有征可察。痰作用于人体，通常可表现出头晕目眩、心悸气短、恶心呕吐、神昏谵狂等，多以苔腻、脉滑为重要临床特征，采用祛痰的方法治疗能够取得较好的效果。因此，中医对"痰"的认识，主要是以临床征象为依据来进行分析的。饮则流动性较大，可留积于人体脏器组织或疏松部位。因其所停留的部位不同而表现各异。如《金匮要略·痰饮咳嗽病脉证治》有"痰饮"、"悬饮"、"溢饮"、"支饮"等不同名称。

另外，人体水液代谢障碍所形成的病理变化，有"水、湿、痰、饮"之说，四者同源而异流，即都是水液代谢所形成的病理变化，但性质稍有差别。稠浊者为痰，清稀者为饮，更清者为水，水气弥漫者为湿；一般认为，湿聚为水，水积成饮，饮凝成痰。

7.3.1.2　痰饮的形成

痰饮的形成，多为外感六淫，或七情内伤，或饮食不节等，导致脏腑机能失调，气化不利，水液代谢障碍，水液停聚而形成。可引发痰饮形成的病因，有外感湿邪，留滞体内；火邪伤人，煎灼津液；恣食肥甘厚味，痰湿内生；七情内伤，气郁水停；血行瘀滞，水液不行。脾胃虚弱，饮食不化，也可导致痰饮的生成。就饮食而言，《景岳全书·杂证谟》指出："盖痰涎之化，本由水谷，使果脾强胃健，如少壮者流，则随食随化，皆成血气，焉得留而为痰。惟其不能尽化，而十留其一二，则一二为痰矣；十留三四，则三四为痰矣；甚至留其七八，则但见血气人削，而痰证日多矣。"以上为导致痰饮的病因。由于痰饮形成的病理发展过程与脏腑相关联，因而脏腑功能失调是痰饮形成的中心环节。其中肺、脾、肾、肝及三焦对水液代谢起着重要作用，故痰饮的形成，多与肺、脾、肾、肝及三焦等脏腑的气化功能失常有关。如各种病因能导致肺失宣降，津液不布，水道不利，则聚水而生痰饮；脾失健运，水湿内体，可以凝聚生痰；肾阳不足，水液不得蒸化，也可停而化生痰饮；肝失疏泄，气机郁滞，津液停积而为痰为饮，三焦水道不利，津液失布，亦能聚水生痰。

各种外感、内伤的致病因素可以引起肺、脾、肾、肝及三焦等脏腑生理功能失常，致使水液代谢障碍，从而产生水湿停聚，凝积而成痰饮。形成的痰饮来源于人体的津液，病理基础为水液代谢障碍。正如《冯氏锦囊秘录·杂症大小合参卷十二》中说："津液受病，化为痰饮。"

7.3.1.3　痰饮的致病特点

痰饮形成后，作为致病因素可导致更为复杂的病理变化。饮多留积于肠胃、胸胁及肌肤；痰一旦产生则随气升降流行，内而脏腑，外而经络、筋骨、皮肉，泛滥横溢，无处不到，从而形成多种病证。《杂病源流犀烛·痰饮源流》说："其为物则流动不测，故其为害，上至巅顶，下至涌泉，随气升降，周身内外皆到，五脏六腑俱有……故痰为诸病之源，怪病皆有痰成也。"痰饮可以导致多种病证，因其之说，临床表现各有不同。但痰饮作为继发性的水液代谢疾病，又有着共同的致病特点。概而言之，其致病特点有以下几个方面。

（1）阻碍气机、壅塞气血运行　痰饮随气流行，机体内外无所不至，或停滞于经脉，或留滞于脏腑，阻滞气机，妨碍血行。若痰饮流注经络，易使经络阻滞，气血运行不畅，出现肢体麻木、屈伸不利，甚至半身不遂等。若结聚于局部，则形成瘰疬、痰核，或形成阴疽、流注等。若痰饮留滞于脏腑，则阻滞脏腑气机，使脏腑气血升降失常。如痰饮阻肺，肺气失于宣降，则见胸闷气喘、咳嗽吐痰等;痰饮停胃,胃气失于和降,则见恶心呕吐等;痰浊痹阻心脉,血气运行不畅,可见胸闷心痛等。

(2)影响水液代谢　痰饮本为水液代谢失常的病理产物,其一旦形成之后,便作为一种继发性的致病因素反过来作用于机体,进一步影响肺、脾、肾的水液代谢功能。如痰饮阻肺,可致宣降失常,水液不布;痰湿困脾,脾气不升可致水湿不运;痰饮停于下焦,影响肾气的功能,可致蒸化无力,致水液停滞。因此,痰饮致病能影响人体水液的输布和排泄,使水液进一步停聚于体内,导致水液代谢障碍更为严重。

(3)易于蒙蔽神明　痰饮为浊物,而心神性清净。故痰浊为病,随气上扰,尤易蒙蔽清阳,扰乱心神,使心神活动失常,出现头昏目眩、精神不振等症状;痰浊上犯,如果与风、火相合,蒙蔽心窍,扰乱心神,则可导致神昏谵妄,或引起癫、狂、痫等疾病。

(4)致病广泛,变幻多端　痰饮随气流行,内而五脏六腑,外而四肢百骸、肌肤腠理,可停滞而致多种疾病。由于致病面广,发病部位不一,无处不到,且又易于兼邪致病,因而在临床上形成的病证繁多,症状表现十分复杂,故有"怪病多痰"、"百病多由痰作祟"之说。一般来说,痰之为病,多表现为胸部痞闷、咳嗽、痰多、恶心、呕吐、腹泻、心悸、眩晕、癫狂、皮肤麻木、关节疼痛或肿胀、皮下肿块,或溃破流脓,久而不愈。饮之为害,多表现为咳喘、水肿、疼痛、泄泻等。总之,痰饮在不同的部位表现出不同的症状,变化多端,其临床表现,可归纳为咳、喘、悸、眩、呕、满、肿、痛八大症。痰饮停滞于体内,久之其病变的发展,可伤阳化寒,可郁而化火,可挟风、挟热、可化燥伤阴,可上犯清窍,可下注足膝。因此,痰饮为病,还具有变幻多端,病证错综复杂的特点。

(5)病势缠绵,病程较长　痰饮与湿邪类似,具有重浊黏滞的特性,因此发病多病程较长,病势缠绵。如咳嗽、眩晕、胸痹、癫痫、中风、痰核瘰疬、阴疽等为痰饮所致,病情多反复发作,缠绵难愈。

7.3.2　瘀血

瘀血是指体内血液运行不畅或停滞而形成的病理产物。包括因血液运行不畅,停滞于经脉或脏腑组织内的血液,以及体内瘀积的离经之血。瘀血既是疾病过程中形成的病理产物,又是具有致病作用的继发病因。在中医文献中,瘀血又称"恶血"、"衃血"、"污血"、"蓄血"、"败血"、"死血"等。

中医有"因病致瘀"和"因瘀致病"之分。因病致瘀,是指在疾病过程中,导致血液运行不畅而停滞于体内,使血液瘀滞的病理过程,属于病机学概念,又称"血瘀";因瘀致病,是指瘀血停滞后继发新病变,是病理产物,又是继发病因,属于病因学概念,又称"瘀血"。

7.3.2.1　瘀血的形成

血液的正常运行,主要与心、肺、肝、脾等脏的功能,气的推动与固摄作用,脉道的通利与完整性,血液的充盈,以及寒热等因素密切相关。凡能影响血液正常运行,引起血液运行不畅,或致血离经脉而瘀积的内外因素,均可导致瘀血的形成。气血运行失调是形成瘀血的病理基础,其中出血、气滞、气虚、血寒、血热与瘀血形成直接相关。

(1)出血　各种外伤,如跌打损伤、金刃所伤、手术创伤等,导致脉管破裂而出血,成为离经之血;或其他原因,如脾不统血、肝不藏血而致出血,以及妇女经行不畅、流产等,如果所出之血未能排出体外或及时消散,留积于体内则成瘀血。

(2)气滞 气行则血行,气滞则血瘀。若情志郁结,气机不畅,或痰饮等积滞体内,阻遏脉络,都会造成血液运行不畅,进而导致血液在体内某些部位瘀积不行,形成瘀血。

(3)气虚 气分阴阳,是推动和调控血液运行的动力,气虚则运血无力,阳虚则脉道失于温通而滞涩,阴虚则脉道失于柔润而僵化。津血同源互化,津液亏虚,无以充血而血脉不利。因此,气与津液的亏损,亦能引起血液的运行不畅,导致血液在体内某些部位停积而瘀血。或气虚不能统摄血液,血溢脉外而为瘀,此也为因虚致瘀。

(4)血寒 血得热则行,得寒则凝。若外感寒邪,入于血脉,或阴寒内盛,血脉挛缩,则血液凝涩而运行不畅,导致血液在体内某些部位瘀积不散,形成瘀血。《医林改错·积块》说:"血受寒则凝结成块。"

(5)血热 外感火热邪气,或体内阳盛化火,入舍于血,血热互结,煎灼血中津液,使血液黏稠而运行不畅;或热灼脉络,迫血妄行导致内出血,以致血液壅滞于体内某些部位而不散,变成瘀血。如《医林改错·积块》说:"血受热则煎熬成块。"

此外,还有津液亏损导致瘀血。津血同源,如高热、大量汗出、烧伤、剧烈吐泻等因素都可以导致津液亏损,势必引起血容量不足,血液黏滞不畅,产生瘀血。又如疾病失治、治疗不当,亦可形成瘀血。例如治疗出血,专事止血;或过用误用寒凉,致使离经之血凝而不得温化,未离经之血郁而不畅,均可导致瘀血。

综上所述,瘀血的形成主要是两个方面:一是由于气虚、气滞、血寒、血热、情志等内伤因素,导致气血功能失调而形成瘀血;二是由于各处外伤或内出血等损伤因素,直接形成瘀血。

7.3.2.2 瘀血的致病特点

瘀血形成之后,可以导致新的病变发生。

(1)易于阻滞气机 外伤局部,血脉受损,血出致瘀,可使受伤部位气机郁滞,出现局部青紫、肿胀、疼痛等症。即所谓"血瘀必兼气滞"。因为血为气之母,血能生气,又能载气。瘀血形成后,会影响和加重气机郁滞。气为血之帅,气能行血。气机郁滞,又可引起局部或全身的血液运行不畅。因而瘀血不及时消散,会导致血瘀气滞、气滞血瘀的恶性循环。

(2)影响血脉运行 瘀血阻滞经络,气血运行不利,形体官窍因脉络瘀阻,可出现口唇、爪甲青紫,皮肤瘀斑,舌有瘀点、瘀斑,脉涩不畅等临床表现。瘀血为血液运行失常的病理产物,但瘀血形成之后,无论其瘀滞于脉内,还是留积于脉外,均可影响脏腑的机能,导致局部或全身的血液运行失常。如胸痹心痛,为瘀血阻滞于心,导致心脉痹阻,气血运行不畅,可致心前区刺痛、舌有瘀点、瘀斑,脉涩不畅。

(3)影响新血的生成 瘀血乃病理产物,对机体无濡养滋润作用。瘀血日久不散,不仅会严重地影响气血的运行,还会导致脏腑失于濡养,功能减退,势必影响新血的生成。因而有"瘀血不去,新血不生"的说法。久瘀之人,会出现两目黧黑、肌肤甲错、毛发不荣等失濡失荣的临床特征。

(4)病位固定,病证繁多 瘀血多难于及时消散,一旦停滞于某脏腑组织,可以导致病位相对固定,如局部刺痛、固定不移、或成癥积肿块而久不消散。一般来说,瘀血可以阻滞于身体的不同部位,形成各种病证。如瘀阻于肺,肺失宣降,或致脉络破损,可见胸痛、气促、咯血等症;瘀阻于肝,气机郁滞,经脉瘀滞,可见两胁刺痛、癥积肿块;瘀阻胃肠,可见胃脘刺痛、拒按、痛处固定,或见呕血、便血、大便色黑如漆;瘀阻胞宫,经行不畅,可见痛经、闭经、经色紫黯有块,或崩漏下血,或有癥积;瘀阻于局部肢体肌肤,可见肿痛青紫、疼痛较剧、拒按,如在肢体末端则可形成指趾坏死,如脱骨疽;瘀阻于脑,脑络不通,可致突然昏倒,不省人事,或留有严重的后遗症,如痴呆、语言蹇涩。此外,瘀血阻滞日久,也可发热。

7.3.2.3 瘀血致病的病证特点

瘀血致病,虽症状错综繁多,但其主要病证特点可大致归纳如下:

(1)疼痛　一般多刺痛,痛处固定不移,拒按,且有夜间痛势尤甚的特征,病程较长。

(2)肿块　瘀血积于皮下或体内可见肿块,肿块固定不移,在体表可见肿块局部色青紫或青黄,肿胀隆起,所谓血肿;若在体腔则扪之质硬,坚固难移,有压痛,所谓癥积。

(3)出血　部分瘀血为病者可见出血之象,通常血量少而不畅,色紫暗或夹有瘀血块。

(4)色紫黯　一是面色紫黯,口唇、爪甲青紫;二是舌质紫黯(或舌面有瘀点瘀斑)。

(5)脉象　脉细涩、沉弦或结代

此外,面色黧黑、肌肤甲错、善忘、狂躁等也较为多见。在临床上判断是否有瘀血存在,除掌握上述瘀血特征外,可从以下几点分析:①凡有瘀血特征者;②发病有外伤、出血、月经史、胎产史者;③瘀血征象虽不太明显,但屡治无效,或无瘀血证之前久治不愈者。

7.3.3 结石

结石,是指体内某些部位形成并停滞为病的砂石样病理产物或结块。常见的结石有泥砂样结石、圆形或不规则形状的结石、结块样结石(如胃结石)等,大多大小不一。一般来说,结石小者,易于排出;而结石较大者,难于排出,多留滞而致病。

结石是由于湿热浊邪蕴结不散,或久经煎熬而形成的砂石样病理产物,属于继发性病因。

7.3.3.1 结石的形成

结石的成因较为复杂,常与饮食、情志、服药及体内寄生虫等因素有关。

(1)饮食失宜　饮食不当常常与结石的形成有密切关系。偏嗜辛辣、肥甘厚味,或嗜酒太过,影响脾胃运化,蕴生湿热,内结于胆,久则可形成胆结石。若空腹多吃柿子可形成胃结石。某些地域的饮水中含有过量或异常的矿物及杂质,如草酸盐、钙质等,也可以促使肾结石和唾液结石的形成。

(2)情志内伤　情欲不遂,肝气郁结,疏泄失职,胆气不达,胆汁郁结,排泄受阻,日久可煎熬而成结石。或经受大卒惊恐,肾气受伤,为热邪所乘,蕴积日久,煎熬水液,尿液凝结,可形成结石。

(3)服药不当　长期过量服用某些药物可以诱使结石形成。如非甾体类抗炎药代谢物经过胆囊排泄,服药时间过久可在胆管中形成胆结石;磺胺类药物长期服用可形成肾结石。还有钙、镁、铋类药物等也可以引起结石。

(4)体质因素　由于先天禀赋的差异可形成患结石病变的体质。

(5)久病损伤　某些慢性病变,使脏腑组织的结构、功能发生改变,同时代谢迟缓,可导致某些物质留滞而形成结石。

外感六淫、过度安逸等,也可导致气机不利,湿热内生,形成结石。此外,结石的发生还与年龄、性别、体质和生活习惯有关。

7.3.3.2　结石的致病特点

结石的致病特点有以下几个方面。

(1)多发于胆、胃、肝、肾、膀胱等脏腑　肝与胆相通,肾与膀胱相通。肝气的疏泄功能影响胆汁的生成和排泄,肝失疏泄,可导致胆结石;肾气的气化功能影响尿液的生成和排泄,故肾功能失调易生成肾和膀胱结石。一旦形成结石,则结石易于停留于胃、胆、膀胱等空腔性器官,而发生肝、胆结石,肾、膀胱结石和胃结石。

(2)病程较长,病情轻重不一　结石多是湿热内蕴日久,煎熬津液而成,故大多数结石的形成过程较为缓慢而漫长。结石致病的严重程度主要与其所在的部位、形状大小、是否梗阻等因素密切相关。一般来说,结石较小,表面光滑,所在部位腔隙较大,无梗阻嵌顿者,病情较轻;若结石较大,形状不规则,所在部位腔隙较小,出现梗阻嵌顿,则症状典型,发作频繁,病情较重。

(3)阻滞气机,损伤脉络　结石为有形实邪,停留体内,势必阻滞气机,影响气血津液运行。一旦结石停留于某一局部,可见胀闷且痛,且程度不一,时轻时重。同时,结石停滞导致气机不畅,日久水液停聚,甚则结石损伤脉络而出血。

(4)梗阻通道,导致疼痛　结石停留在体内,气血运行受阻,不通则痛。结石引起的疼痛,以阵发性为多,亦可呈持续性,性质为局部隐痛、钝痛、胀痛,甚则因结石嵌顿出现的剧烈绞痛。疼痛部位常固定不移,疼痛难忍,或向邻近部位放射,亦可随结石的移动而有所变化。结石性疼痛具有间歇性特点,发作时剧痛难忍、冷汗淋漓,而缓解时一如常人。胆结石患者,平素见胁肋胀痛、口苦、厌食油腻等症状,发生胆道梗阻时,出现右上腹绞痛难忍,牵及右肩部;肾、输尿管结石可见腰部钝痛、痠痛,发生通道梗阻时可见腰及少腹部剧烈绞痛。

病理产物性致病因素包括痰饮、瘀血、结石,它们之间既相互区别,又相互影响。痰饮停聚,气机不畅,血液运行受阻,日久可形成瘀血、结石;反过来,瘀血、结石停于体内,亦可影响水液代谢,形成痰饮。临床常有痰瘀并见、痰饮结石相兼等病变。

7.4　其他病因

除外感病因、内伤病因及病理产物致病因素之外的致病因素,统称为其他病因,主要有外伤、诸虫、药邪、医过、先天因素等。

7.4.1　外伤

外伤,主要是指受到机械暴力等外力所导致的损伤。外伤的类型较多,除外力损伤外,也包括烧烫、冷冻、虫兽蛇叮咬等意外因素导致的形体组织的创伤。广义的外伤还包括雷击、溺水等。

外伤致病,多有明确的外伤史。一般来说,轻者皮肉损伤、血流不畅、疼痛、出血、瘀斑、血肿等;重则损伤筋骨、内脏,表现为关节脱臼、骨折、大出血、虚脱、中毒,甚则危及生命。

7.4.1.1　外力损伤

外力损伤,是指机械暴力引起的创伤。包括跌仆、坠落、撞击、压轧、负重、枪弹、金刃、努责等所伤。外力损伤,轻者可引起受损部位皮肤、肌肉破损而见局部青紫、血肿、肿痛、出血,或筋伤撕裂、骨折、关节脱臼;重则损伤内脏,或出血过多、虚脱,甚者危及生命。

7.4.1.2　烧烫伤

烧烫伤即水火烫伤,又称"火烧伤"、"火疮"、"火伤"等。主要是由高温所引起的损伤,包括火焰、沸水、热油、蒸汽、雷电等灼伤人体而造成的损害。

烧烫伤以火毒侵犯为主要的致病特点。发生烧烫伤后,轻者灼伤肌肤,创面可见红肿灼热,伴见烙痕、水泡,有剧痛;重者即刻肌肉筋骨受损,痛觉消失,创面呈皮革样,或苍白干燥,或蜡白、焦黄甚或炭化干燥。当发生严重的大面积烧烫伤时,常因热毒炽盛,伤津脱液,内攻脏腑,伤及心神而出现发热、烦躁不安、口干渴、尿少尿闭、狂乱、谵语等精神症状,甚则因亡阴亡阳而死亡。

7.4.1.3　冻伤

冻伤,是指人体遭受低温侵袭所引起的全身性或局部性损伤。可因持续低温的时间过长温度过低而使冻伤程度严重。冻伤可根据部位的不同而分为全身性冻伤和局部性冻伤。全身性冻伤,称为"冻僵"。外界环境阴寒太甚,当人体的御寒条件太差,可使寒邪入侵,致使阳气严重受损,失去其温煦和推动血行作用,从而出现寒战,体温逐渐下降,面色苍白、唇舌、指甲青紫,感觉麻木,反应迟钝,甚则呼吸微弱,脉微欲绝,进入昏迷状态,如不及时救治,易致死亡。局部性冻伤,多发生于裸露的手、足、耳廓、鼻等末端部位和面颊部。初起,寒主收引,使气血凝滞不畅,会发生局部苍白、冷麻、作痛,继则肿胀青紫,痒痛,或出现大小不等的水泡;重则受冻部位皮肤暗红漫肿,水疮泡破溃,创面呈紫色,甚至腐烂或溃疡,如不及时救治可发生组织坏死而难愈。如指、趾、耳、鼻等暴露部位受寒冷影响,出现紫斑、水肿等,则称为"冻疮"。

7.4.1.4　虫兽伤

虫兽伤包括毒蛇、猛兽、疯狗或蝎、蜂、蚂蚁等虫兽咬伤或螫伤。当被虫兽咬伤后,轻者被螫咬处出现破损出血、疼痛肿胀;重者可毒邪内陷,损伤内脏而死亡。

常见的虫兽伤有以下几种:

(1)毒蛇咬伤　毒蛇咬伤后,病人出现症状的快慢及轻重程度与毒蛇种类、蛇毒的剂量与性质有明显的关系。一般来说,蛇毒会迅速随淋巴循环进入体内,若直接入血,致死率极高。根据其临床表现不同,分为风毒、火毒和风火毒三类。

①风毒(神经毒)　常见银环蛇、金环蛇和海蛇咬伤。局部症状轻微,伤口有时仅表现为局部麻木感,齿痕小,无渗液,无明显红肿热痛,或仅有轻微痒感,出血不多。全身表现主要为横纹肌弛缓性瘫痪。临床上多出现头昏出汗、胸闷、四肢无力、嗜睡、恶心呕吐、语言不清、流涎、眼睑下垂及复视,严重者瞳孔散大、肢体瘫痪以至昏迷,如不及时治疗会导致呼吸肌麻痹,甚至呼吸运动停止而死亡。神经毒吸收快,危险性大,又因局部症状轻,常被人忽略。伤后的第1～2天为危险期,一旦度过此期,症状就能很快好转,而且治愈后不留任何后遗症。

②火毒(血液循环毒)　常见蝰蛇、尖吻蝮蛇、青竹蛇和烙铁头蛇咬伤。局部症状明显,伤口很快红肿灼热严重、疼痛剧烈,呈刀割、火燎、针刺样,可形成水疱、血疱和组织坏死、发黑,且可迅速向肢体近心端扩展,常常累及躯干部,并可引起局部淋巴结炎和淋巴管炎。伤口多不易

愈合,日久形成痂。全身多处出血、溶血而有贫血和黄疸。症状见寒战发热,全身肌肉酸痛、恶心呕吐、口渴咽痛、脉快、多处出血,包括皮肤、黏膜出血、咯血、呕血、衄血、便血、血尿甚至颅内出血。火毒毒蛇咬伤后潜伏期短,发病急,来势凶猛,病程持久,危险期长。如治疗不及时,死亡率较高。

③风火毒(混合毒)　多见于眼镜蛇、大眼镜蛇咬伤。临床表现有风毒和火毒的症状。

(2)疯狗咬伤　疯狗咬伤可发为狂犬病(又名恐水症),是由狂犬病毒引起的传染病。咬伤部位仅见疼痛、出血。一般在潜伏期内患者出现烦躁、惶恐不安、牙关紧闭、抽搐、恐水恐风等症状。一旦发病,可以导致死亡。

(3)昆虫咬(螫)伤　多发生于蜈蚣咬伤,蜂、蝎螫伤等。蜈蚣咬伤,局部伤处出现两个瘀点,红肿灼热、剧痛和刺痒感,可形成水疱和坏死,所属淋巴管和淋巴结发炎,也可发生紫癜,轻者数天皮疹即可消退,严重者可因毒素吸收出现头晕头痛、恶心呕吐、发热,甚至出现昏迷及过敏性休克等症状。蜂、蝎螫伤,多见于手、足及面部等裸露部位,局部红肿灼痛、麻木或出血,较少发生瘀血及组织坏死,一般无全身症状。

7.4.1.5　化学伤

化学伤,是指某些化学物质对人体造成的直接损害,其中包括化学药品(如强酸、强碱)、农药、有毒气体(如工业气体)、军用化学毒剂(如神经性毒剂、糜烂性毒剂、失能性毒剂、刺激性毒剂、窒息性毒剂等)、生活煤气以及其他化学物品等。化学物质进入人体的途径,可通过口鼻,也可通过皮肤。人体一旦接受化学毒物的伤害,即刻表现出局部皮肤黏膜的烧灼伤红肿、水泡,甚或糜烂。全身性可出现头痛头晕、恶心呕吐、嗜睡、神昏谵语、抽搐痉挛的症状,甚至死亡。

7.4.1.6　电击伤

电击伤,是指意外的触电事故所造成的人体损害。有触电或遭受雷击史。触电部位往往有不同程度的灼伤、血肿、面色苍白或青紫、脉细微,甚则痉挛或僵直等。严重者可出现暂时或长时间不省人事,可因心跳和呼吸骤停而死亡。电击伤患者身旁常有致害电源。

7.4.2　寄生虫

寄生虫,是动物性寄生物的统称。寄生虫寄居于人体内,不仅消耗人的气血津液等营养物质,还会造成人体各种损伤,导致疾病的发生。寄生虫感染,多是进食了被虫卵污染的食物,或接触了被虫卵或幼虫所污染的水,而引起的寄生虫病。人体常见的寄生虫有血吸虫、蛔虫、蛲虫、钩虫、绦虫、囊虫等。不同的寄生虫因感染途径和寄生部位的不同,而有不同的致病特点。

(1)血吸虫病　血吸虫古代文献称为“蛊”、“水蛊”、“蛊疫”,多因皮肤接触了有血吸虫幼虫的疫水而感染。一般寄生于体内门静脉系统。《诸病源候论·水蛊候》说:“此由水毒气结聚于内,令腹渐大……名水蛊也。”感染后,初起可见发热恶寒、咳嗽、肝肿大、肝区疼痛等;慢性期则胁下癥块、臌胀腹水、肢体消瘦、面色萎黄等为特征,后果较为严重,晚期可有肝硬化。儿童得病,可严重影响生长发育,形成“侏儒症”。

(2)蛔虫病　蛔虫又称“蚘虫”、“长虫”。其致病较为普遍,尤其是儿童(5～15岁)更为常见。多由饮食不洁,摄入被蛔虫卵污染的食品而感染,寄生于肠道。蛔虫病多见腹部疼痛,尤其是脐周疼痛多见,时轻时重,或吐清涎,或夜间磨牙等。若蛔虫上窜,入于胆道,则见胁部绞痛,恶心呕吐,或吐蛔,四肢厥冷,称为"蛔厥"。若虫多扭结成团,可致肠道梗阻不通。儿童则多有嗜食异物、腹痛、面黄肌瘦、生长发育迟缓、智力发育较差等特征。《诸病源候论·蛔虫候》说:"蛔虫者,是九虫内之一虫也。长一尺,亦有长五六寸。或因腑脏虚弱而动,或因食甘肥而动。其发动则腹中痛,发作肿聚,去来上下,痛有休息,亦攻心痛,口喜吐涎及吐清水。"

(3)蛲虫病　蛲虫主要是通过手指、食物污染而感染,并寄生于肠道,有时也可寄生于其他部位,如胃、鼻孔内。症状可见肛门奇痒,夜间尤甚,以致睡眠不安、烦躁、小儿夜啼。病久亦常伤人脾胃,耗人气血。明·龚廷贤在《寿世保元》说:"蛲虫者,九虫内之一虫也。在于肠间,若脏腑气爽则不妄动。胃弱阳虚,则蛲虫乘之。轻则或痒,或虫从谷道(肛门)中溢出,重则侵蚀肛门疮烂。"

(4)钩虫病　钩虫又称"伏虫",其成虫寄居于人体的小肠下端、大肠内。常由手足皮肤黏膜接触被钩虫蚴污染的粪土后感染,初起见局部皮肤痒痛、红肿、丘疹、甚则溃烂、喉痒作咳等。这种皮肤钩虫病,俗称"粪毒"。继而成虫寄居于小肠,严重可影响脾胃功能和耗伤气血。症见腹部隐痛、食欲不振、面黄肌瘦、神疲乏力、心悸气短、甚或肢体浮肿等。

(5)绦虫病　绦虫又称"白虫"、"寸白虫"。多由于食用生的或未熟的猪、牛肉而得。当人食入绦虫的幼虫(囊尾蚴)后,其发育为成虫寄居于人体的肠道,导致绦虫病,虫体可达$2\sim4m$。以腹部隐痛、腹胀腹泻、食欲亢进、体重减轻、面黄体瘦为主要症状,大便中可有白色扁的成虫节片。

(6)囊虫病　囊虫是绦虫的囊尾蚴,一般寄生于猪和人体内。多是摄入的食物中有绦虫虫卵,在人体发育为幼虫(囊尾蚴)。多寄居于脑、肌肉、筋脉之中,因此可见癫痫、脑膜炎、皮下结节等症。较绦虫病严重。

7.4.3　药邪

所谓"药邪",是指因药物加工、使用不当而引起疾病发生的一类致病因素。药物如果炮制不当,或者医生不熟悉药物的性味、用量、配伍禁忌而使用不当,或者病人不遵医生指导而乱服某些药物等,均可引起疾病的发生。

7.4.3.1　药邪的形成

(1)用药过量　药物用量过大,特别是一些有毒药物的用量过大,则易于中毒。如生川乌、生草乌、巴豆、细辛等均含有毒成分,临床使用均有用量规定,必须严格遵守。

(2)炮制不当　某些含有毒性成分的药物经过适当的炮制可减轻毒性。如乌头火炮或蜜制、半夏姜制、马钱子去毛去油等。如果对此类药物炮制加工不规范,则易致中毒。

(3)配伍不当　部分药物配伍使用会使毒性增加。如中药的"十八反"、"十九畏"。

(4)用法不当　某些药物在使用上有着特殊要求和禁忌。如有的药物应先煎以减低毒性,妇女妊娠期间的用药禁忌。若使用不当或违反有关禁忌,也可致中毒或变生他疾。

(5)滥用补药　人们为身体健康或延年益寿的需要,喜进补药。虚证当补,未虚不可滥补。滥用补药不仅可以助邪益疾,也可由于补药性味之偏而致病。

7.4.3.2　药邪的致病特点

（1）药物中毒　误服或过量服用有毒药物则易致中毒。中毒症状与药物的成分、用量有关。轻者常表现为头晕心悸、恶心呕吐、腹痛腹泻、舌麻等；重者可出现全身肌肉震颤、烦躁、黄疸、紫绀、出血、昏迷乃至死亡。

（2）加重病情，变生它疾　药物使用不当，一方面可使原有的疾病加重，另一方面还可引起新的病变的发生。如妇女妊娠期间可因用药不当而引起流产、畸胎等。

7.4.4　医源性致病因素

7.4.4.1　医源性致病因素的形成

医源性致病因素，是指由于医生的过失而导致病情加重或变生他疾的一类致病因素。医源性因素涉及面很广，可以说医生接触病人整个过程中的言行举止，都有可能产生正反两方面的效应。前所论述的"药邪"之中，部分与医生的失误有关。

医过多由于医生缺乏职业道德，对病人不负责任，草率从事，或医术不高，临床经验较少，而致贻误病情，或生他疾。例如医生言语不妥，讲话不注意场合、分寸，从而使病人思想负担过重，加重病情；医生所开处方用字不规范或过于潦草难以辨认，使配药人员难以理解，对于危重病人，则易贻误抢救时机；因错用药物，可导致中毒，或变生他疾；医生临床辨证不正确或不及时，则会导致失治误治，发生治疗用药或延误病情的错误；医生在诊治病人过程中粗心大意，动作粗鲁，往往会造成医疗差错或事故，对病人造成不应有的损伤。

7.4.4.2　医源性致病因素的致病特点

（1）易致情绪异常波动　医生的言语不当或诊治草率，极易引起患者的不信任，甚至是情绪的异常波动，或者拒绝治疗，甚至气血紊乱而使病情更加复杂。

（2）加重病情，变生它疾　医生诊治失误，可延误治疗，加重病情，甚至变生它疾。

7.4.5　先天因素

先天因素是指人未出生前因父母体质或胎儿发育过程中已经潜伏着的可以致病的因素。它包括遗传性病因和在胎儿孕育期及分娩时所形成的病因。

（1）遗传因素　是指由父母的遗传信息传递而形成的致病因素。遗传因素会导致遗传病。遗传性疾病临床较为多见，如某些出血性疾病（血友病）、癫狂病（精神分裂症）、癫痫、消渴（糖尿病）、多指（趾）症、眩晕和中风（高血压）、色盲、近视和过敏性疾病等。

（2）胎传因素　是指通过母体影响胎儿生长发育而形成的胎传性疾病的致病因素。主要可由精神刺激、起居不慎、饮食所伤、用药不当等所引起。胎传因素多影响或改变了胎儿的生长发育，致使婴儿出生时就显示出疾病的症状和体征，但也有一些婴儿在出生时并无症状，随个体不断的发育，逐渐显现出来。胎传因素主要包括胎弱和胎毒两类。胎弱，又称胎怯、胎瘦，指小儿禀赋不足，气血虚弱。由于父母体衰，所生孩子可见皮肤脆薄、毛发不生、形寒肢冷、面黄肌瘦、筋骨不利、五迟五软、解颅等。胎毒，是指胎儿在母腹中，受母体毒火，出生后发生疮疡和遗毒等病的病因。胎毒一是指胎寒、胎热、胎黄、胎搐、疮疹等。如《诸病源候论·胎寒候》

说："小儿在胎时,其母将养,取冷过度,冷气入胞,伤儿肠胃。故儿生之后,冷气犹在肠胃之间。其状,儿肠胃冷,不能消乳哺,或腹胀,或时或利,令儿颜色素葩,时啼哭者,是胎寒故也。"二是指遗毒,即先天性梅毒,系由胎儿父母梅毒所致。如《幼幼集成》中所说:"盖小儿患此(指梅毒)者,实由父母胎毒传染而致也,然非寻常胎毒之可比。"

遗传因素和胎传因素所导致的疾病,除早期诊断外,也是可以防治的。注意护胎与孕期卫生,对保证胎儿正常生长发育,避免发生遗传性疾病和胎传疾病,是十分重要的。

7.5 小结

中医病因学将病因分为外感、内伤、病理产物及其他病因四大类。"辨证求因"是中医探求病因的主要方法。

外感病因是指病邪从外而来,经肌肤口鼻入侵人体,导致人发生的疾病是外感病。包括六淫和疫疠。六淫是风、寒、暑、湿、燥、火六种病邪的总称,与六气的区别在于六气是自然界正常的气候变化,而六淫是致病因素。疫气是不同于六淫而具有强烈传染性和致病性的外感病邪,能引起疫病。

内伤病因,是相对外感病因而言的,能直接损伤内脏,导致气血阴阳失调及其功能失常,产生多种病证。包括七情内伤、饮食失宜、劳逸过度。七情内伤是喜、怒、忧、思、悲、恐、惊七情的异常变化,既能直接损伤五脏,又能导致气血阴阳失常。饮食饥饱无度、饮食不洁、饮食偏嗜以及过劳过逸等,也能损伤内脏而致病,因此饮食失宜与劳逸过度也属于内伤病因。

病理产物性病因,是在疾病过程所形成的病理产物,这些病理产物形成之后,又能作用于人体,引起新的病变发生。包括瘀血、痰饮、结石等。

其他病因包括外伤、寄生虫、药邪、医源、胎传。外伤因素包括损伤、烧烫伤、冻伤和虫兽咬伤等,都是外来的对人体不利的因素,可以导致皮肉、筋骨、内脏等损伤而发生疾病。药物中毒、医生误治延治,能加重病情,甚至变生他疾。胎传因素,包括胎弱、胎毒等,是由胎儿时期带来的,至出生以后导致发病的一些因素。

阅读材料

温、热、火、暑邪之辨

外感六淫包括风、寒、暑、湿、燥、火,其中风、寒、湿属于阴邪;燥、暑、火属于阳邪。但阳邪中以暑和火性质最为相似。中医认为暑为火热之邪所化。同时,温、热之邪也属于火邪。因此,需要对温邪、热邪、火邪、暑邪进行区分。

中医学将火分为正、邪两类。正气之火,指人体的正气,称之为"少火",为生理之火,属于正气范畴。少火又可分为"君火"和"相火"。"君火"为心之阳气,"相火"为肝、肾、胆、膀胱、心包、三焦之阳气。其中肾之阳气,又称"命门火"或"龙火",肝之阳气也叫"雷火"。邪气之火,指病邪,称之为"壮火",为病理之火。"君火"仅指正气而言,若过旺便是心火炽盛;而相火包含正气和邪气两个方面,过旺时谓"相火妄动"。"心火炽盛"和"相火妄动"均属于"壮火",属邪气。

火与热异名同类,本质皆为阳盛,都是外感六淫邪气,致病也基本相同。火与热的关系——火为热之源,热为火之性。但火邪与热邪有所区别,主要有以下三个方面:第一,热邪致病,临床多表现为全身弥漫性发热征象;火邪致病,临床多表现为某些局部症状,如肌肤局部红、肿、热、痛或口舌生疮,或目赤肿痛。如《素问·五运行大论》说:"其在天为热,在地为火……其性为暑。"火热皆为暑性,二者相较,热属阳,火属阴,故热性弥漫,火性结聚。第二,热纯属邪气,没有属正气之说。而火既可以指正气之火,又可以指邪气之火。第三,一般地说,热多属于外感,如风热、暑热、温热之类病邪。而火可受邪而来,也可自内而生。受邪而来的为外火。自内而生如心火上炎、肝火炽盛、胆火横逆之类病变,多因脏腑功能紊乱,阴阳气血失调所致。情志过极亦可久郁化火,即所谓"五志化火"。

暑邪亦属于外感六淫邪气,且性质与火热之邪相同,亦属于外热之类。清代医家陆子资将外感的暑热之邪称为"中热"。他在《六因条辨》中说:"夏暑炎蒸,赤日傍午,或力竭长途,元气既虚,曝烈复逼,登时昏倒,人事不知,此则动而得之为中热也。"程国彭指出"暑字以日当首,正言热气之袭人也",也说明暑热本为一气。王孟英更为明确地指出"暑即热也,并非二气"。暑邪与火热之邪的差别在于暑邪仅为外感之邪,来源于自然界,仅存在于夏季,人体不能内生,因此暑邪的季节性最强。

另外,与火热之邪同类的尚有温邪,温邪是温热病的致病因素,一般只在温病学范畴中应用。

就温、热、火三者而言,温、热、火虽同为一气,但温能化热,热能生火,所以在程度上还是有一定差别的。温为热之微,热为温之甚;热为火之渐,火为热之极。

阴暑和阳暑之辨

中暑是夏季最容易发生的疾病。从中医的角度来看,中暑可分为两类:阳暑和阴暑。只有辨证论治分清阴阳,才能取得很好的疗效。

通常我们所说的中暑即指的是"阳暑证"。"动而得之者为阳暑",发病原因多是由于长时间暴露在烈日下,如建筑工人、警察、环卫工人等夏季室外工作者。伤于暑热之邪,可以导致高热、头痛、口渴、大汗出、面色发红、体温升高等症;同时耗气伤阴,引起头晕乏力、气短等症,症状属阳,因此称为"阳暑"。阳暑往往发展很快,严重的会出现休克、抽搐、昏迷,有生命危险。

另外,夏季也可发生"阴暑证"。"静而得之者为阴暑",发病原因多是夏季因气候炎热中气内虚,同时又因炎热取凉而在树荫下、水亭中、阳台上乘凉时间过长,或运动劳作后立即用冷水浇头冲身,或炎热时快速饮进大量冷开水或冰镇饮料,或睡眠时被电扇强风对吹,以致风、寒、湿邪乘虚侵袭而为病。即张景岳谓"暑月受寒故名阴暑"。患者多外感风寒,困遏卫表,故有发热头痛、无汗恶寒、关节酸痛、身重疼痛等症状;内伤于饮冷,脾胃得冷,不能消化水谷,致肠胃虚弱,故有神疲倦怠、腹痛腹泻等症状,症状属阴,因此称为"阴暑"。

"阳暑证""阴暑证"的发生与体质有密切的关系。《灵枢·百病始生》中指出:"风雨寒热不得虚,邪不能独伤人……此必因于天时,与其身形,两虚相得,乃克其形"。一般来说,素体阴盛阳虚者容易感邪表现为阴暑证候,而素体阴虚或阳盛者容易感邪表现为阳暑证候。

对于"阳暑证""阴暑证"的治疗也有所不同。一般来说,"阳暑证"起病较急,发展较快,因此一旦发现有人出现头痛、头晕、脸红、身热、大汗等中暑症状,必须尽快救治。具体方法包括:迅速将患者移到通风、阴凉的地方,敷凉毛巾降温;清醒者可喝绿豆汤、淡盐水、荷叶水、绿茶、酸梅汤等,吃西瓜;用清凉油抹额头、太阳穴;服十滴水或人丹,老弱患者可含 2~3 片西洋参。注意不能用温热的药。中医治疗"阳暑证"多采用王氏清暑益气汤,可以清暑益气,养阴生津。药物组成为:西洋参 5 g,石斛 15 g,麦冬 9 g,黄连 3 g,竹叶 6 g,荷梗 6 g,知母 6 g,甘草 3 g,粳米 15 g,西瓜翠衣 30 g。西洋参益气生津、养阴清热,西瓜翠衣可清热解暑,共为君药;荷梗可助西瓜翠衣解暑清热,石斛、麦冬助西洋参养阴生津,共为臣药;黄连、知母、竹叶共同泻火、养阴、除烦,为佐药;甘草、粳米,益胃和中、生津液。全方治疗暑热气津两伤证。身热汗多,口渴心烦,小便短赤,体倦少气,精神不振,脉虚数。

对于"阴暑证"的治疗,应采用散表、轻宣透达的药物治疗。如张景岳认为"以暑月受寒,故名阴暑,即伤寒也,惟宜温散为主"。治当外解肌表之寒,内化脾胃之湿。药物组成为:香薷 10 g,厚朴 5 g,白扁豆 5 g。方中香薷辛温芳香,解表散寒,祛暑化湿,是夏月解表之要药,李时珍称其"犹冬月之麻黄",为君药;厚朴苦辛而温,行气除满,燥湿行滞,为臣药;更用甘平之扁豆以消暑和中,兼能化湿,为佐使药。三药合用,既能解表寒、化内湿、和脾胃,实为解表、化湿、和中之良方。另外夏季经常使用的藿香正气散,以芳香化湿药为主,具有解表和中、理气化湿功效。虽多用于外感风寒、内伤湿滞及四时感冒,但对夏季"阴暑证"效果尤为显著。

疫气与疫病

现代中医学研究发现,疫气属于具有强烈传染性的生物致病因素,古代疫气相当于西医学中传染病范畴。具有起病较急、病情严重、易出现各种变证的特征。疫病的范围包括寒、温两种属性。大致可分为二类,其一为温疫,指病邪及证候性质属温热。根据病邪性质的不同,温病又可以分为湿热疫、燥热疫、暑热疫等;其二为寒疫,其病邪及证候性质属寒。疫气病因学说在我国由来已久,早在《内经》中就有相关的记载,如寒邪致疫、六淫致疫、疠气致疫、时行之气致疫气等。中医药经过上千年的发展在其悠久历史中不但形成自己独特的疫病防治理论,而且积累了许多丰富而宝贵的经验。至明·吴又可《温疫论》的问世,一改以往医家对疫气病因的粗浅认识,提出了疫气学说。这在 17 世纪中叶细菌学尚未出现之前,确有独到的见解,是对传染病病原学发展的一个重大贡献,标志着中医疫气学说已经创立。之后,随着西方医学逐步的渗透,对传染病病因学说有了更深入的了解,提出病原体学说。通过现代化的科学方法,使病原体微生物进一步细化,分辨出不同传染病的病原体,有病毒、衣原体、立克次体、支原体、螺旋体、细菌、真菌、原虫和蠕虫,以及近几年出现的艾滋病毒和非典病毒等。国家已将传染病中最为严重的列为甲类和乙类传染病。

甲类传染病包括鼠疫、霍乱。

乙类传染病包括传染性非典型性肺炎、艾滋病、病毒性肝炎、人感染高致病性禽流感、细菌性和阿米巴痢疾、伤寒和副伤寒、淋病、梅毒、脊髓灰质炎、麻疹、百日咳、白喉、流行性脑脊髓炎、猩红热、新生儿破伤风、流行性出血热、狂犬病、钩端螺旋体、布氏菌病、炭疽、肺结核、流行性乙型脑炎、疟疾、血吸虫病、登革热。

中医治疗疫气病因有自己独特的思维体系。如传染性非典型性肺炎是遍布世界的全新疾病,有变异冠状病毒所引起的具有强烈传染性的急剧性肺部炎症疾病。主要通过近距离空气飞沫传播,以发热,头痛,肌肉酸痛,乏力,干咳少痰等为主要临床表现,严重者可出现呼吸窘迫。本病具有较强的传染性,在家庭和医院有显著的聚集现象。中医认为该病是由疫气所致,兼夹毒、热、湿、瘀等邪气为患,病位在肺,属于温疫范畴。对于非典的治疗,中医采用辨证论治的方法,即根据病证有的选用古代医家张仲景的麻杏石甘汤,也有的选择王清任的血府逐瘀汤,都取得了很好的疗效。

疫病的发病多受到自然环境、社会环境及人体自身正气因素的影响。病机特点为正邪剧争,引起一系列的病理变化。中医强调正气的重要性,即"正气存内,邪不可干"。早在《内经》

中就提出"冬不藏精,春必病温."彭子益进一步解释说:"凡冬时咳嗽、不寐、出汗、劳心、多欲等事,皆不藏精之事."并提出:"人在冬令,如能藏精,交春令后,本身的木气,根本深稳,不随时令疏泄之气摇动起来,方不病温也."这些都是对疫病提出了如何预防的方法,即保护自身正气。针对疫病的预防,中医学还提出了"治未病"的原则。"治未病"的原则包括未病先防、既病防传、既病防变及病后防复等方面内容。现代中医医疗体系,根据中医学"治未病"预防理论,以及现代医学传染病三级预防原则,提出建立疫病的三级预防体系:一级预防原则:调摄正气,养生防病;二级预防:预施药物,防止染病;三级预防:已病防变。并对每一级预防提出了相应的方法。

思考题

1. 中医病因分类有哪几种?
2. 六淫的共同致病特点有哪些?
3. 何谓"疫气"? 其致病特点如何?
4. 七情内伤是怎样形成的? 包括哪些致病特点。
5. 痰饮致病的特点有哪些?
6. 瘀血与血瘀的概念有何不同?
7. 结石形成的因素主要有哪些?

第 8 章 发病与病机

教学目的和要求

1. 掌握发病、病机、正气、邪气的概念；邪正盛衰、阴阳失调、气血津液失调等病机的概念与机理。

2. 熟悉邪正盛衰、阴阳失调、气血津液失调等病机的形成与表现。

3. 了解内生五邪病机的概念及机理。

病机，即疾病发生、发展和变化的机理。病机之名首见于《素问·至真要大论》的"审察病机，无失气宜"和"谨守病机，各司其属"。"病机"二字，前人释为"病之机要"、"病之机括"，含有疾病之关键的意思。包括病因、病性、证候、脏腑气血虚实的变化及其机理。病机是用中医理论分析疾病现象，从而得出对疾病内在、本质、规律性的认识，是防治疾病的重要依据和理论指导。病机包括基本病机、系统病机、症状病机、疾病传变规律等，内容极其丰富。

病机学说是研究和探讨疾病发生、发展、变化和转归的基本规律的理论。主要包括疾病发生的机理、病变的机理、病程演变的机理三个部分。中医的病机学说肇源于《内经》，经历代医家的补充、完善已形成了完整的理论体系。中医的病机学说，以五脏为中心，运用阴阳五行学说等，把人体同外界环境，及人体内部各脏腑经络之间的相互联系、相互制约的关系结合起来，既强调正气在发病过程中的决定作用，又强调邪气是发病的重要条件，把人体疾病看成是邪正斗争、内外环境失调的结果，是人体阴阳相对平衡状态受到破坏的表现；既注意到病变局部与整体的联系，又注意疾病的发展和传变；既看到疾病传变的一般规律，又注意疾病传变的特殊情况，充分体现了中医病机学说整体联系和运动变化的病理特点。

8.1 发病

发病，即疾病发生的机制。在发病机制方面，《内经》提出了"外内合邪"的发病观。《内经》以后，历代医家重视正气在发病中的主导作用的同时，也不忽视邪气在发病中的重要作用，这是对《内经》"外内合邪"发病观的拓展。

发病学说是研究疾病发生的基本原理、途径、类型、和影响疾病发生因素的理论。发病学说的内容，包括发病原理、影响发病的因素、发病途径和发病类型等。由于中医病因学已将病因与发病途径结合起来加以讨论，故本章节只讨论发病的基本原理、影响发病的因素和发病类型等内容。

8.1.1 发病原理

发病的原理，强调正气与邪气的相互作用。正气是决定发病的主导因素，邪气是发病的重要条件,邪正斗争的胜负,决定发病与否。

8.1.1.1 正气不足是疾病发生的内在根据

(1)正气的基本概念 正气是机体脏腑、经络、气血津液等生理功能的综合作用。包括脏腑、经络、官窍和精气血津液的功能活动,以及所产生的抗邪防病、康复自愈、自我调节和适应环境的能力,简称"正"。

正气的强弱取决于三个基本要素。一是人体脏腑、经络、官窍等组织的结构形质的完整性;二是精气血津液等生命物质的充盈程度;三是各种生理功能的正常与否及其相互和谐有序的状态。精气血津液是产生正气的物质基础,脏腑经络等组织器官的生理功能活动是正气存在的表现。因此,精气血津液充沛,脏腑经络等组织器官的功能正常,人体之正气才能强盛。

(2)正气在发病中的主导地位 发病学说很重视人体的正气,认为正气的强弱对于疾病的发生、发展及其转归起着主导作用。正气是决定发病的关键因素。邪气之所以能够侵袭人体而致病,必然是因正气虚弱,故说"邪之所凑,其气必虚"。正气在发病中的主导作用主要体现在以下几个方面:一是正虚感邪而发病。正气不足,抗邪无力,外在邪气乘虚而入,疾病因之发生。如正气不足,适应和调节功能低下,也易对外界的情志刺激产生较为强烈的反应,而发为情志病。二是正虚生"邪"而发病。正气不足,对脏腑经络功能活动的推动和调节能力下降,脏腑经络功能失常,精气血津液的代谢运行失常,可产生内风、内寒、内湿、内燥、内火等内生"五邪"而发病,或导致痰饮、瘀血、结石等病理产物的产生而引起新的病变。三是正气的强弱可决定发病的证候性质。邪气侵入,若正气充盛,奋起抗邪,邪正相搏剧烈,多表现为实证;若正气虚衰,不能敌邪,邪气深入内脏,多发为重证和危证。正气不足,脏腑功能减退,精气血津液代谢输布失常而发病,多表现为虚证或虚实挟杂证。综上所述,说明正气不足是疾病发生的内在因素,正气的盛衰决定着发病与不发病以及发病的深浅和病证的性质。

(3)正气抗邪的机理 正气具有抗御邪气侵袭,及时消除邪气而防止发病的作用。具体体现在以下几个方面:一是自我调节与控制。随着自然环境、社会文化环境的不断变化,正气能调节、影响、控制体内脏腑、经络、气血津液等功能状态,以适应体外环境的变化,使得人体内环境协调、有序和统一。二是抗御外邪的入侵。邪气侵入机体,正气必然会与之抗争,正气强盛,抗邪有力,则邪气难以入侵,可不发病。三是驱邪外出。邪气入侵,正气强盛,可在正邪抗争的过程中,及时祛除病邪,消除或减弱邪气的致病能力,就不发病,或虽发病,邪气难以深入,易被祛除,病情较轻,很快痊愈,预后良好。四是修复和再生作用。对于邪气入侵而导致的阴阳失调、气血津液神失常或脏腑器官损伤,正气具有修复、重建、再生的能力,纠正阴阳失调,修复脏腑器官损伤,促使精气血津液的再生等,有利于疾病的痊愈。

8.1.1.2 邪气是疾病发生的重要条件

(1)邪气的基本概念 邪气,泛指各种致病因素,简称为"邪"。包括存在于外界或由人体内产生的种种具有致病作用的因素。如六淫、疠气、外伤、虫兽伤、寄生虫、七情内伤、饮食失宜、痰饮、瘀血、结石等。

(2)邪气在发病中的作用 中医发病学中,虽强调正气在发病中的主导地位,但并不排除邪气的重要作用。邪气作为发病的重要因素,与发病关系至为密切,主要体现于:一是邪气是导致发病的原因。疾病是邪气作用于人体而引起邪正相搏的结果,没有邪气的侵袭,机体一般不会发病。二是影响发病的性质、类型和特点。不同的邪气作用于人体,表现出不同的发病特点、证候类型。如六淫邪气致病,发病急,病程较短,初起多有卫表证候,证属风、寒、暑、湿、燥、火证。七情内伤,发病多缓慢,病程较长,发病途径是直接伤内脏,首先作用于心,然后波及相应的脏腑,使脏腑气机紊乱、气血失调产生病变。饮食所伤,常损伤脾胃,或致五脏的功能失调,或致气血不足,或致食物中毒等。外伤,都是从皮肤侵入,损伤皮肤肌肉、筋骨、脏腑。毒蛇咬伤还可致全身中毒,甚至死亡。三是影响病情和病位。邪气的性质与感邪的轻重,与发病时病情的轻重有关。一般来说,感邪重者,症状表现也重。受邪表浅者多形成表证;受邪部位深者多形成里证;表里两部同时受邪,称为"两感",表现出症状、传变、转归都较重。邪气的性质与病位有关。如风邪轻扬,易袭阳位,多在肺卫;湿邪易阻遏气机,多伤及于脾;疠气发病急骤,传变快,病位停留于肌表非常短暂,易传入于里,损伤人体的重要脏器。四是某些情况下在发病中起主导作用。在邪气的毒力和致病力特别强,而正气虽盛但也难以抗御的情况下,邪气对疾病的发生起着决定性的作用。如疠气、高温、高压、电流、枪弹伤、虫兽伤等,即使正气强盛,也难免被损伤而产生病变。故历代医家都十分强调应避其侵害,如《素问·上古天真论》说:"虚邪贼风,避之有时。"

(3)邪气伤正的机理 邪气侵犯人体,则对机体的形质和机能产生损害和障碍。邪气对机体的损害作用主要体现在:一是导致生理机能失常。邪气侵入发病,可导致机体的阴阳失调,精气血津液的代谢及功能障碍,以及脏腑经络的功能失调等,可表现为心肺的呼吸行血功能失调而见心悸、呼吸困难,脾胃的运化功能失常而食少、呕吐、泄泻或便秘;肾的主水功能失调而见水肿、尿少,肝的疏泄功能失调而见情志抑郁或亢奋,以及心脑的藏神功能失常而见神志失常等。二是造成脏腑组织的形质损害。邪气作用于人体,可对机体的皮肉筋骨、脏腑器官造成不同程度的损伤,或致精气血津液等物质的亏耗。三是改变体质类型。邪气侵入,还能改变个体的体质特征,进而影响其对疾病的易罹倾向。如阴邪致病,损伤阳气,久之可使机体由原型体质转变为阳虚体质,又易感受阴寒之邪。

8.1.1.3 正邪斗争的胜负决定发病与否

邪正相搏是指正气与邪气的交争。邪正相搏的胜负,不仅关系着疾病的发生,而且也影响着疾病发生的证候特点。

(1)决定是否发病 正胜邪却则不发病。病邪入侵,正气抗邪,正气充足,驱邪外出,正胜邪却,机体不受邪气的侵害,不出现临床症状和体征,即不发病。

邪胜正负则发病。正虚抗邪无力,邪气得以入侵或致病邪深入,造成阴阳气血失调,机能异常,形质损害,出现临床症状和体征,机体便发生了疾病。

(2)决定证候类型 发病后,其证候类型、病变性质、病情轻重与正邪都有关。如正盛邪实,多形成实证;正虚邪衰,多形成虚证;正虚邪盛,多形成较为复杂的虚实夹杂证。感受阳邪,易形成实热证,感受阴邪易形成实寒证或寒湿证。感邪轻或正气强,病位多表浅,病变多轻;感邪重或正气弱,病位常较深,病变多重。另外,疾病与病邪所中的部位有关。无论外感之邪,或是内生之邪,有阻于筋骨经脉者,有在脏腑者,病位不同,病证各异。

8.1.2　影响发病的因素

影响发病的因素很多,但可归纳为气候变化,地域特点,生活、工作条件,体质特点和精神状态等。

(1)气候变化　四时气候的异常变化,是孳生和传播邪气,导致疾病发生的重要条件,故易形成季节性的多发病。如春易伤风、夏易中暑、秋易伤燥、冬易感寒等。特别是反常的气候,如久旱、水涝、暴热暴冷,既可伤及人体正气,又可促成疬气病邪的传播,形成瘟疫流行。如麻疹、水痘、猩红热(烂喉丹痧)等多在冬春季发生和流行。另外,随四季变化不同,人体阴阳之气的盛衰也有所差异。因此,不同的季节,可出现不同的易感之邪和易患之病。

(2)地域特点　人与自然息息相关,不同地域,其气候特点、水土性质、生活习俗各有所不同,均可影响人群的生理特点和疾病的发生,易致地域性的多发病和常见病。如北方多寒病,南方多热病或湿热病。某些山区,人群中易患地方性甲状腺肿等。另外,有些人易地而居,或异域旅行,导致机体的抵抗力下降,易发病,初期常有"水土不服"的表现。

(3)生活、工作条件　生活和工作环境的不良,亦可成为疾病发生的致病因素。如工作环境的废气、废液、废渣、噪声,均可成为直接的致病因素,造成某些严重的疾病,或急性、慢性中毒。生活居住条件差,阴暗潮湿、空气秽浊、蚊蝇孳生等,也是导致疾病发生和流行的条件。

(4)体质特点　体质是先天遗传和后天获得因素相互作用的综合反映。在发病学上的意义是:一是决定对致病因素或者某些疾病的易感性。不同的体质特征,对某些邪气具有易感性。一般阳虚体质易感受寒邪,阴虚体质易感受火热邪。婴幼儿脏腑娇嫩,易虚易实;老年人脏腑虚弱,精气神不足,易感受外邪,易化虚化寒,病程缠绵,预后不良。体形肥胖或痰湿偏盛者,易感寒湿阴邪;体形瘦弱或阴虚体质者,易感燥热阳邪。二是决定疾病的发生与发展过程。同样感受风寒之邪,卫气盛者,或阳盛之体,易成为表实证;卫气虚者,或阳虚之体,易形成表虚证。同遇湿气,阳盛体质易化热形成湿热证;阴盛之体则易寒化成为寒湿证。反之,体质相类似的人,尽管感受不同的邪气,可表现出相同或相近的证候类型。如阳盛之体,无论感受阳热之邪或阴寒之邪,大多形成热证、实证、表证。脏腑、经络、气血在生理功能上的特殊性而导致个体的差异性,也决定和影响发病的倾向性以及证候类型的特殊性。诸如女子以血为本,具有经、带、胎、产特殊的生理周期,发病具有特异性,而且证候类型常涉及肝郁、血虚、血瘀等要素;男子以精为本,精气易失难守,易患肾中精气亏虚之候。

人的体质特异性在很大程度上,决定和影响着疾病的发生、发展、预后以及治疗上的难易程度。体质是人体内环境真实和直接的反映,是构成人体正气的重要部分。体质因素决定了正气的强弱动态变化,影响着对邪气的易感性、发病的倾向性、证候类型差异性以及疾病的整个演变过程,是发病学的重要内容。

(5)精神状态　精神状态影响正气强弱。正常的情志活动是人体内环境与外环境和谐、有序的反映,同时又能促进人体生理功能的正常发挥。因此,情志舒畅,精神愉快,气机调畅,气血调和,脏腑生理功能协调,则正气旺盛,不易发病。可是长期持续的不良的情志状态和心理冲突,或突然强烈的情志刺激,超越了心神的可调节和可控制范围,可以导致阴阳失调、脏腑功能紊乱、气机运动障碍,或精气血津液代谢失常,进而正气减弱,易发疾病。情志变化在发病中的作用是:一是突然强烈的情志刺激可扰乱气机、伤及内脏而致疾病突发。如临床中常见的突发性的胸痹心痛、中风等,可因强烈的情志刺激而诱发。二是长期持续性的精神刺激,如悲哀、忧愁、思虑过度易致气机郁滞或逆乱而缓慢发病,可引起消渴、胃脘痛、积聚等病的发生。

8.1.3　发病类型

由于邪气的种类、性质和致病特点不同,人体的正气强弱有差别,其发病类型也不同。主要有感邪即发、伏邪后发、徐发、继发、复发等。

(1)感邪即发　又称为猝发、顿发。指感邪后立即发病,是一种常见的临床发病类型,说明正气抗邪反应强烈,迅速导致人体的阴阳失调。感邪即发多见于:①新感外邪较甚。如感受六淫之邪,邪气亢盛,多感而即发。②感受疠气。由于其传染性和致病性强,多感邪而呈暴发。③情志剧变。突然、剧烈的情绪变化,如暴怒、过悲均可致气血气机逆乱,脏腑功能失调而顷刻发病。④中毒。误服有毒食品、药品,吸入有毒之气,可使人中毒而迅速发病。⑤外伤。无论何种急性外伤,均伤人后立即发病。

(2)伏而后发　又称是伏邪发病,指感受邪气后,病邪在机体内潜伏一段时间,或在诱因的作用下而发病。如外伤感邪,潜伏一段时间后,发为破伤风、狂犬病等病,亦属伏邪后发。有些外感温热邪气,也常需经过一定的潜伏期,形成的"伏气温病"、"伏暑"等。《素问·生气通天论》所谓"夏伤于暑,秋为疟疾","冬伤于寒,春必温病",开创了伏气学说的先河。对于伏而后发的机理,一般认为是由于当时感邪较轻,正气不足,正邪难以交争,邪气得以伏藏而逾时而发。伏邪发病时,病情一般较重且多变。

(3)徐发　又称为缓发,指感邪后缓慢发病,是与"感邪即发"相对而言。徐发与邪气的种类、性质,以及体质因素等密切相关。徐发多见于内伤邪气致病,如思虑过度、忧愁不解、积劳成疾、不良的生活习惯等,导致机体渐进性病理改变,逐渐出现临床症状。在外感病邪中,如感受湿邪,其性黏滞,起病多缓慢。正气不足之人,若感邪较轻,正气抗邪缓慢,亦可见到徐发。

(4)继发　是指在原发病证的基础上,继而发生新的病证。也就是说,继发病以原发病为基础,二者有密切的病理联系。如小儿久泻或虫积所致的疳积;久罹眩晕而所致的中风;疟疾反复发作而继发的"疟母"等,都属于继发形式。

(5)复发　是指疾病再度发作或反复发作。多见于疾病初愈或疾病的缓解阶段。引起复发的机理是余邪未尽,正气未复,同时有诱因的作用。如饮食不慎、用药不当、过度劳累、复感新邪等,均可致余邪复炽,正气更虚,使疾病复发。由复发引起的疾病,称为"复病"。

8.2　基本病机

基本病机就是指机体在各种致病因素作用下所产生的基本病理反应,是病机变化的一般规律,也是各脏腑病机、经络病机和具体病证病机的基础。由于人体的脏腑、经络、形体、官窍等在结构和生理功能上是相互联系的,在病理变化上也是相互影响的,因此在体内、外各种致病因素的作用下,所引起的病理变化是千差万别的,具体的病证也是多种多样的,不同的病证有着不同的病机特点,临床表现更是十分复杂。但是通过对疾病的发生、发展过程的分析,发现许多不同的病证都存在着某些共同的病理变化规律。这是因为机体对各种致病因素的损害都是以邪正盛衰、阴阳失调和气血津液失常为基本病理反应,而内生"五邪"则是在上述基础上所产生的常见病理状态。研究并掌握这些基本病机,可以更深刻地认识各种病证的本质,更有效地进行临床辨证和治疗。

　　基本病机的主要内容包括邪正盛衰、阴阳失调、气血失调、津液失调,以及内生"五邪"等。

8.2.1　邪正盛衰

　　邪正盛衰是基本病机之一。正气和邪气的相互斗争,既决定疾病的发生与否,还影响疾病的发展和变化。当邪气侵犯人体时,一方面,邪气对机体的形质和功能产生损害;另一方面,正气能够修复邪气所造成的损害并驱除邪气。在疾病的发展变化过程中,正气与邪气双方力量的对比不是固定不变的,而是双方一直处于消长盛衰变化之中,不仅可以表现出虚实病机、虚实夹杂或转化病机,还可以表现出本质和现象不一致的虚实真假病机。这对病势的发展及疾病的转归具有重要意义。一般来说,正气亢盛而邪气衰退,疾病趋向于好转和痊愈;邪气亢盛正气衰退,则疾病趋向于恶化,甚至导致死亡;若邪正力量相持不下,则疾病趋向迁延而难愈。

8.2.1.1　邪正盛衰与病邪出入

　　病邪出入,又称"病势出入"。在疾病过程中,由于邪气与正气的盛衰变化,在一定程度上决定病邪的出入,从而决定病势轻重和病变的演变趋势。

　　(1)表邪入里　是指外邪侵犯人体肌表之后,由表传里,影响脏腑气血的病理演变过程。病邪由表入里主要取决于两个方面:一是感邪较重,或邪气的致病性较强;二是机体正气较虚,抗邪无力。如外感六淫邪气,邪在肌表不解,因邪气过盛或因失治、误治,以致邪气深入为病;或外感寒湿邪气,因体质阳盛或过食辛辣,或郁滞日久,病邪化热入里,形成里热病变等。

　　(2)里邪出表　是指病邪原本在脏腑较深的层次,由于邪正斗争,病邪由里透达于表的病理过程。里邪出表,大都是由于疾病过程中,正气渐复,抗邪有力的结果。若素体禀赋强盛,或治疗护理得当则机体正气抗邪有力,故能驱邪外出,使病邪由里出表,疾病好转。如温热病,高热烦渴、胸闷喘促,稍后则汗出而热解,或斑疹透发于外等。

8.2.1.2　邪正盛衰与虚实变化

　　正气与邪气,在病证的发展变化过程中,就其力量的对比存在着消长盛衰的变化规律。正气增长而强盛,则邪气必然消退而衰减;邪气增长而亢盛,则正气必然虚损而衰弱;因此,邪正的盛衰消长,主要导致机体出现虚实两种不同的病理变化及证候反映。

　　在疾病的发展过程中,随着邪正双方力量的消长盛衰,不仅可以出现单纯的或虚、或实的病理变化,还可以出现虚实错杂、虚实真假、虚实转化等多方面复杂的病理变化。

　　(1)虚实的基本病机　由于邪正盛衰变化而导致的虚与实是一相对的病机概念,即是不足和有余的一对病理矛盾的反映。《素问·通评虚实论》说:"邪气盛则实,精气夺则虚。"实主要是指邪气盛,虚主要是指正气衰。

　　实,主要指邪气亢盛而正气未衰,正邪相搏,形成的各种亢盛性的病理变化。主要表现为致病邪气虽比较盛,而机体正气亦未衰,尚能积极与病邪抗争,从而形成正邪相搏,斗争剧烈,反应明显的病理特征,在临床表现出一系列比较亢奋、有余、不通等证候特点。常见于外感病中六淫为病的初期或中期;内伤杂病中则多为脏腑功能障碍或失调,在正气不虚或虚损不显的前提下,出现痰、食、水、血等有形的病理产物积聚体内的慢性病证。临床多见于体质壮实者,其证候表现突出,症状程度较重,可见精神亢奋,或壮热狂躁,或烦躁不宁,或疼痛拒按,或声高气粗,或二便不通,脉实有力等症状。

虚,主要指正气虚衰,抗病能力弱,正邪相搏,形成的各种衰退性的病理变化。主要表现为机体精气血津液等亏少和功能衰弱,脏腑经络生理功能减退,抗病能力低下,正邪斗争难以出现较剧烈的反应,在临床表现出虚弱、衰退、不足、不固等证候特点。概括起来主要有先天和后天两方面因素。先天之虚多因禀赋不足;后天之虚则多因病后而亏,以及多种慢性病证日久,损耗人体的精气血津液或导致脏腑功能衰弱;或因暴病吐利、大汗、大出血等使正气随津血而脱失,以致人体正气虚弱。临床表现出精气血津液等物质亏少,脏腑机能低下,易于罹患疾病,病情缠绵难愈等特点。多见身体瘦弱,面容憔悴,形疲肢倦,声低气微,或自汗、盗汗,或疼痛隐隐而喜按,五心烦热,或畏寒肢冷,脉虚无力等症状。

(2)虚实错杂的病机　邪正盛衰消长,在复杂的疾病过程中,还可以形成虚实错杂的病理变化,即邪实与正虚交错并存的病理变化。根据虚实的主次分为虚中夹实和实中夹虚两类。

虚中夹实,是指以正气虚为主,但又兼夹有实邪结滞的虚实夹杂的病理变化。多因正气亏虚而无力抗邪,邪气乘虚而入;或由于脏腑功能低下,又兼宿食不化、水湿泛滥、瘀血内阻等邪实产生于内。如脾虚水肿,是因脾阳不振,运化无权,而致水湿停聚,泛滥肌肤,形成水肿,其临床表现既有纳少腹胀、面色萎黄、身疲肢倦等脾气虚弱的表现,又有水湿滞留,积聚为水肿的实邪停滞的症状。

实中夹虚,是指以邪气实为主,但兼有正气虚衰的虚实夹杂的病理变化。多因邪气盛实,正与邪相争,邪气未除,但正气已伤。如外感热病中,由于热邪炽盛,消灼津液,从而形成实热伤津,气阴两伤之病证,临床表现既有高热、舌红、苔黄等症,又兼见口干舌燥、口渴引饮、气短等气阴两伤之见症。

虚实夹杂性病变,由于病邪所在的部位、层次不同,以及正气亏损的程度不同,可以表现为表虚里实、表实里虚、上实下虚、上虚下实等不同类型的病机形式。

(3)虚实转化的病机　虚实转化,是指在疾病的发展变化过程中,实邪久留而损伤正气或正气不足而实邪积聚,导致虚与实之间转换变化,即由实转虚或因虚致实的病理改变。其虚实的判定主要是根据在疾病过程中邪盛与正衰所处的矛盾主次地位而决定的。

由实转虚,是指以邪气盛为主的实性病变,向以正气虚损为主的虚性病变的转化。多由于失治或误治等原因,导致病情迁延日久,所染邪气渐退,或余邪羁留未清,但人体正气和脏腑机能已经受到损伤,因而疾病的病机由实转虚,出现一系列虚的病理变化。如外感疾病,初期多属邪气实,若治疗不及时或治疗不当或护理失宜,或由于年老体弱等原因,致使病情迁延,正气日衰,出现肺脾功能减退之虚象,可见肌肉消瘦、纳呆食少、气短乏力、面色无华等症,病机由实转虚。

因虚致实,是指以正气虚为主的虚性病变,向以邪气亢盛为主的实性病变的转化。多由于正气本虚,脏腑组织功能低下,导致气血津液不能正常运行和代谢,从而产生气滞、血瘀、痰阻、饮停等实邪留于体内。由于这些实邪是因正虚而致,故称因虚致实。如临床常见的脾肾阳虚所致的水液运化无力,而出现水肿或腹水等实邪停留体内。因虚致实,虽然是因正气不足导致的邪气实占主导地位,但是虚象仍然存在的虚实错杂的病理状态。

总之,疾病在体内外各种因素的作用下,均可以发生由实转虚或因虚致实的转化,形成疾病的正虚邪实、正虚邪恋等虚实错杂的病理状态。因此,从疾病的形成和发展来看,所谓的病机的虚和实都是相对的,而不是绝对的,掌握疾病发展过程中虚实变化的多少或相互兼杂、或相互转化的情况,对于临床诊治疾病是十分重要的。

(4)虚实真假的病机 虚实真假,是指邪气盛极之实而夹假虚之象或正气虚极之虚而夹假实之象的病理变化。在疾病的发展变化过程中,一般地说,病机的本质和现象大都是相一致的,疾病的现象可以准确地反映病机的虚实变化。但在特殊情况下,也可以出现病机的外在现象与病机本质不相一致的情况,因而产生"至虚有盛候"的真虚假实和"大实有羸状"的真实假虚病机表现。

真虚假实,主要是指正气虚极而反见假实之象的病理变化。多由于正气虚弱,脏腑功能减退,气血运行无力所致。如在脾气不运为主的气虚腹胀病证中,由于"虚"是病机的本质,故临床可见疲乏无力,纳食减退,舌胖苔润,脉虚而细弱等脾气衰弱的症状;同时可见腹胀满、腹痛等,但腹胀时缓时重,或得嗳气、矢气则减,腹痛而喜按等假实之象。此即所谓"至虚之病,反见盛候"。

真实假虚,主要是指邪气盛实而外见假虚之象的病理变化。多由于实邪结聚,阻滞经络而使气血不能外达所致。如热结肠胃的里热炽盛病证,可见大便秘结不通、腹胀满硬痛拒按、潮热、谵语等实性症状,同时又可出现精神委顿、不欲多言、面色苍白、四肢逆冷等表现,但语时声音高亢、四肢稍运动则舒、得泻反而畅快等假虚之象。此即所谓"大实之病,反见羸状"。

总之,临床分析病机,要求透过现象看本质,而不被假象所迷惑,应该把握邪正盛衰所反映的真正虚实病机变化,从而了解病变发展过程的本质。

8.2.1.3 邪正盛衰与疾病转归

疾病的发生、发展过程,就是正气和邪气相互斗争的过程。邪正双方力量不断的消长盛衰的变化,对疾病的发展和转归起着决定性的作用。在疾病的早期和中期,邪气较盛而正气不衰,双方力量势均力敌,正邪相持不下,此时斗争比较激烈,其病理反应剧烈。通过这一阶段的斗争,邪正双方力量必然会出现消长盛衰的变化,这种变化影响着疾病的转归。其具体的病理结局如下:

(1)正胜则邪退 正胜邪退,是指在疾病的发展变化过程中,邪正斗争的结果,正气日趋强盛或战胜邪气,邪气渐趋衰减或被祛除,而使病情好转或痊愈的一种结局,是许多疾病最常见的一种转归。这种转归是由于患者正气比较旺盛,抗邪能力较强,能较快地祛除病邪;或因及时治疗,或兼而有之,使邪气逐渐被祛除或消失,邪气对机体的损害作用终止或消失,从而使脏腑经络、组织器官等的病理损伤逐渐得到康复,精气血津液等精微物质的耗伤得到修复,机体阴阳在新的基础上又获得了相对平衡,疾病即告痊愈。

(2)邪去而正虚 邪去正虚,是指邪气虽被祛除或消失,对机体的损害作用终止,但正气在疾病的发展变化过程中已被耗伤,而有待恢复的一种转归。多见于急病、重病的后期。此种转归多由于邪气亢盛,病势较剧,正气受到较重的损伤;或因治疗方法过于峻猛,如大汗、大吐、大下等法使用过度,病邪虽除而正气亦伤;或由于素体正虚,病后正气虚弱更甚等所致。这种状态一般需经过一段时间的将息调养,待正气逐渐充盛,病理性损伤逐渐得到修复,疾病可告痊愈。但若由于调养不当,重感病邪,则易导致疾病复发。

(3)正虚而邪恋 正虚邪恋,是指疾病后期,正气已大虚,而余邪未尽,由于正气一时无力祛邪外出,邪气留恋不去,致使疾病处于缠绵难愈的一种病理状态。这是多种疾病由急性转为慢性,或慢性疾病经久不愈或遗留某些后遗症的主要原因之一。疾病发展至正虚邪恋阶段,一般有两种发展趋势：一是在积极的治疗调养下，正气增强，邪气渐散，疾病趋于好转，或痊愈。二是治疗调养不当，或正气无力祛除余邪或病邪缠绵难祛而致正气难复，邪气留恋而转为迁延性或慢性病证，或留下后遗症。

（4）邪盛则正衰　邪盛正衰，是指在疾病的发展变化过程中，邪气亢盛，正气虚衰，机体抗邪无力，使病情趋向恶化甚至死亡的一种转归。此种转归多是由于邪气过于强盛，严重损伤机体正气，或机体的正气衰弱，或失治、误治，导致机体抗御病邪的能力日趋低下，不能制止邪气的侵害作用，邪气步步深入，而机体受到的病理性损害逐渐加重，病势呈现由表入里，由阳入阴，由浅而深，由轻而重的传变与发展，病情加重，最终可导致五脏亏虚，元气衰败。若抢救不及时，则会导致死亡。

8.2.2　阴阳失调

阴阳失调，即阴阳之间失去平衡协调的简称，是指在疾病的发生发展过程中，由于各种致病因素的影响，导致机体的阴阳盛衰而产生的各种病理变化的总称。阴阳失调是分析病机的总纲，是对机体各种复杂病变的高度概括，包括阴阳偏盛、阴阳偏衰、阴阳互损、阴阳格拒、阴阳亡失、阴阳转化等病理变化。

8.2.2.1　阴阳偏盛

阴阳偏盛，是指由于阴邪或阳邪侵袭人体所导致的以邪气盛实为主的病理变化，属"邪气盛则实"的实证病机。病邪侵袭人体，在性质上必从其类，即阳邪侵袭人体可导致阳偏盛，阴邪侵袭人体可导致阴偏盛。《素问·阴阳应象大论》说："阳胜则热，阴胜则寒。"明确地指出了阳偏盛和阴偏盛病机的临床表现特点。

阴阳偏盛病机主要特点是发病时阴阳中一方的亢盛，而另一方不虚。然而阴阳是相互制约的，一方偏盛必然制约另一方而使之虚衰。阳偏盛伤阴可引起阳盛兼阴虚，进而发展为阴虚的病变；阴偏盛伤阳可导致阴盛兼阳虚，进而发展为阳虚的病变。所以《素问·阴阳应象大论》又说"阳胜则阴病，阴胜则阳病"，指出了阳偏盛或阴偏盛的必然发展趋势和结果。

（1）阳偏盛　阳盛是指机体在疾病过程中所表现的一种阳邪偏盛，机能亢奋，代谢活动亢进，机体反应性增强，热量过剩的病理变化。一般地说，其病机特点多表现为阳热亢盛而阴液未虚的实热证。多由于感受温热阳邪，或虽感受阴邪，但从阳化热；或由于情志内伤，五志过极而化火；或因气滞、血瘀、痰湿、食积等郁而化热所致。"阳胜则热"，说明阳盛病机易出现化火、化热等病理反映，常表现为实性、热性病证，因此，临床症状以热、动、燥为其特点，故阳气偏盛可见壮热、烦渴、面红、目赤、尿黄、便干、苔黄、脉数等症。阳盛之初，对阴液的损伤不明显，从而出现实热证。"阳胜则阴病"，即阳盛则伤阴，阳偏盛的病变必然会导致不同程度的阴液耗损，出现口舌干燥、小便短少、大便燥结等热盛伤阴的症状，但其矛盾的主要方面仍是以阳盛为主，如病变进一步发展，大量耗伤人体的阴液也可表现出不同程度的阴虚之症。若阴液大伤，病可由实转虚而发展为虚热证。

（2）阴偏盛　阴盛是指机体在疾病过程中所表现的一种以阴寒偏盛，机能障碍或减退，产热不足，以及阴寒性病理产物积聚的病理变化。一般地说，其病机特点多表现为阴盛而阳未虚的实寒证。多由于感受阴寒邪气，或是过食生冷之物，或是阴寒性病理产物积聚，寒邪中阻，从而导致阳不制阴，阴寒内盛。"阴胜则寒"，说明阴盛病机易致脏腑组织功能抑制或障碍，温煦气化作用减弱,常可出现阴寒内盛、血脉凝滞,以及痰湿、水液停聚等寒性病证,因此,临床症状以寒、静、湿为特点,故阴偏盛可出现厥逆、形寒肢冷、腹冷痛、泄泻、水肿、身体踡缩、痰液清冷、舌淡、脉迟等。阴盛之初,对阳气的损伤不明显,从而出现实寒证。"阴胜则阳病",即阴盛则伤阳,阴偏胜的病变必然会导致不同程度的阳气受损,出现面色苍白、小便清长、大便稀溏等寒盛伤阳的病状,但其矛盾的主要方面仍是以阴盛为主的实寒,如果病变进一步发展,机体的阳气严重受损,病变可由实转虚而发展为虚寒证。

8.2.2.2　阴阳偏衰

阴阳偏衰,是指人体阴阳双方中的一方虚衰不足的病理变化,属"精气夺则虚"的虚性病证。所谓"精气夺"是指机体的精气血津液等各种基本生命物质的不足及功能的减退,也包括了脏腑经络等生理功能的减退和衰弱在内。正常情况下,阴精和阳气双方存在着相互制约的关系,维持着相对平衡协调的状态。在疾病过程中,如果由于某种原因,出现阴或阳的某一方减少或功能减退时,则不能制约对方而引起对方的相对亢盛,形成阳虚则阴盛、阴虚则阳亢的病理变化,即《素问·调经论》所言"阳虚则外寒,阴虚则内热。"

(1)阳偏衰　阳虚是指机体阳气虚损,机能减退或衰弱,代谢减缓,产热不足的病理变化。一般地说,其病机特点多表现为机体阳气不足,阳不制阴,阴寒相对偏盛的虚寒证。多由于先天禀赋不足,或后天失养,或劳倦内伤,或久病损伤阳气所致。阳虚则寒,阳气不足,以心、脾和肾三脏为多见,但一般以肾阳虚衰最为重要。肾阳为诸阳之本,"五脏之阳气,非此不能发",所以肾阳虚衰(即命门之火不足)在阳气偏衰的病机中占有极其重要的地位。人体阳气虚衰,则温煦、推动和兴奋功能减退。由于阳气的温煦功能减弱,因而人体热量不足;由于阳气的推动兴奋作用不足,经络、脏腑等组织器官的某些功能活动也因之而减退,血津液等运行迟缓,加之温煦不足,则易导致血液凝滞、水湿痰饮停蓄等,临床多见畏寒喜暖、四肢不温、精神萎靡、喜静蜷卧、面色㿠白、小便清长、下利清谷、舌淡、脉迟等症。阳虚则寒与阴胜则寒,不仅在病机上有区别,而且在临床表现方面也有不同:前者是虚而有寒;后者是以寒为主,虚象不明显。

(2)阴偏衰　阴虚是指机体精血津液等阴精物质不足,阴不制阳,导致阳气相对偏盛,机能虚性亢奋的病理变化。一般地说,其病机特点多表现为阴液不足,阳气相对偏盛的虚热证。多由于阳邪伤阴,或因五志过极,化火伤阴,或因过服温燥之品耗伤阴液,或因久病伤阴所致。阴虚病证,多见于心、肺、肝和肾,但一般以肾阴亏虚为主。其他脏腑之阴虚,迁延不愈,最终亦累及肺肾或肝肾,所以临床以肺肾或肝肾阴虚病证为多见。因肾阴为五脏阴液之本,"五脏之阴气,非此不能滋",所以肾阴不足在阴偏衰的病机中占有极其重要的地位。阴虚则热,是指阴液不足,阴不制阳,阳气相对亢盛,从而形成阴虚内热、阴虚火旺及阴虚阳亢等病理表现。临床多见五心烦热、骨蒸潮热、面红升火、形体消瘦、咽干口燥、尿黄短赤、大便干结、舌红少苔、脉细数等症;由于其宁静功能不足,阳气相对亢盛还可致人体出现一些虚性亢奋的症状,如心烦、失眠、急躁易怒等。阴虚则热与阳胜则热的病机不同,其临床表现也有所区别:前者是虚而有热;后者是以热为主,虚象并不明显。

8.2.2.3　阴阳互损

阴阳互损,是指在阴或阳任何一方虚损到一定程度,累及另一方使之亦虚损,所导致的阴阳两虚的病理变化。

阴阳互损是阴阳的互根互用关系失调而出现的病理变化。阴阳双方之间本来存在着相互依存、相互资生、互为化源和相互为用的关系,一方亏虚或功能减退,不能资助另一方或促进另一方化生,必然导致另一方的虚衰或功能减退。在阴虚的基础上,继而导致阳虚,称为阴损及阳;在阳虚的基础上,继而导致阴虚,称为阳损及阴。阴阳互损的阴阳两虚,并非阴阳处于低水平的平衡状态,而是有偏于阴虚或阳虚的不同。

阴损及阳,主要是指由于阴液(精血津液)亏损,累及阳气使其生化不足或无所依附而耗散,从而在阴虚的基础上又导致了阳虚,形成了以阴虚为主的阴阳两虚的病理变化。多由于阴液亏耗,以及遗精、盗汗、失血等慢性消耗性疾病发展而成。"无阴则阳无以生",精血津液的亏损,则阳气化生的物质基础不足,发展到一定程度,势必会出现阳虚的表现。如肝阳上亢一证,其病机主要为肝肾阴虚,水不涵木,阴不制阳的阴虚阳亢,但病情发展,亦可进一步耗伤肾阴,影响肾阳化生,继而出现畏寒、肢冷、面色㿠白,脉沉细等肾阳虚衰症状,转化为阴损及阳的阴阳两虚证。

阳损及阴,主要是指由于阳气虚损,"无阳则阴无以生",从而在阳虚的基础上又导致了阴虚,形成以阳虚为主的阴阳两虚的病理变化。多由于肾阳虚导致精关不固,失精耗液;或气耗血亏;或阳虚自汗,伤津耗液等。阳气不足,则脏腑气化作用减弱,从而引起精、血、津液等物质的不足,阴液等物质的匮乏,则更能进一步导致气化作用低下,出现阴阳两虚的病理变化。如临床常见水肿一证,其病机主要为阳气不足,气化失司,水液代谢障碍,津液停聚而水湿内生,溢于肌肤所致。但其病变发展,则又可因阳气不足而导致阴液化生无源而亏虚,出现日益消瘦、烦躁升火、甚则阳升风动而抽搐等肾阴亏虚之征象,转化为阳损及阴的阴阳两虚证。

阴损及阳和阳损及阴,都是在阴偏衰或阳偏衰发展到较为严重的程度时所出现的。由于肾藏精,内寓真阴真阳,为全身阴液和阳气的根本,因此,无论何脏阴虚或阳虚,多是在累及肾阴或肾阳,导致肾脏阴阳失调的情况下,发生阳损及阴或阴损及阳的阴阳互损病机。

8.2.2.4　阴阳格拒

阴阳格拒,是指一方偏盛至极而壅遏于内,将另一方排斥阻遏于外,所形成的寒热真假的病理变化。阴阳格拒多见于疾病过程中的盛极阶段,其病情多较为严重,属于病变的本质与外在现象不相一致的复杂的病理变化。这一病理变化包括阴盛格阳所致的真寒假热和阳盛格阴所致的真热假寒两种情况。

阴盛格阳,是指阴寒之邪偏盛至极,壅盛于内,迫使阳气浮越于外,从而形成的内真寒外假热的病理状态。多因久病阳衰阴盛,或阴寒之邪伤阳所致。多见于虚寒性疾病发展至严重阶段。阴盛格阳的病机本质为阳虚阴寒内盛,故可见畏寒蜷卧、精神萎靡、四肢逆冷、下利清谷、面色㿠白、脉微欲绝等阴寒内盛之象。但随病情发展,因其格阳于外,可在原有的阴寒壅盛于内的基础上,又出现面色泛红、言语较多、烦热口渴、脉大无根等假热之象。由于阴寒内盛是疾病的本质,排斥阳气于外而出现假象,故称其为真寒假热证。《医宗金鉴·伤寒心法要诀》所云:"阴气太盛,阳气不得相营也。不相营者,不相入也,则格阳于外,故曰阴盛格阳也。"

阳盛格阴,是指邪热极盛,深伏于里,阳气被郁闭于内,不得外达肢体而格阴于外,从而形成的内真热外假寒的病理状态。多由于热邪炽盛,阳邪亢盛之极所致。多见于外感热病发展至严重阶段。阳盛格阴的病机本质为阳盛于内,实热炽盛,故可见壮热、面红、气粗、烦躁、舌红、脉数大有力等邪热内盛的表现。但若邪热盛极,格阴于外,还表现出与其病变的本质不相一致的假寒症状,如四肢厥冷、脉象沉伏等假寒之象,而且其内热愈盛,则四肢厥冷愈重,即所谓"热深厥亦深"。这种病理变化即属于真热假寒证,《医宗金鉴·伤寒心法要诀》指出:"阳气太盛,不得相荣也。不相荣者,不相入也。既不相入,则格阴于外,故曰阳盛格阴也。"

8.2.2.5　阴阳亡失

阴阳亡失,包括亡阴和亡阳两类。是指由于人体的阴液或阳气突然大量亡失,而导致全身功能活动严重衰竭,生命垂危的一种病理状态。

人体的阴精和阳气是生命活动的根本物质,存在相互依存,相互资生的关系。当疾病发展至危重阶段时,阴或阳一方的亡失,亦可导致另一方的衰脱。因此,临床上阴精亏竭,可立即导致阳脱;而阳气脱失,亦可立即导致阴竭。所以,两者既有区别,又有联系。

亡阳,即阳脱,是指机体的阳气发生突然大量脱失,而致机体属于阳的机能严重衰竭的一种病理变化。多由于邪气太盛,正不胜邪,阳气突然性脱失所致;或由素体阳虚,正气不足,疲劳过度,阳气消耗过多所致;或过用汗法,吐、利无度,气随津泄,阳气外脱所致;亦可因慢性疾病,长期大量耗散阳气,终致阳气亏损殆尽,而出现亡阳。阳气亡脱,则机体所有属于阳的功能将会衰竭,尤以温煦、推动、兴奋、卫外等功能为著,故亡阳病变多出现大汗淋漓、肌肤手足逆冷、面色苍白、心悸气喘、精神萎靡、畏寒嗜卧,甚则昏迷、脉微欲绝等生命垂危之象。

亡阴,即阴脱,是指机体的阴液突然性大量耗损或丢失,而致机体属于阴的机能突然严重衰竭的一种病理变化。多由于热邪炽盛,或邪热久留,而严重伤阴;或大吐、大汗、大泻等,直接消耗大量阴液;也可由于慢性疾病长期消耗阴液,日久导致亡阴者。阴液亡失,则机体所有属于阴的功能将会衰竭,尤以宁静、滋润、内守等功能为著,多见手足虽温而大汗不止、烦躁不安、心悸气喘、体倦无力、面色红或紫、脉数疾、躁动等危重征象。

《素问·生气通天论》说:"阴者,藏精而起亟也。"由于机体的阴液和阳气存在互根互用的关系,所以,阴亡,则阳无以生化或无以依附而散越;阳亡,则阴无以化生而耗竭。故亡阴可以迅速导致亡阳,亡阳也可继而出现亡阴,呈现全身机能的衰竭而虚脱,最终导致"阴阳离决,精气乃绝",生命活动终止而死亡。

综上所述,在阴阳失调的各种病理变化过程中,各类型病理变化之间都存在着密切的联系,而且阴阳失调各种类型的病机,并不是固定不变的,而是随着病程的长短,病情的进退和邪正斗争产生的盛衰变化而不断发展的。因此,必须随时观察和掌握阴阳失调病机的不同变化,才能把握疾病发生、发展的本质。

8.2.3　气、血、津液失常

气、血、津液失常,是指在疾病过程中,由于邪正斗争的盛衰,或脏腑功能的失调,导致气、血、津液出现虚损、运行失常及相互关系失调等的病理变化。气、血、津液失常病理变化,内容十分广泛,但主要包括气的失常、血的失常、津液失常以及气、血、津液关系失调等方面。临床上,无论脏腑经络病变形式多么复杂,但总离不开气、血、津液失常这一基本病机。

8.2.3.1　气的失调

气的失调,是指气的生成、运行和生理功能异常的病理变化的统称。主要包括两个方面:

一是气的生化不足或耗散太过,形成气虚的病理状态。二是气的功能减退及气的运动失常,出现气滞、气逆、气陷、气闭或气脱等气机失调的病理变化。故《素问·举痛论》说:"百病皆生于气。"

(1)气虚 是指气虚损不足,从而导致脏腑组织功能低下或衰退,抗病能力下降的病理变化。主要由于先天禀赋不足,或后天失养,或肺脾肾的功能失调而致气的生成不足。也可因年老体弱、劳倦过度、久病不复等,使气过多消耗而致。气虚病变主要以人体各种机能障碍或减退为特征,常表现为推动无力、固摄失职、气化失司等异常改变,临床常见精神委顿、倦怠乏力、眩晕、自汗、易于感冒、面色苍白、舌淡、脉虚等症状。病变进一步发展,还可造成血、津液的生成不足、运行迟缓或因失于气的固摄而流失等。若某一脏腑之气不足,则表现为该脏腑功能减退的虚证,如心气不足,可致推动血液运行的功能减弱;脾气虚弱,可致运化功能减退。若偏于元气虚者,可见生长发育迟缓,生殖功能低下;偏于卫气虚者,可见防御外邪的能力下降等。

由于元气主要由先天之精所化,是人身最根本、最重要的气,是生命活动的原动力。故元气亏虚可引起全身性气虚,而无论何种气虚亦终将导致元气亏损,特别在小儿和老人中表现得最为明显。

(2)气机失调 是指气的升降出入失常而引起的气滞、气逆、气陷、气闭或气脱等病理变化。

升降出入,是气基本的运动形式。气的升降出入运动,推动和调节着脏腑经络的功能活动和精气血津液的贮藏、运行、输布和代谢,维系着机体各种生理机能的协调。气的升降出入失常,则能影响脏腑经络及精气血津液等各种功能的协调平衡,病变涉及脏腑经络、形体官窍等各个方面。一般地说,气机失调可概括为气滞、气逆、气陷、气闭或气脱等几种情况。

气滞,是指气的运行不畅甚至郁滞不通的病理变化。主要由于情志不畅,或痰湿、食积、瘀血等阻碍气机,或外邪侵犯,阻遏气机,或脏腑功能障碍而气机郁滞等,皆可形成局部或全身的气机不畅或郁滞,从而导致某些脏腑、经络的功能障碍。气滞一般属于邪实为患,但亦有因气虚推动无力而滞者。由于肝升肺降、脾升胃降,在调整全身气机中起着极其重要的作用,故脏腑气滞以肺、肝、脾胃为多见。不同部位的气机阻滞,其具体的病机和临床表现各不相同,如肺气壅塞,见胸闷、咳喘;肝郁气滞,见情志不畅、胁肋或少腹胀痛;脾胃气滞,见脘腹胀痛,休作有时,大便秘结等。气滞的表现虽然各不一样,但共同的特点不外闷、胀、疼痛。因气虚而滞者,一般在闷、胀、痛方面不如实证明显,并兼见相应的气虚症状。

由于气有推动血和津液运行的作用,所以气滞则血行不利,津液输布不畅,故气滞甚者可引起血瘀、津停,形成瘀血、痰饮水湿等病理产物;此外气滞日久,还可郁而化热化火。

气逆,是指气升之太过,或降之不及,以致气逆于上的一种病理状态。多由情志所伤,或因饮食不当,或因外邪侵犯,或因痰浊壅阻所致,亦有因虚而气机上逆者。气逆病变最常见于肺、胃和肝等脏腑,其具体的病机和临床表现因各自的功能不同而各有其特点。在肺,则肺失肃降,肺气上逆,发为咳逆上气。在胃,则胃失和降,胃气上逆,发为嗳气、呃逆、恶心、呕吐。在肝,则肝气上逆,血随气逆,发为头痛头胀、面红目赤、易怒,或为咯血、吐血等症,甚则可导致壅遏清窍而致昏厥。如《素问·生气通天论》所说:"大怒则形气绝,而血菀于上,使人薄厥。"

一般地说,气逆于上,以实为主,但也有因虚而气逆者,如肺虚而无力肃降或肾虚不能纳气,可导致肺气上逆;胃虚而无力通降导致胃气上逆等。

气陷,指气的上升不足或下降太过,以气虚升举无力而下陷为特征的一种病理状态。多由于气虚病变发展而来,尤与脾气的关系最为密切。若素体虚弱,或病久耗伤,或劳伤过度,或泄泻日久,致脾气虚损,清阳不升,或中气虚陷,从而形成气陷病机。脾主升清,能将水谷精微输到头面部而发挥营养作用。同时脾气上升能保证人体内脏器官的相对恒定。所以气陷可分为"上气不足"和"中气下陷"。

"上气不足":是由于脾气虚损,升清无力,水谷精微不能上输到头面部,头目失养,则可出现头晕、眼花、耳鸣、疲倦、乏力等症。正如《灵枢·口问》说:"上气不足,脑为之不满,耳为之苦鸣,头为之苦倾,目为之眩。"

"中气下陷":是由于脾气虚损,升举无力,气机趋下,无力维系内脏位置,而发生某些内脏的位置下移病变,常表现有腰腹坠胀、便意频频,形成胃下垂、肾下垂、子宫下垂、脱肛等。

由于气陷是在气虚的基础上形成的,而且与脾气不升的关系最为密切,故常伴有面色无华、气短乏力、语声低微、脉弱无力,以及腰腹胀满重坠、便意频频等症。

气闭,即气机闭阻,是指气的外出严重障碍,以致清窍闭塞,出现昏厥的一种病理状态。气闭,多由情志刺激,或外邪、痰浊等闭塞气机,使气不得外达而闭塞清窍所致。气闭的临床所见,有因触冒秽浊之气所致的闭厥,有突然精神刺激所致的气厥,有剧烈疼痛所致的痛厥,有痰闭气道之痰厥等等,其病机都属于气的外达突然严重受阻,而致清窍闭塞,神失所主的病理状态。气闭发生急骤,以突然昏厥,不省人事为特点,多可自行缓解,亦有因闭不复而亡者。其临床表现,除昏厥外,随原因不同而伴相应症状。

气脱,是指气不内守,大量向外脱失,以致全身机能突然衰竭的一种病理变化。多由于正不敌邪,正气骤伤;或慢性疾病过程中正气长期消耗而衰竭,以致气不内守而外脱;或因大出血、大汗等气随血脱或气随津泄而致脱失。由于气大量脱失,全身严重气虚,气的各种功能活动突然全面衰竭,临床表现为面色苍白、汗出不止、目闭口开、全身瘫软、手撒、二便失禁、脉微欲绝或虚大无根等危重征象。

气脱与亡阳、亡阴在病机和临床表现方面多有相同之处,病机都属气的大量脱失,临床上都可见因气脱失而致虚衰不固及机能严重衰竭的表现,但亡阳是阳气突然大量脱失,当见冷汗淋漓、四肢厥冷等寒象,而亡阴是阴气突然大量脱失,当出现大汗而皮肤尚温、烦躁、脉数疾等热性征象。若无明显寒象或热象,但见气虚不固及机能衰竭的上述表现,则称为气脱。因此,气脱若偏向阳气的暴脱,则为亡阳;若偏向阴气的大脱,则为亡阴。

8.2.3.2 血的失调

血的失调,是指血的生成、运行和生理功能异常的病理变化的统称。主要表现在两个方面:一是因血液的生成不足或耗损太过,致血的濡养功能减弱而引起的血虚;二是血液运行失常而出现的血瘀、出血等病理变化。

(1)血虚 是指血液不足或血的濡养功能减退,脏腑经络失养的病理变化。由于心主血、肝藏血,故血虚病变,以心、肝两脏症状表现最为明显。主要原因有两方面:一是丢失过多,如大出血导致失血过多,而新血未能及时生成补充;或因久病不愈、慢性消耗、思虑过度等因素而致营血暗耗。二是生成不足,如饮食营养不足,脾胃虚弱,血液生化乏源;或肾精亏损,精不化血等。由于脾胃为气血生化之源,肾藏精,精能化血,故血虚的成因与脾胃、肾的功能失调关系较为密切。全身各脏腑、经络等组织器官,都依赖于血的濡养而维持其正常的生理功能,所以血虚病变主要是以濡养功能减退为特征,表现为全身或局部的失荣失养,功能活动逐渐衰退等虚弱证候。血虚者气亦弱,故血虚除见失于滋荣的证候外,多伴气虚症状,常见面色淡白或萎黄、唇舌爪甲色淡无华、神疲乏力、头目眩晕、心悸不宁、脉细等临床表现。

心血不足常见面白、舌淡、脉细涩或歇止、惊悸怔忡等症状,还可致神失其养,见失眠多梦、健忘、注意力不集中等;肝血亏虚常见两目干涩、视物昏花,或手足麻木、关节屈伸不利等症,若肝血不足,导致冲任失调,又可出现妇女经少,月经愆期,闭经诸症。

(2)血运失常　是指血液运行失常出现的病理变化,主要有血瘀和出血。

血瘀,是指血液的循行迟缓,或运行不畅,甚则血液瘀结停滞的病理变化。主要原因有气机郁滞,血行不畅而瘀阻;气虚推动血行无力而迟缓;寒邪入血,血寒而凝滞不行;邪热入血,煎灼津液,血液黏稠而不行;痰浊等阻于脉道,气血瘀阻不通,以及"久病入络"等影响血液正常运行而瘀滞。血瘀的病理可以出现在脏腑、经络、形体、官窍的某一局部,亦可以是全身性病变。若血液运行郁滞不畅,或形成瘀积,使脏腑经络气机阻滞,不通则痛,故病变易见疼痛,且痛有定处,甚则局部形成癥积肿块;若全身血行不畅,还可见唇舌紫暗以及舌有瘀点、瘀斑,皮肤红缕或青紫,肌肤甲错,面色黧黑等征象。另外,血瘀可阻碍气的运行,形成气滞,气滞血瘀,形成恶性循环。

如果因外感寒邪,侵犯血分,形成血寒,除见一般的阴寒证候外,常见血脉瘀阻而引起的疼痛,和手足、爪甲、皮肤及舌色青紫等表现。若寒凝心脉,心脉血气痹阻,可发生真心痛;寒凝肝脉,肝经血气瘀滞,可见胁下、少腹、阴部冷痛,或妇女痛经、闭经等。寒阻肌肤血脉,则见冻伤等症。寒瘀互结酿毒于内,可生"癥积"。

血瘀与瘀血的概念不同,血瘀是指血液运行不畅,甚则停滞的病理状态,而瘀血则是指由于血行失常而导致的病理产物,可成为继发性的致病因素。

出血,是指血液不循常道,溢出脉外的病理变化。溢出血脉的血液,称为离经之血。若突然大量出血,可致气随血脱而引起全身功能衰竭。主要有外伤损伤脉络而出血;血分有热,迫血妄行;瘀血阻络,血不归经等;气虚固摄无力,血液不循常道而外溢。临床主要表现为不同部位的出血。如肺络受损,可出现咳血;胃络受损,可出现吐血;大肠脉络受损,可出现便血;膀胱和尿道脉络受损,可出现尿血;胞宫脉络受损,可出现崩漏;以及鼻衄、齿衄、肌衄、创伤出血等。

血分有热,多由温邪、疫气入于血分,或其他外感病邪入里化热,伤及血分;或情志郁结,五志过极化火,内火炽盛郁于血分;或阴虚火旺,亦致血热。血热病变,除一般热盛的证候外,由于血行加速,脉络扩张,除迫血妄行而致出血,还可见面红目赤,肤色发红,舌色红绛,经脉异常搏动等症状。血热炽盛,灼伤脉络,迫血妄行,常可引起各种出血,如吐血、衄血、尿血、皮肤斑疹、月经提前量多等。心主血脉而藏神,血热则心神不安,可见心烦,或躁扰不安,甚则神昏、谵语、发狂等症。血热的临床表现,以既有热象,又有动血为其特征。

病久脾气虚损,或劳倦伤脾,中气不足,统摄无权,则可致血不循经,渗溢于脉外而出血。如渗溢于肌肤,则为皮下出血或成紫斑;渗溢于胃肠,则为便血;渗溢于膀胱,则可为尿血;气虚则可致冲任失固,亦可渐成月经过多或崩漏不止等病证。

由于导致出血的原因不同,其出血的情况亦各不相同,若突然大量出血,可致气随血脱而引起全身功能衰竭,甚则死亡。

8.2.3.3　津液失调

津液失调是指全身或某一环节的津液代谢发生异常,导致津液的生成、输布或排泄发生紊乱或障碍的病理过程。

（1）津液不足 津液不足，是指津液在数量上的亏少，进而导致内则脏腑，外而孔窍、皮毛，失其濡润、滋养，而产生一系列干燥枯涩的病理状态。多由外感阳热病邪，或五志化火，消灼津液；或多汗、剧烈吐泻、多尿、失血，以及大面积烧伤，或过用辛燥之物，或慢性病消耗等引起津液耗伤所致。由于津和液在性状、分布部位、生理功能等方面均有所不同，因而津和液亏损不足的病机及表现，也存在着一定的差异。津较稀薄，流动性较大，内则充盈血脉、濡养脏腑，外则润泽皮毛和孔窍，易于耗散，也易于补充。如炎夏季节而多汗尿少，或高热而口渴引饮，或气候干燥而口、鼻、皮肤干燥等，均以伤津为主。液较稠厚，流动性较小，可濡润脏腑，充养骨髓、脑髓、脊髓和滑利关节，一般不易耗损，一旦亏损则又不易迅速补充。如热性病后期，或久病伤阴，症见形瘦肉脱、舌光红无苔、肌肉瞤动、手足震颤等，均以脱液为主。

伤津主要是水分的减少，临床以一系列干燥失润的症状为主；脱液则是水分、精微物质共同丢失，临床不仅有阴液枯涸的症状，而且还可表现出虚风内动、虚热内生之象。虽然伤津和脱液，在病机和表现上有所区别，但津和液本为一体，二者之间在生理上互生互用，在病理上也相互影响。伤津时未必脱液，脱液时则必兼伤津。所以说伤津乃脱液之渐，脱液乃津液干涸之甚。

（2）津液输布与排泄障碍 津液的输布和排泄是津液代谢中的两个重要环节。二者虽有不同，但其结果都能导致津液在体内不正常的停滞，成为内生水湿痰饮等病理产物的根本原因。

津液的输布障碍，是指津液得不到正常的转输和布散，导致津液在体内环流迟缓，或在体内某一局部发生滞留。因而津液不化，可致水湿内生，酿痰成饮的病理状态。津液的排泄障碍是指津液气化不利，转化为汗、尿的功能减退，而致水液潴留，上下溢于肌肤而为水肿的病理状态。津液输布障碍的原因主要有：各种致病因素作用于人体，导致脾失健运，则津液运行迟缓，清气不升，水湿内生；肺失宣降，则水道失于通调，津液不行；肾阳不足，气化失职，则清者不升，浊者不降，水液内停；三焦气机不利，则水道不畅，津液输布障碍；膀胱气化失司，浊气不降，则水液不行；肝气疏泄失常，则气机不畅，气滞则水停，影响三焦水液运行等。因脾主运化，不仅对津液的输布起重要作用，而且在津液的生成方面具有主导作用。脾失健运不但使津液的输布障碍，而且水液不归正化，变生痰湿为患。故《素问·至真要大论》说："诸湿肿满，皆属于脾。"

津液排泄障碍，是指肺气的宣发和肾气的蒸化功能减弱，虽然均可引起水液贮留，发为水肿，但肾气的蒸化作用失常则起着主导作用。这是因为，肾阳肾阴为五脏阴阳之本，能推动和调节各脏腑的输布和排泄水液功能，而且水液主要是通过尿液而排泄的。津液的输布和排泄障碍是相互影响和互为因果的，最终都是导致津液在体内的停滞。其在临床主要是形成湿浊困阻、痰饮凝聚、水液贮留等病变。

湿浊困阻，多由脾虚运化功能减退，津液不能转输布散，聚为湿浊。湿性重浊黏滞，易于阻遏中焦气机，而见胸闷呕恶、腹胀脘痞、头身困重、口腻不渴、便溏、苔腻等症。

痰饮凝聚，多因脾、肺等脏腑功能失调，津液停而为饮，饮凝成痰。痰随气的升降，无处不到，病及脏腑经络，滞留于机体的不同部位而有多种病理变化和多变临床表现。如痰饮阻肺，则见胸闷气喘、咳嗽吐痰等；痰饮停胃，则见恶心呕吐等；痰浊痹阻心脉，可见胸闷心痛等。若痰饮流注于经络，则见肢体麻木、屈伸不利，甚至半身不遂，或形成瘰疬痰核、阴疽流注等。痰气凝结于咽喉,则可见咽中梗阻,如有异物,吞之不下,吐之不出称为"梅核气"。饮停之部位比较局限,如停于胸胁的"悬饮",饮留于肺的"支饮"等。

水液贮留,多由肺、脾、肾、肝等脏腑功能失调,气不行津,津不化气所致。水邪泛溢肌肤,则发为头面、眼睑、四肢、腹背等部位浮肿,甚则全身浮肿。若水邪停留于腹腔,则腹部肿大,发为腹水。正如《景岳全书·肿胀》说:"盖水为至阴,故其本在肾;水化于气,故其标在肺;水惟畏土,故其制在脾。今肺虚则气不化精而化水,脾虚则土不制水而反克,肾虚则水无所主而妄行,水不归经则逆而上泛,故传入于脾而肌肉浮肿。"

8.2.4 气、血、津液关系失调

气属于阳,血属于阴,气与血之间具有相互依存,相互为用的关系。气对于血,具有温煦、推动、化生和统摄的作用。血对于气,则具有濡养和运载等作用。故气的虚损或升降出入失常,则必然影响及血;同样,血的亏耗或功能失调,亦可影响及气。故临床上气血互根、互用功能的失调,常见气滞血瘀、气虚血瘀、气血两虚、气不摄血、气随血脱等病理状态。

气、血、津液相互关系的协调,是保证人体生理活动正常的重要方面。一旦气、血、津液失其协调的关系,则可出现水停气阻、气随津脱、津枯血燥、津亏血瘀、血瘀津停等常见的病理变化。

(1)气滞血瘀 是指由于气的运行郁滞,以致血液运行障碍,出现气滞和血瘀同时存在的病理状态。多由情志内伤,抑郁不遂,气机阻滞,而致血瘀,而血液瘀滞又必将进一步加重气滞;或因闪挫外伤等伤及气血,气滞和血瘀同时形成。气滞血瘀的病机以气滞、血瘀并存为特征。由于肝主疏泄而藏血,肝的疏泄在气机调畅中起着关键的作用,关系到全身气血的运行,因而气滞血瘀多与肝的功能异常密切相关。如肝气郁结不畅,疏泄失职,则可见胸胁少腹部胀满疼痛。气为血帅,气行则血行,气滞则血瘀,可出现疼痛、瘀斑,以及癥瘕积聚等病证。

又由于心主血脉而行血,肺朝百脉,主司一身之气,所以心肺两脏的功能失调,也可形成气滞血瘀病机变化。

(2)气虚血瘀 是指气虚无力推动血行而致血瘀的病理状态。由气虚无力行血而致血行迟缓甚则血瘀;亦可因年高体弱,气虚无力,血液瘀滞于经络所致。气虚血瘀其病机以气虚为主兼有血瘀为特征。轻者气虚无力,血行迟缓;重者则因气虚较甚,血行障碍,局部失养,则见肢体软瘫不用,甚至萎缩等。年老体弱者,元气亏虚,不能运血于经络,血行瘀滞,肢体失养致半身瘫痪。由于肺主一身之气而助心行血,脾为气血生化之源。故在气虚导致血瘀的病机变化中,肺脾气虚占有重要地位。

(3)气血两虚 是气虚所致机能衰退与血虚所致组织器官失养同时存在的病理状态。多由于因久病消耗,渐致气血两伤;或先有失血,血虚不能养气;或先因气虚,血液生化无源而日渐衰少等终成气血两虚。气血两虚的病机以气虚和血虚的表现并见为特征。由于气虚而推动、固摄、温煦作用低下,加之血液亏虚,失于充养,故气血两虚常见症状有面色淡白无华、少气懒言、疲乏无力、自汗、形体消瘦、心悸失眠、肌肤干燥、肢体麻木等。对于气血两虚的病机分析,应分清气虚、血虚的先后主次关系,以便指导临床施治。

(4)气不摄血 是指因气的不足,固摄血液的功能减弱,血不循经,溢出脉外,导致各种出血的病理状态。多由于久病伤脾,脾气虚损,中气不足,统摄无权所致。主要表现在气虚下陷及统摄无权两个方面。气虚不能摄血,血随气陷,则血从下溢,可见于尿血、便血、月经过多等

下部出血,且有血色淡,质地清稀的特点;脾气主升而主肌肉,脾气虚不摄血,血溢脉外而渗于肌肤,可见皮下出血或瘀斑。同时伴有形体消瘦、神疲食少、面色不华、倦怠乏力、舌淡脉虚无力等脾气虚的表现。

气不摄血而出血的病变,往往因出血而气亦随之耗伤,气愈虚而血亦虚,病情进一步发展可形成气血两虚。

气虚不能统摄血液,亦可因肝气不足,收摄无力,肝不藏血所致。

(5)气随血脱　是指在大量出血的同时,气也随着血液的流失而耗脱的病理状态。如外伤出血、妇女崩漏、产后大失血等。气随血脱的形成以大量出血为前提,由于血为气母,血能载气,大量出血,则气无所依附,气也随之耗散而亡失。气随血脱病变的发展,轻则气血两虚,重则气血并脱。临床除大出血之外,还可见冷汗淋漓、面色苍白、四肢厥冷、甚者晕厥等气脱的临床表现。

(6)津停气阻　是指水液停蓄与气机阻滞同时存在的病理状态。主要是由于津液代谢障碍,水湿痰饮内停,导致气机运行阻滞;或因气的升降出入运动失调,气机不行,影响津液代谢而水停;或水停而加重气机阻滞从而形成津停气阻的病理变化。其病理表现因津气阻滞部位不同而异,如痰饮阻肺,则肺气壅滞,宣降不利,可见胸满、咳嗽、痰多、喘促不能平卧等病证;水湿停留中焦,则阻遏脾胃气机,导致清气不升,浊气不降,可见脘腹胀满、嗳气食少等症;水饮泛溢四肢,则可阻滞经脉气机,而见肢体沉重、胀痛不适等症。

(7)气随津脱　是指因津液大量丢失,气无所附,气随津液外泄而耗伤,乃至亡失的病理变化。多由高热伤津,或大汗出,或严重吐泻、多尿等,耗伤津液,气随津脱所致。由于津能载气,所以凡吐下等大量失津的同时,必然导致不同程度的气随津泄。轻者津气两虚,如暑热邪气致病,迫使津液外泄而大汗出,不仅表现有口渴饮水、尿少而黄、大便干结等津伤症状,而且常伴有疲乏无力、少气懒言等耗气的表现;重者则可致津气两脱,如剧烈腹泻,在大量损耗津液的同时,出现面白肢冷,呼吸气微,脉微欲绝等气脱的危重证候。诚如《金匮要略心典·痰饮篇》所云:"吐下之余,定无完气。"

(8)津枯血燥　是指津液亏乏失润,导致血燥虚热内生,或血燥生风的病理变化。多由高热耗伤津液,或因烧伤引起津液损耗,或因阴虚内热而津液暗耗等,均可导致不同程度的血液亏少,使其润养功能减退,从而形成津枯血燥的病机变化。由于津血同源,津液是血液的重要组成部分,所以津伤可致血亏,失血可致津少。常见的临床表现有心烦、鼻咽干燥;或五心烦热、口渴喜饮;或肌肤甲错、皮肤瘙痒、手足蠕动等症。

(9)津亏血瘀　是指因津液亏损而导致血液运行瘀滞不畅的病理变化。多因高热、大面积烧烫伤,或大吐、大泻、大汗出等,引起津液大量耗伤,则可致血量减少,血液浓稠而运行涩滞不畅,可在津液耗损的基础上,发生血瘀病变。由于津液是血液的重要组成部分,因此津液充足则血行滑利。其临床表现除津液不足的症状外,还可见到面唇紫暗、皮肤紫斑、舌体紫暗或有瘀点瘀斑等血瘀表现。清·周学海《读医随笔·卷三》说:"夫血犹舟也,津液水也,医者于此,当知增水行舟之意。"

(10)血瘀津停　是指血液瘀滞与津液停蓄并见的病理变化。多由血瘀日久,气机不行,可致津液输布代谢障碍,水液停蓄;反之若水液代谢严重受阻,痰湿内生,水饮停滞,则气机不畅,亦可影响血液运行而致血瘀。无论是血瘀导致水停,还是水停导致血瘀,大都同时存在不同程度的气机阻滞。而且气、血、水三者之间互为因果,可以形成病理上的恶性循环。临床表现因部位不同而异,多以血瘀和水液停留症状共见。

8.2.5　内生五邪

内生五邪,是指在疾病的发展过程中,机体自身由于脏腑经络及精气血津液的功能失常而导致的化风、化寒、化湿、化燥、化热(火)五种的病理变化。由于病起于内,故称为"内风"、"内寒"、"内湿"、"内燥"、"内火",统称为内生"五邪"。内生"五邪"不是致病因素,而是脏腑功能失调,气血津液失常所产生的综合性病机变化。

8.2.5.1　风气内动的概念及病变机理

风气内动,即"内风",是指体内脏腑气血失调,阳气亢逆而致风动之征的一类病理变化。清·叶桂《临证指南医案》有"内风,乃身中阳气之变动"之说。由于内风与肝关系密切,风气内动又称"肝风内动"或"肝风"。这是因为肝主筋、开窍于目,又肝为刚脏,其气易亢易逆,在疾病发展过程中,因为阳气亢盛,或阴虚不能制约阳气,导致阳升无制,出现动摇、眩晕、震颤、抽搐等"风胜则动"的病理表现。《素问·至真要大论》说:"诸暴强直,皆属于风","诸风掉眩,皆属于肝"。风气内动主要有肝阳化风、热极生风、阴虚风动、血虚生风、血燥生风等。

肝阳化风,是指由肝肾阴亏,水不涵木,浮阳不潜,阴不制阳,肝之阳气升动无制,亢而化风的病理状态。多为情志所伤,郁火伤阴;或操劳过度,久则耗伤肝肾之阴,以致阴虚阳亢,形成风气内动。阴虚阳亢,水不涵木,浮阳不潜,久之则阳愈浮而阴愈亏,终致阴不制阳,肝阳升动无制。临床表现,轻则筋惕肉瞤、眩晕欲仆、肢麻震颤,或为口眼㖞斜,或为半身不遂。严重者血随气逆于上,出现卒然昏倒、不省人事、或发为闭厥,或发为脱厥,醒后遗留有口眼㖞斜、半身不遂等。肝阳化风是以肝肾阴虚为本,肝阳亢盛为标,其病理变化多属虚实错杂。

热极生风,是指邪热炽盛,煎灼津液,伤及营血,燔灼肝经,使筋脉失养,阳热亢盛而化风的病理状态。多由于外感温热病邪,热势亢盛,煎灼津液,伤及营血,燔灼肝经,筋脉失其柔顺之性。一般多见于发热性疾病的热极阶段。热极生风病变,其临床表现以痉厥、四肢抽搐、目睛上吊、角弓反张等为主,并伴有高热、神昏谵语等症。热极生风的主要病机是邪热亢盛,病势急而病程短,属实证病理变化。

阴虚风动,是指机体精血阴液枯竭,无以濡养筋脉,筋脉失养而变生内风的病理状态。此属虚风内动,多见于热病后期,阴精亏损,或由于久病耗伤,阴液大亏所致。多在热病、久病之后,出现低热起伏、潮热盗汗、口干咽燥、筋挛肉瞤、手足蠕动、舌红脉细等症状。由于其病变本质属虚,病势缓而病程较长,其动风之状多较轻。

血虚生风,是指血液亏虚,导致肝血不足,筋脉失养,或血虚不能荣络,所以产生虚风内动的病理状态。多由于失血过多,或血液生化减少,或久病耗伤阴血,或年老精血亏少,以致肝血不足,导致筋脉失养,或血不荣络而致。多表现为肢体麻木、筋肉跳动、或时有手足拘挛不伸等。病变本质属虚,其动风之状亦较轻。

血燥生风,是指津亏血少,失润化燥,肌肤失于濡养,经脉气血失于和调,产生血燥化而为风的病理状态。多由久病精血暗耗,或老年精亏血少,或长期营养不良,营血生成不足;或瘀血内结,血液化生、濡养障碍等所致。临床常见形体消瘦、皮肤干燥、或肌肤甲错,并有皮肤瘙痒、或脱屑等症状。

8.2.5.2 寒从中生的概念及病变机理

寒从中生,即是"内寒",是指机体阳气虚衰,温煦气化功能减退,虚寒内生,或阴寒之气弥漫的病理状态。

寒从中生的病机特点,主要表现以下两个方面:其一,阳虚则阴盛,阳虚则内寒自生。由于阳气亏虚,产热不足,温煦失职,阴寒内盛,从而脏腑组织表现为病理性的机能减退,产生虚寒性的病理反应。临床多见畏寒肢冷、蜷卧喜暖、面色苍白等。由于阳虚生内寒,寒主收引,使血脉收缩,血行减慢,多见筋脉拘挛,四肢屈伸不利,关节痹痛等"收引"的症状。脾肾阳气虚衰,尤其是肾阳不足是内寒病理形成的关键,故《素问·至真要大论》说:"诸寒收引,皆属于肾。"其二,阳气虚衰,则气化失司。由于阳气亏虚,气化功能虚弱低下,人体水液代谢活动障碍,导致阴寒性病理产物积聚或停滞,如水湿、痰饮之类。临床多见痰涎涕唾澄澈清冷,尿频清长,大便泄泻,水肿等象。所以《素问·至真要大论》说:"诸病水液,澄澈清冷,皆属于寒。"

此外,不同脏腑的内寒病变,其临床表现也各不相同。如心阳虚,可见心胸憋闷疼痛面唇青紫等;脾阳虚,则见便溏腹泻;肾阳虚,则腰膝冷痛、下利清谷、小便清长、男子阳痿、女子宫寒不孕。

内寒与外寒的区别与联系:内寒是由于脏腑阳气虚衰,寒从中生,性质为虚寒,临床表现为形寒肢冷、畏寒喜暖、蜷卧、腹泻便溏、面色苍白,舌淡胖,苔水滑,脉沉迟虚等症;外寒是感受寒邪,或过食生冷,性质为实寒,临床特点以寒为主,表现为恶寒、发热、无汗、头身和关节疼痛;或脘腹冷痛,大便清稀,舌淡苔白,脉沉紧或浮紧等症。但寒邪侵犯人体,必然会损伤阳气,最终导致阳虚,形成内寒的病机;而阳气素虚之体,因抗御寒邪的能力低下,则又容易感受外来寒邪而发病。

8.2.5.3 湿浊内生的概念及病变机理

湿浊内生,即是"内湿",是指由于脾的运化功能和输布津液的功能障碍,从而导致机体水液代谢失常,引起湿浊蓄积停滞的病理状态。

"内湿"的形成多与脾密切相关。脾主运化水液,喜燥而恶湿,所以脾的运化失职是湿浊内生的关键。若素体肥胖,痰湿过盛;或素体阳虚;或恣食生冷、肥甘,损伤脾胃,均可导致津液输布障碍,从而形成湿浊内生的病机变化。故《素问·至真要大论》说:"诸湿肿满,皆属于脾。"此外湿浊内生也与肺肾功能失调有关,因肺主通调水道而行水,若肺气失于宣降,通调失职,亦可致津液不得输布,影响脾的运化功能而内生水湿。而脾的运化有赖于肾阳的温煦作用,且肾主水,肾阳为全身阳气之本。在肾阳虚衰时,不仅肾阳不化水液,而且易影响到脾的运化功能而导致湿浊内生。

湿性重浊黏滞,多阻遏气机,故其临床表现常可随湿邪阻滞部位的不同而异。湿阻头部,清阳不升,则见头重如裹;湿邪留滞经脉,则肢体重着或屈伸不利;故《素问·至真要大论》说:"诸痉项强,皆属于湿。"湿犯上焦,则胸闷咳嗽;湿阻中焦,则脘腹胀满,食欲不振,口腻或口甜,舌苔白腻;湿滞下焦,则腹胀便溏,小便不利;水湿溢于皮肤肌腠,则见水肿等。故《素问·六元正纪大论》说:"湿胜则濡泄,甚则水闭胕肿。"湿浊虽然可以停留、阻滞机体上中下三焦的任何部位,但以湿阻中焦、脾虚湿困最为常见。

外感湿邪与内生湿浊在其形成方面虽然有所区别,但二者亦常相互影响。内湿是阳虚生湿,主要是脾虚生湿,性质是因虚致实;外湿是湿邪入侵,主要是湿困脾土,性质属实,可见内湿、外湿都与脾有关,是由脾喜燥恶湿的生理特性决定的。两者之间的联系是湿邪外袭伤脾,若湿邪困脾伤阳,则易致脾失健运而滋生内湿;脾虚失运,内湿素盛者,又易招致外湿入侵而致病。

8.2.5.4　津伤化燥的概念及病变机理

津伤化燥,即是"内燥",是指机体津液不足,人体各组织器官和孔窍失其濡润,而出现干燥枯涩的病理状态。

内燥病变的形成多由久病耗伤阴津,或汗吐下伤津,或亡血失精,或热性病伤阴等所致。由于津液亏少,不足以内溉脏腑,外润腠理孔窍,从而燥邪便由内而生,故临床多见干燥不润等病变。所以《素问·阴阳应象大论》说:"燥胜则干。"

由于内燥的本质是体内津液亏损,故内燥病变可发生于各脏腑组织,但以肺、胃、大肠最为多见。临床常见肌肤干燥不泽,起皮脱屑,甚则皲裂,口燥咽干唇焦,舌上无津,甚或光红龟裂,鼻干目涩少泪,爪甲脆折,大便燥结,小便短赤等症。如以肺燥为主,常见干咳无痰、或痰少而黏、或声音嘶哑、或咯血等症;以胃燥为主时,常见不思饮食、食后腹胀、舌光红无苔等症;以肠燥为主时,常见大便燥结等症。此外,由于内燥的病机为体内津液亏少,而津亏液少多会导致阴虚内热,故而多见五心烦热、舌干红少苔等。故金·刘完素《素问玄机原病式·六气为病》说:"诸涩枯涸,干劲皲揭,皆属于燥。"

8.2.5.5　火热内生的概念及病变机理

火热内生,即是"内热",又称"内火",是指由于阳盛有余,或阴虚阳亢,或由于气血郁滞,或由于病邪郁结而产生的火热内扰,机能亢奋的病理状态。

火热内生有虚实之别,其病机主要有如下几个方面:

阳气过盛化火,是指机体阳盛有余,机能亢奋,转化为火热病变。人身之阳气在正常情况下,能够养神柔筋,温煦脏腑组织,促进生理功能活动的作用,称为"少火"。但在病理状态下,若脏腑阳气过于亢盛,可使机能活动异常亢奋,必然使物质的消耗增加,以致伤阴耗液,因此失去正常的生理功能,这种病理性过亢的阳气,称为"壮火",即是"气有余便是火。"

邪郁化火,包括两个方面,一是指外感六淫中的风、寒、湿、燥等病邪,在疾病发展过程中,郁久而化热化火,如寒郁化热、湿郁化火等;二是指体内的病理性产物,如痰湿、瘀血、饮食积滞等,郁久而化火。邪郁化火的机理,主要是由于邪气阻滞阳气,郁久而从阳化火生热。

五志过极化火,又称"五志之火"。是指由于精神情志刺激,影响人体的脏腑气血阴阳,导致脏腑阳盛,或气机郁结,气郁日久而从阳化火。如临床常见的情志抑郁不畅,肝失疏泄,则导致肝郁气滞,气郁则化火,发为"肝火"病证。

以上三者多属于阴阳失调病机中阳偏盛的病机变化,为实火。

阴虚火旺,此属虚火,是指精亏血少,阴液大伤,阴不制阳,阴虚阳亢,虚热、虚火内生的病理状态。一般表现为阴虚内热多见于全身性的机能虚性亢奋之虚热征象,如五心烦热、骨蒸潮热、消瘦盗汗、舌红少苔、脉细数无力等;若为阴虚火旺,多集中于某一部位的火热征象,如牙痛、咽痛、齿衄、颧红等。

总之,内生火热的病理不外虚实两端,实火多源于阳气有余,或邪郁化火,或五志过极化火等。其病势急速,病程亦较短,临床多见壮热面赤、口渴喜冷、小便黄赤,大便秘结,或口舌糜烂生疮,或舌红目赤,甚则神昏、狂躁、脉洪数。虚火多源于精亏血少,阴虚阳亢,虚火上炎,其病势较缓慢,病程亦较长,临床多见五心烦热、或骨蒸潮热、失眠、盗汗、眩晕耳鸣、舌红少苔、脉细数无力等症;内生火热,就脏腑而言,主要有心火、肝火、肾火(相火)、胃火等证,其临床表现,随着各脏腑生理功能的失常而不同。

8.3 疾病的传变

疾病的过程是一个动态变化的过程,是正邪斗争的结果。传是指病变循着一定的趋向发展;变是指病变在某种条件下性质发生改变。传变,即指疾病在机体的脏腑、经络等组织中的传移和变化。疾病传变,是疾病过程中固有的阶段性表现,也是人体脏腑经络相互关系失调而依次传递的表现。人是一个有机整体,通过经络运行气血的作用,机体的表里上下、脏腑组织之间都是互相沟通的,因而某一部位或某一脏腑的病变,可以向其他部位或其他脏腑传变,引起疾病的发展变化。疾病传变的理论,不仅关系到临床辨证论治,而且对疾病的早期治疗,控制疾病的发展,推测疾病的预后等,都有重要的指导意义。

8.3.1 传变的形式

疾病的传变包括病位传变和病性转化。病位传变形式多种多样,但不外乎经络传变和脏腑传变。外感疾病的传变主要有六经传变、卫气营血传变和三焦传变。内伤疾病的传变主要为经络之间传变、经络脏腑之间传变,以及脏腑之间生克制化传变等。病性的转化,则有寒热转化和虚实转化两个方面。

8.3.1.1 病位传变

病位传变是指在病变的发展变化中,其病变部位发生相互转移的病理过程。一般地说,外感病发于表,发展变化过程是自表入里、由浅而深的传变,所以多表现为表里之间的传变。内伤病起于脏腑,发展变化过程是由患病脏腑波及影响其他脏腑及经络组织,所以多表现为脏腑传变。但这也是相对的,如外感病由表入里后,也可引起内脏之间的传变;内伤病亦多有脏腑与经络,内脏与形体之间的表里、浅深的传变。当然,无论哪种传变,都是以脏腑经络功能失常为其基本病理变化。

(1)表里传变 又称表里出入,内外传变。它代表病变发展过程中病变部位的深浅,标志着病理变化的趋势。主要表现为表邪入里,或里病出表。

表与里,具有相对的含义。以整体而言,则肌肤为表,内在脏腑组织器官为里;以经络与脏腑相对而言,经络为表,脏腑为里;以脏腑相对而言,腑为表,脏为里;以经络而言,三阳为表,三阴为里。在三阳之中,太阳为表,阳明为里,少阳为半表半里。但作为辨证纲领的表证和里证,一般是指肌肤和脏腑而言。

表邪入里(或由表入里):是指外邪先伤卫表,而后内传入里,影响脏腑功能的病理传变过程。多因正气不足,或邪气过盛,或失治、误治等所致。

里病出表(或由里出表):是指由于正邪斗争,病邪由里透达于外的病理传变过程。一般素体强盛,或治疗护理得当等,能驱邪外出,由里而达表。反映邪有出路,病机发展为顺,病势好转或向愈。

表里互传的机制，主要取决于邪正双方势力的对比。正不胜邪，则表邪入里内陷。反之，正胜邪却，则里证可能出表。因此以外感疾病而言，病邪由表入里者，多为病进之象；由里病出表，多为向愈之机。

此外，在伤寒疾病传变中，其病邪之出入，尚须经过半表半里阶段，即外邪由表内传而尚未入里，或里邪透表又尚未至表的病理阶段。少阳居于太阳、阳明之间，邪传少阳，则病邪既不在太阳之表，又未达于阳明之里，故少阳病称半表半里之病变，其病机即为邪入少阳，正邪分争，少阳枢机不利，胆火内郁，进而影响及胃。故临床常以往来寒热、胸胁苦满、口苦咽干、目眩、默默不欲饮食，心烦喜呕等症为特点。

（2）外感疾病的传变

六经传变：六经传变的一般规律是，外邪循六经传变，由表入里，渐次深入。即太阳→阳明→少阳→太阴→少阴→厥阴，称为"循经传"。六经之中，三阳主表，三阴主里。三阳之中，太阳为一身之藩篱，主表，阳明主里，少阳主半表半里；三阴之中，太阴居表，其次为少阴、厥阴。此外，六经传变还有一些特殊的传变形式，如越经传、表里传、直中、合病与并病等。

卫气营血传变：卫气营血传变规律，是指病邪由卫传气，由气传营，由营传血。一般来说，病在卫分为病势较轻浅；病在气分为邪已传里，病势较重；病在营分为邪已深入，病势更重；病在血分为邪更深入一层，最为严重。这种传变规律，反映了温热病由表入里，由外而内，由浅入深，由轻而重的疾病演变过程，揭示了病变的不同程度和阶段。由于病邪性质、感邪轻重和体质不同，温病在传变过程中，亦有不出现卫气营血全程传变者，有初起邪在卫分，治后即愈，不复传里的；有起病不从卫分而直中气分或营血的；还有卫气同病、营卫合邪、气血两燔；若温热之邪未能在卫分或气分得以透解而迅速进入营分或血分，称为内陷，其病剧变，病势凶险。

三焦传变：三焦传变规律有顺逆之分，顺传，一般多由上焦手太阴肺开始，由此而传入中焦，中焦病不愈，多传入下焦肝肾；如由肺而传入心包则为逆传。这是一般的规律，但并不是固定不变的，在传变过程中，有上焦证未罢而又见中焦证的，亦有中焦证未除又出现下焦证的等。

（3）内伤杂病的传变

经络之间的传变：经络之间的传变，是指经脉之间阴阳相贯，一经有病必然传至他经，或影响相联的其他各经，如足厥阴肝经，布胁肋，注肺中，故肝气郁结，郁而化火，循经上犯，灼伤手太阴肺经，即所谓木火刑金，而出现胸胁灼痛、咳嗽痰血、咳引胸痛等肝肺两经之证。

经络与脏腑之间的传变：一为由经脉传至脏腑。《素问·缪刺论》说："邪之客于形也，必先舍于皮毛，留而不去，入舍于孙脉，留而不去，入舍于络脉，留而不去，入舍于经脉，内连五脏，散于肠胃，阴阳俱感，五脏乃伤，此邪之从皮毛而入，极于五脏之次也。"一为由脏腑传至经脉。如心肺有病会通过其所属经络的循行部位而反映出来，出现胸痛、臂病等。

脏腑之间的传变：是疾病传变的重要形式，主要以内伤疾病为主。脏腑传变可分为脏与脏、脏与腑、腑与腑、形脏内外传变四种类型。

①脏与脏传变　指病位传变发生于五脏之间。主要表现是依据五行学说所归纳的"母子传变"和"乘侮传变"。五脏之间的病理传变形式又可分顺传和逆传两种情况。母病及子和相乘传变谓顺传。子盗母气和相侮传变谓逆传。

②脏与腑传变　指病位传变发生于脏与腑之间。在疾病过程中，五脏的病证可以移及六

腑。《素问·气厥论》有"五藏六腑,寒热相移"之论。脏与腑相为表里,二者之间的传变,或由脏及腑,或由腑及脏。一般来说,由腑及脏,其病较重,脏病难治;由脏及腑,其病较轻,腑病易医。

脏腑表里相合关系的传变,并不是脏与腑之间病位传变唯一的形式,如肝气横逆犯胃;寒凝肝脉导致小肠气滞等,虽是由脏传腑,但不属于表里相合传变。

③腑与腑传变　指病位传变发生于腑与腑之间。六腑为空腔性器官,都参与了饮食及其代谢产物的传化与排泄过程,始终保持着虚实更替的动态变化。其中某一腑发生病变,势必会影响到其他腑,而发生病位传移。如大肠传导失司,腑气不通,可导致胃受牵连,出现恶心、呕吐、嗳气等胃气上逆的症状。

④形脏内外传变　指病邪通过形体内传相关脏腑及脏腑病变影响形体。

外感病邪侵袭肌表形体,由经脉传至脏腑,是内伤病发作、加重的重要原因。某些形体组织病变,久则可按五脏所合关系,从病变组织传入本脏,而发展为内伤病证。如《灵枢·痹论》说:"骨痹不已,复感于邪,内舍于肾。"

反之,病变可由脏腑传至经脉,亦可反映于体表。《灵枢·邪客》说:"肺心有邪,其气留于两肘。"心肺有病会通过其所属经脉,并在其所循行的形体肌表部位反映出来,出现胸痛、两臂内痛等症状。五脏病变通过经络和气血津液等影响及五体和官窍,亦是常见现象。

8.3.1.2 病性转化

病性,即病变的性质,它决定着病证的性质。在一切疾病及其各个阶段的证候,其主要性质不外寒、热、虚、实四种,是由相应的病机性质所决定的。寒热虚实是由邪正盛衰和阴阳失调所导致的。病性转化包括寒热转化和虚实转化。

(1)寒热转化　是指疾病或病证的寒热性质,在一定条件下发生转换与变化的病理过程。寒证与热证反映了机体阴阳偏盛与偏衰的病理状态。在疾病发展过程中,阴阳的消长盛衰可以改变原来的性质,转化成相反的病变,即由寒化热或由热化寒。

由寒化热,是指疾病或病证的性质原本属寒,继而又转为热的病理过程。多发生于阳盛或阴虚体质,或邪侵于属阳的脏腑或经络,邪从阳化热,或误治伤阴,邪从热化。如太阳病初起恶寒重,发热轻,脉浮紧,此为表寒证;继而出现阳明里证,症见壮热,不恶寒,心烦口渴,脉数,则表示病变已从表入里,从阳而化热。

由热转寒,是指疾病或病证的性质本来属热,继而又转化成寒的病理过程。多发生于阳虚阴盛体质,或邪侵于属阴的脏腑或经络,病邪从阴化寒,或误治伤阳,邪从寒化。如便血病证,初起便血鲜红,肛门灼热,口干舌燥,大便秘结或不爽,证属实热动血,继则便血日久,血去正伤,阳气虚衰,而见血色紫暗或黑,脘腹隐痛,喜按喜暖,并见畏寒肢冷,大便溏薄,此时病变性质已由实热转为虚寒。

总之,寒热在疾病发展过程中,不是一成不变的,在一定条件下,是可以互相转化的。寒热病性的转化,有随体质和邪气侵入的部位而变的,也有因治疗失当而变的。一般而言,由热转寒者,为阴长阳消,正气损伤,正不敌邪,病多难愈;由寒转热者,为阳长阴消,多是正气来复,病较易治。

(2)虚实转化　是指疾病或病证的虚实性质在一定条件下发生相互转化的病理过程。虚实转化取决于邪正的盛衰变化。在疾病发展过程中,邪正双方的力量对比经常发生着变化,当邪正双方力量的消长变化达到主要与次要矛盾方面互易其位的程度时,虚与实的病机也就发生了转化,出现由实转虚或因虚致实的情况。

由实转虚,是指以邪气盛为主的实性病证,转化为以正气虚为主的虚性病变的病理过程。多因病邪过盛,正不敌邪,或体质素虚,正气虚弱,或失治、误治等因素,使病程迁延,虽邪气已去,但正气耗伤,因而逐渐转化为虚性病理变化。如痢疾病证,腹痛后重,利下赤白,本属湿热下注实证,但由于未能及时泻去积滞,则泻痢日久,损伤正气,以致体质日渐瘦弱,则为转化成虚。

因虚致实,是指以正气虚为主的病证,由于各种原因导致水湿、痰饮、瘀血等实邪留于体内的病理过程。多由于脏腑功能减退,气血阴阳亏虚,而产生气滞、痰饮、内湿、瘀血、食积等病理变化或病理性产物,或因正虚抗邪无力而复感外邪,邪盛则实,形成虚实并存的病理变化。实际上,因虚致实是虚性病机仍然存在,因其虚而复增邪实的虚实错杂的病理变化。如脾气虚损,中气不足,健运失职之腹满便秘。

8.3.2　影响传变的因素

疾病传变虽有一定规律,但由于影响疾病传变的因素很多,所以疾病的传变也是错综复杂的。疾病的传变主要与体质因素、病邪的性质、地域、气候、生活状况、治疗得当与否等有密切关系。

(1)体质因素　体制不同,对病邪的反应不同,邪气因体质而化,疾病因体质而异。体质对疾病的传变作用,一是影响正气之强弱,从而影响疾病的发生与传变的缓急。素体盛者,一般不易感受病邪,一旦感邪则发病急速,但传变较少,病程亦较短暂;素体虚者,则易于感邪,且易深入,病势较缓,病程缠绵而多传变。其二是影响病邪的"从化"。素体阳盛者,则亦多从火化,疾病多向实热或虚热演变;素体阴盛者,则邪多从寒化,疾病多向寒实或虚寒演变。

(2)病邪性质　病邪的性质和受邪的轻重也影响疾病的传变。如伤寒和温病同为外感病,因病邪性质有寒温之别,故其传变规律也不尽相同。伤寒按六经传变,而温病则按卫气营血和三焦传变。即使同一病邪,因机体感邪轻重不一,其传变也不一致。此外,在传变过程中,如果病邪性质发生变化,也会影响传变规律。

(3)地域气候　地理环境和时令气候对疾病的传变有一定影响。一般而言,居处势高而干燥,或久晴少雨季节,病变多呈热重于湿,且易化热、化燥,耗伤津液。居处潮湿,或阴雨连绵季节,则病变多呈湿盛热微,湿重于热,且易于伤气伤阳。某些阳微湿盛患者还可转化为寒湿病证。

(4)生活状况　生活状况主要包括情志、饮食、劳逸、房事等,其对疾病的传变有一定的影响。生活状况主要是通过对正气发生作用而影响疾病的进程,情志内伤可通过干扰气机而对疾病传变发生作用;过劳则耗伤人体气血,而致正虚不足;过逸则气机不利、气化衰弱而致正气虚损;过饥则正气匮乏,气血不足,则正不胜邪而病情转重;过饱则内伤脾胃,积滞内停,而致病邪兼挟宿食积滞为患;过食辛辣炙热则可助长热邪;过食寒凉,则损伤阳气,导致阴寒内生,影响传变而加重病情;房事过度则可致精气亏损,下元虚衰,易致正虚邪实,引邪深入,可酿成水亏火浮,虚阳上亢,以及水不涵木,虚风内动等病变。

此外,治疗护理得当与否和意外因素等亦直接影响疾病的传变。正确的治疗,可及时阻断、中止疾病的传变和发展,或使疾病转危为安,以致痊愈。反之,若用药不当,或失治、误治,则能伤正助邪,加速或改变疾病的传变过程,可致变证加重,甚至预后不良。

8.4　小结

病机是疾病发生、发展和变化的机制。本章主要介绍了发病原理、基本病机及传变。

疾病的发生主要关系到正邪两方面的因素,正气不足是疾病发生的内在根据,是矛盾的主要方面,而邪气的侵袭则是发病的重要条件,是矛盾的次要方面。而在某些特殊情况下,邪气在发病中也能起到主要作用,如感受疠气,毒力很强。疾病发生的过程,就是邪正斗争,双方力量较量的过程。正胜邪负就不会发病,邪胜正负,正不胜邪就会导致疾病的发生。此外,气候变化、地域特点、生活、工作条件、体质特点和精神状态等也是影响发病的重要因素。疾病一旦发生,其病理变化常取决于正气的强弱、病人的体质类型、邪气的性质、感邪的轻重、邪气所伤的部位等因素。疾病的发生的类型又有猝发、伏而后发、徐发、继发、复发等不同。

疾病的病理变化十分复杂,其基本病机有邪正盛衰、阴阳失调、气血失调、津液失调,以及内生五邪等,是疾病的最一般、最基础并具有共性规律的病机规律。邪正盛衰,着重研究疾病过程中致病因素与人体正气斗争中的盛衰变化,以及由此所致病证的虚实变化和病邪出入及转归;阴阳失调是涉及疾病寒热性质变化的基本病机,表现在偏盛、偏衰、互损、格拒、亡失等方面;精气血津液失常是生命活动物质代谢障碍所产生的病机,分而言之有气的失调、血的失调、津液失调,但其相互间又密切相关,所以还存在着气血津液关系失调的病机,这些病机不但是基本病机的重要内容,而且与脏腑、经络病机密不可分;内生"五邪"病机是脏腑经络、气血津液、阴阳失调所致的类似于风、寒、湿、燥、热(火)六淫外邪致病特点的五种病理状态。

传变,即指疾病在机体的脏腑、经络等组织中的传移和变化。传变形式包括病位传变和病性转化。影响传变的因素主要与体质因素、病邪的性质、地域气候、生活状况、治疗得当与否等相关。

阅读材料

中医病机学说的形成

中医病机理论,源于《黄帝内经》,充实并完善于历代医家的创见和阐释,并为近代科学研究所发展。

在发病原理方面,《黄帝内经》提出了"外内合邪"的发病观,《素问·评热病论》说"邪之所凑,其气必虚",《灵枢·百病始生》说"两虚相得,乃客其形",为中医学"外内合邪"的发病学说奠定了基础。之后,历代医家既重视正气在发病中的主导作用,也不忽视邪气在发病中的重要作用,是对"外内合邪"发病观的拓展。如《金匮要略》说"五脏元真通畅,人即安和","客气邪风,中人多死"。《诸病源候论·温病令人不相染易候》说"人感乖戾之气而生病,则病气转相染易,乃至灭门",强调了邪气的重要性。《温疫论》指出"本气充实,邪不能入","本气亏虚,呼吸之间,外邪因而乘之",则充分说明了人体正气不足,是病邪侵入和发病的内在因素。

在发病类型上,《素问·生气通天论》提出的"冬伤于寒,春必病温",为后世的"伏气学说"奠定了基础。东汉张机《伤寒论·平脉法》中明确提出了"伏气"病这一概念。元·王履提出了发病的类型之所以不同,与正气的强弱,感邪之轻重和邪留的部位等均有关。他说:"且夫伤于四气,有当时发病者,有过时发病者,有久而后发病者,有过时久自消散而不成病者,何哉?盖由邪气之传变聚散不常,及正气之虚实不等故也。"

在病机的发展与转归方面,《素问·至真要大论》总结归纳出的"病机十九条",奠定了脏腑病机和六气病机的基础。《素问·调经论》说"血气不和,百病乃变化而生",为气血病机之概括。《素问·热论》对热病及三阴三阳经脉内在联系之论述,奠定了经络病机、六经病机的基础。对病机学的发展具有重要指导意义。

东汉张机著《伤寒杂病论》,在继承《黄帝内经》外感热病、脏腑和六气病机理论的基础上,精辟阐述了外感伤寒病六经病机的变化及其传变规律,并对脏腑、气血、痰饮等病机有所发展,并首次对内科杂病和妇科病证的病机进行了系统、深入的论述。隋·巢元方著《诸病源候论》,是最早的病因病机专著,深入论述了邪气侵入途径、发病条件、病机过程及其转归,其内容涉及内、外、妇、儿等各科病机。宋·钱乙著《小儿药证直诀》,阐明了小儿"易虚易实"、"易寒易热"的病机特点,奠定了儿科病机理论的基础。金元四大家对病机理论各有建树,如刘完素认为"六气皆从火化",阐明了实火病机的理论。李东垣确立"阴火"的病机概念,探讨了内伤外热病的病机、演变规律。朱震亨倡"相火论",提出"阳有余,阴不足",阐发了阴虚火旺病机,并对"六郁"病机也有探讨。明清时期,温病学派创立了卫气营血与三焦理论,用以阐明外感热病的发生、发展与转归的病机规律,是对病机学的重大发展。晚清·王清任著《医林改错》,丰富了瘀血病机理论;清·唐宗海著《血证论》,并有"脏腑病机论"专篇,对出血与脏腑病机做出了突出的贡献。

新中国成立以后,病机学说得到很大发展。一是病机理论日益丰富,如病机层次说、痰瘀同源说、体质病机说等新观点的涌现。二是病机本质不断揭示,如利用现代科学技术和手段对阴虚、阳虚、肾虚、脾虚本质的研究,对瘀血、出血、脏腑病机的研究都取得了可喜成果。

病机层次的划分

由于疾病的复杂性,可从不同的角度和层次研究病机。①刘燕池教授认为病机可分为三个层次:基本病机、系统分类病机及症状发生机理,应按上述层次去归纳整理和完善其理论框架。②胡冬裴教授认为病机包括基本病机、系统病机、症状病机、疾病传变规律。③孙广仁教授主编的《中医基础理论》则认为,应从六个层次去研究病机,即基本病机、系统病机、一类疾病病机、具体疾病病机、证候病机、症状病机。④黄开泰则将病机分为四个层次:病机理论基础、基本病机、疾病病机、证候病机。病机的要素有病种、病因、病位、病性、病形、病势等六项。病机要素量和病机层次具有对应关系,病机层次越低要素量就越多,其与临床关系就越直接。⑤现对病机研究更趋微观化和精确化。如将阴虚分成津液、营血、精髓、真阴等四个层次,有利于辨证施治。

思考题

1. 试述中医发病学原理。
2. 何谓虚实病机?其各自病理表现如何?
3. 如何理解"至虚有盛候"、"大实有羸状"?试举例说明之。
4. 试述阴阳偏胜、偏衰病机各自的概念、特点、形成原因及病理表现。
5. 何谓气机失调?主要包括哪几种病机变化?其各自的概念如何?
6. 气血失调病机主要包括哪几种?其各自的概念、特点如何?
7. 伤津与脱液之间有何区别与联系?

第9章 诊法

教学目的和要求

1. 掌握望诊、望神、望色、望舌、问诊、闻诊、切诊的概念和主要内容;正常脉象的特征,常见病脉的脉象及主病。

2. 熟悉主诉的概念及问主诉的意义;询问现病史的寒热、出汗、疼痛、饮食口味、大小便、睡眠、耳目等内容的机理及主要临床意义。

3. 了解望形态、头项五官、皮肤、二阴、排出物的内容及临床意义;听声音和嗅病气诊病的原理及主要内容;询问既往史、个人生活史;切脉诊病的原理及方法。

人体是一个以五脏为中心的有机整体,根据"有诸内者,必形诸外"的原理,体内的生理、病理变化必然反映于外。运用中医诊法观察机体显现于外部的各种征象,有利于分析病因、病位、病性和病势,了解脏腑功能的变化情况。中医诊法是收集病情资料、诊察疾病的基本方法,包括望、闻、问、切四种,简称"四诊"。

望诊是医生通过对人体全身和局部表现、分泌物及排泄物等进行有目的地观察,以了解健康、察知病情的方法;闻诊是医生凭听觉和嗅觉以辨别病人发出的声音及散发出的气味等,来诊断疾病的方法;问诊是医生通过有目的地询问病人或陪诊者,以了解病人发病经过、治疗经过、现在症状及其与疾病相关情况的方法;切诊是医生通过对病人体表一定部位触、摸、按、压,以诊察病情的方法。

望、闻、问、切是从不同角度收集临床资料,必须四诊并用,不能夸大某一诊法的作用,更不能相互代替,必须"四诊合参",才能去伪存真,对病情做出全面而客观的分析。

9.1 望诊

望诊是指医生运用视觉,对人体神色形态、局部表现等进行有目的地观察,以了解健康状况,测知病情的方法。

人体是一个有机的整体,脏腑、经络、气血、阴阳等生理和病理变化,必然在其体表相应的部位反映出来。因此,对外部异常表现的观察,有助于了解整体的病变。

望诊主要包括望神、面色、形态、头项五官、舌、皮肤、小儿食指络脉、二阴和排出物等。由于面、舌与脏腑经络虚实和气血盛衰的关系更为密切,面部气色、舌质舌苔反映内脏病变较为灵敏准确,故多以望面和舌为主。

一般望诊的顺序是,先望全身神色形态,再进行局部望诊。望诊时应选择适宜的光线,以自然光线为佳;医生对病人望诊时应敏捷迅速,应有步骤,有重点,分清主次,以便客观准确地掌握病情资料,这样才能准确地做出判断。

9.1.1　望神

望神是通过观察机体生命活动及精神意识状态的综合表现来判断病情的方法。望神之"神"是指人体生理活动及心理活动的综合表现。《素问·移精变气论》说"得神者昌,失神者亡"。

神以精、气、血为主要物质基础,具体反映在人的目光、面色、眼神、神情、言语、体态以及对外界的反应等方面。望神时尤需重点观察两目、神情、气色和体态。通过观察神的得失有无,了解脏腑功能的盛衰,精、气、血之盈亏,有助于分析和判断疾病的轻重及预后等情况。

根据临床表现,望神主要观察得神、少神、失神、假神和神志错乱五种情况。

(1)得神　又称"有神",是神气充足,精气旺盛的表现。一般可见神志清晰、思维敏捷、言语清晰、面色荣润含蓄、表情自然、目光明亮灵活、精彩内含、呼吸调匀,肌肉不削、动作自如、反应灵敏等。得神多见于正常人,提示精气充足,体健无病;即使有病,也是正气未伤,精神未衰,属病轻,预后良好。

(2)少神　又称"神气不足",是五脏精气不足,轻度失神之象。临床可见精神不振、思维迟钝、不欲言语、目光呆滞、健忘嗜睡,气短懒言、肢体倦怠、动作迟缓等。少神提示正气受损,机体功能较弱,多为虚证。

(3)失神　也称"无神",是神气衰败,正气大伤之象。临床可见精神萎靡、神志朦胧、昏昏欲睡、面无光泽、表情淡漠呆板、目暗睛迷、瞳神呆滞、声低气怯、应答迟缓、体态异常等。若见神志昏迷、语无伦次、循衣摸床、撮空理线,为邪闭清窍,多见急性病患者;若见卒然昏倒、目闭口张、手撒尿遗,则为失神重证,表明精气已脱,提示病情深重,预后不良。

(4)假神　是久病或垂危病人突然精神暂时好转的一种现象。临床可见原本精神极度委顿、神志模糊、不能言语,突然神志清醒、精神振作、目光转亮而浮光外露,声高不休、躁动不安;原本目光呆滞、面色晦暗,突然颧红如妆;原本多日不能饮食,突然欲食等。假神说明精气衰竭已极,阴不敛阳,虚阳外越,阴阳即将离决,常为临终前的预兆。古人称之为"回光返照"或"残灯复明"。

假神与得神需区分。假神持续时间较短暂,是病人将死亡前的表现,常在垂危病人失神后出现,其临床表现与危重的病情不相符。得神则是病情逐渐好转,各种症状由重渐轻,与整个病情发展一致。

(5)神志错乱　简称"神乱",是精神意识失常的表现,常见于狂、癫、痫等疾病。

癫病多表现为表情淡漠、闷闷不乐、神情痴呆、喃喃自语、哭笑无常,多为痰气郁结,阻蔽心神所致;若疯狂怒骂,打人毁物、登高而歌、弃衣而走、妄行不休的狂病,其病机为痰火扰心;若突然昏倒不省人事、两目上视、口吐涎沫、四肢抽动,或口中如作猪羊叫声,醒后如常,多属痰迷心窍、引动肝风内动所致的痫病。

望神时应在短时间内对患者的神色形态做出大体的判断,重视特异性症状和体征,并将病人的精神意识状态与形体变化综合起来进行分析,以尽快做出正确的诊断。

9.1.2　望面色

望面色是通过观察面部肌肤的颜色和光泽,以判断发病脏腑、正邪强弱及预后的诊察方法。心主血脉,其华在面,五脏六腑精气充盛,气血畅达。气血通过经脉滋养肌肤,上荣于面,加之面部皮肤比较薄嫩,其色泽变化易于观察。故望面色可推测脏腑气血盛衰,辨别疾病的性质及判断预后。

望面色通常分为常色与病色。

9.1.2.1　常色

常色即健康状态时人的面色,是脏腑功能正常、精气血津液内守的表现。其特征是光明润泽、含蓄不露。中国人面色为红黄隐隐,明润含蓄。明润为面部皮肤光明润泽,提示人体精充神旺,气血津液充足;含蓄是胃气充足,精气内含而不外泄的表现。根据先天禀赋及四时、气候、环境、职业等不同,常色又分主色、客色。

主色是个体一生基本不变的基本面色和肤色,但因种族、体质而有差异。客色是指面色随季节、气候变化、生活环境、情绪变化、剧烈运动及饮酒等产生相应的暂时性变化。按五行理论,春应稍青,夏应稍红,长夏应黄,秋应稍白,冬应稍黑,四季皆黄。但客色只要明润含蓄,均非病色。

9.1.2.2　病色

病色是指在疾病状态下面部色泽的异常变化,多因邪气留滞,或精气外泄,或气血阴阳亏损,或脏腑功能失常引起。病色特征是色泽枯槁而晦暗,或显露,或单见一色而无血色相间。不同病色反映不同性质的疾病和不同脏腑的疾病,临床上常见青、赤、黄、白、黑五种。

(1)青色　青色主寒证、痛证、惊风、瘀血,为气血不通,经脉瘀阻所致。常表现于面部、口唇、爪甲、皮肤。

阴寒内盛,经脉拘急,气血瘀阻,可见面色苍白、淡青或青黑。若突见面色青灰,口唇青紫,肢凉脉微者,多为心阳暴脱、心血瘀阻之象,可见于真心痛等病人;小儿于眉间、鼻梁、口唇四周出现青灰色,是惊风先兆或发作,为热极生风,筋脉拘急,血行瘀阻所致。

(2)赤色　赤色主热证,为血液充盈于脉络所致。常表现于面部和口唇。

若病人面色红赤或满面通红,多见于阳盛之外感发热,或脏腑里热炽盛所致;若两颧潮红娇嫩为阴虚阳亢之虚热证;如久病重病病人面色苍白,却忽见颧红如妆,嫩红带白,游移不定,多属于虚阳浮越于上之"戴阳"证,为危重证候。

(3)黄色　黄色主虚证、湿证,为脾气不足,气血化源不足,或脾虚湿蕴导致。常表现于面部、皮肤及白睛处。

病人面色淡黄,枯槁无光,称为萎黄,由脾胃气虚,气血不足所致;面黄而虚浮,多因脾失健运,水湿内停,泛溢肌肤引起。若面目一身俱黄,称为"黄疸",其黄色鲜明如橘子色者,属"阳黄",是湿热熏蒸,胆汁外溢之故;黄色晦暗如烟熏者,属"阴黄",为寒湿郁阻所致。

(4)白色　白色主虚证、寒证、失血证。为气血不荣,脉络空虚所致。常见于颜面、口唇、舌和周身皮肤。

病人面色淡白,多为气虚;面色淡白无华,唇舌色淡者,是血虚或失血证;面色白而无华略带黄色为脾虚,气血俱亏;面色苍白者,属阴寒内盛或阳气暴脱。若突现面色苍白,伴冷汗淋漓,脉微欲绝,常为阳气欲脱之象。

(5)黑色　黑色主肾虚、寒证、水饮和瘀血,是阳虚寒盛、气血凝滞或水饮停留所致。常见于面部或口唇。

病人面色发黑,多因肾阳虚衰,阴寒内盛,水饮不化,血失温养,经脉拘急,气血不畅所致。黑而浅淡者,系肾阳衰微;面黑而干焦,其病机为肾阴虚,阴虚火旺,虚火灼阴;目眶色黑,常为肾阳虚兼有水饮,或寒湿下注之带下病;面色黧黑、肌肤甲错属瘀血。

望面色时应以整体观为指导,分辨常色中的主色与客色,以避免与病色混淆。同时注意部位与色泽合参,防止光线、饮食、睡眠、情绪等对肤色的影响。

9.1.3　望形态

望形态是通过观察病人的形体胖瘦强弱及异常的动静姿态,以审查病变的方法。具体包括望形体和姿态两方面:

9.1.3.1　望形体

望形体是指通过观察病人形体的强弱胖瘦和异常表现等来诊察病情的方法。

(1)强弱　体强是指形体强壮有力,表现为筋骨强健、胸廓宽厚、肌肉充实、皮肤润泽、精力充沛、食欲旺盛等。提示体魄强壮,五脏坚实,气血充盛。抗病能力强,有病易治,预后较好。

体弱是指身体衰弱无力,表现为筋骨不坚、胸廓狭窄、肌肉瘦削、皮肤枯槁、精神不振、食少乏力等。表明体质虚衰,内脏脆弱,气血不足。抗病能力弱,病多虚证难治,预后较差。

(2)胖瘦　体胖即形体肥胖。虽体胖能食,但肌肉坚实有力、动作灵活、形气俱盛者属身体健康。若体胖食少,肌肉松弛,精神不振者,多为形盛气虚,是脾胃虚弱、痰湿内盛的表现,易患痰饮或中风、胸痹等病。

体瘦即体形瘦削。虽体瘦,但筋骨肌肉坚实,精力充沛、食欲旺盛者属健康。体瘦无力、神疲倦怠者,是形气俱虚,多为脾胃虚弱,后天不充所致;形瘦颧红,皮肤干焦者,多属阴血不足、内有虚火的表现,易患肺痨等病;久病极度消瘦、骨瘦如柴、肌肉削脱,是气虚至极,脏腑精气衰败,神气欲脱之危候。

9.1.3.2　望姿态

望姿态主要是观察病人的动静姿态和肢体的异常动作,以判断疾病的性质和病机的虚实。

坐而喜伏,多为肺虚少气;坐而喜仰,多属肺实气逆;坐而不得卧,卧则气逆,多为咳喘肺胀,或为水饮停于胸腹;坐时以手抱头为头痛;低头伏案、不欲言语,多为气郁痰结,情怀抑郁;坐卧不安则是烦躁之征,或腹满胀痛的表现。

卧时喜向里,身重不能转侧,多为阴证、寒证、虚证;卧时面常向外,身轻能自转侧,多为阳证、热证、实证;喜加衣被,多为寒证;蜷卧成团,多为阳虚畏寒,或有剧痛;仰面伸足而卧,则为阳证热盛而恶热。

不耐久站,多属气血阴阳虚衰,不能滋养筋骨肌肉所致。站立不稳,其态似醉,并见眩晕者,多属肝风内动、气血并走于上导致的上盛下虚证,或为饮邪上泛证。

行走时以手护腹、身体前倾,多为腹痛;以手护腰、曲背弯腰、行动艰难,多为腰腿病;行走身体震动,或步态蹒跚,多为肝风内动,或筋骨受损。

望形态时应注意到整体与局部变化的联系、动作与姿态的动态变化,以及年龄、性别、职业等对形态的影响。

9.1.4 望头项五官

望头项五官是通过观察受检者头面、颈项及五官等局部变化,以测知内在脏腑病理变化的方法。

9.1.4.1 望头面

(1)望头部 头形的大小异常和畸形多见于正值颅骨发育的婴幼儿。头形过大或过小,伴智力低下者,为先天禀赋不足所致。方颅畸形,属肾精不足,或为脾胃虚弱,颅骨发育不良的表现,可见于佝偻病、先天性梅毒等患儿。

小儿1~1.5岁时,前囟闭合;后囟在出生后2~4个月闭合。囟门下陷,又称"囟陷",多属虚证,多见于吐泻伤津,或气血不足,或脾胃虚寒,或先天不足;小儿囟门高突,又称"囟填",多属实热证,可见于外感时邪,或风热,或湿热而致温病火邪上攻者;小儿囟门迟闭,骨缝不合,称为"解颅",属肾气不足,常伴有"五软"(头软、项软、手足软、肌肉软、口软)、"五迟"(立迟、行迟、发迟、齿迟、语迟)等表现。

发为血之余,肾之华在发。望发可知气血盈亏、肾气盛衰。发黑浓密润泽者,是肾气盛而精血充足的表现。色黄干枯者,是肾气亏虚,精血不足所致。突见片状脱发,显露圆形或椭圆形光亮头皮,称为斑秃,多为血虚受风所致。小儿发结如穗,多见于疳积,因先天不足、后天失养,以致脾胃虚损。

(2)望面部

①面肿 最多见的是水肿,除眼睑头面浮肿外,多伴肢体肿胀,可由外感风邪,肺失宣降或脾肾阳虚,水湿泛溢所致。此外,睡眠不足也可致面肿。

②腮肿 两腮突然漫肿焮热、面赤咽痛,或喉不痛,但外肿而兼耳聋者称为"痄腮",多见于儿童,属传染病。

③口眼㖞斜 面部患侧经脉不通,气血不畅,肌肉受损,收缩无力,导致口眼向健侧歪斜,不能闭合,多属中风症。

④苦笑面容 由于面肌痉挛所致之苦笑状,多见于新生儿脐风、破伤风等病。

9.1.4.2 望颈项

颈项是连接头面和胸背的部分,其前部称为颈,后部称为项。

(1)瘿瘤 颈前颌下结喉之处,有肿物突起,或大或小,随吞咽移动者,为瘿瘤。多因肝气郁结,痰凝血瘀所致,或与地方水土有关。

(2)瘰疬 颈侧颌下、皮里膜外肿块累累如串珠者,称为瘰疬。多由肺肾阴虚,虚火灼津,结成痰核,或感受风热时毒,气血壅滞结于颈项所致。

(3)项强 头项连及肩背部筋脉肌肉强直,俯仰转动不利者,称为项强。临床上可见于中风、痉病、痫证等。醒后突觉项强不舒、肩背疼痛者,为"落枕",多因睡姿不当或风寒客于经络,或颈部肌肉劳损所致。

(4)项软 颈项软弱,头项不能举者称为项软。多见于小儿,属先天不足,肝肾亏损或后天失养;若老年体弱,项软头垂,是肾中精气亏竭的表现。

9.1.4.3　望五官

望五官是通过诊察头面器官目、舌、口、鼻、耳等的异常变化,来诊断脏腑病变。

(1)望目　应注意其色、形、态的变化。

目赤肿痛多属实热;若白睛(巩膜)发红为肺火或外感风热;白睛发黄为黄疸的标志,多由湿热或寒湿内蕴,肝胆疏泄失常,胆汁外溢所致。两眦赤痛为心火;全目赤肿为肝经风热上攻。目眦淡白,属血虚、失血。

目窠微肿如新卧起之状,面有水气色泽,是水肿病初起;目睛突出兼颈前微肿,急躁易怒,则为肝郁化火,痰气壅结所致的瘿病;目窠内陷,为亡阴脱液或五脏精气衰竭之象,病重难治。

动态昏睡露睛常见于小儿脾胃虚弱,或慢脾风;双目凝视前方不能转动,称"瞪目直视",多属阴血亏损或痰迷心窍;瞳仁散大多属肾精耗竭、濒死征象;瞳孔完全散大,是临床死亡的标志之一;瞳仁缩小,多属肝胆火炽,或劳损肝肾,虚火上扰,或为中毒。

(2)望耳　应注意观察耳壳色泽、形态的变化。

耳壳色泽:正常人耳廓色泽红润。耳轮淡白,主寒证或气虚;色白则多见于血虚、血脱;色青白,主慢脾风;耳轮青黑,可见于阴寒内盛或有剧痛的患者;小儿耳背见有红络,伴耳根发凉,多为麻疹先兆。

耳部形态:耳薄小者形亏肾虚;耳肿胀者为邪盛;耳轮甲错者属久病血瘀;耳内长出小肉,形如樱桃或羊奶头,多因肝经怒火、胃经积火,郁结而成。

(3)望鼻　是通过观察鼻的形色变化以及排出物等,以诊察疾病的方法。

正常人鼻色红黄隐隐,含蓄明润,是胃气充足的表现。鼻头色青为虚寒或腹痛;色黄为里有湿热;色白为气虚或失血;鼻端色微黑,常是肾虚寒水内停之象。

鼻红肿生疮,多属胃热或血热;鼻头色赤有小丘疹,久之色紫变厚或肿大称"酒渣鼻",多因肺胃热壅;鼻翼煽动,常见于喘证。

鼻流清涕见于外感风寒;鼻流浊涕者多属外感风热;鼻流脓涕气腥臭者多为鼻渊,为外感风热或胆经蕴热上攻于鼻所致;鼻腔出血,多因肺胃蕴热,灼伤鼻络所致。

(4)望口唇　应通过观察口唇色泽和形态变化,以诊察疾病。

正常唇色红而明润。唇色淡白,多属血虚或失血;唇色深红,主实热证;唇色鲜红者,为阴虚火旺;唇色青紫,为气滞血瘀;小儿环口发青为惊风先兆。

口唇干枯皲裂,为津液耗伤;口唇糜烂,多因脾胃湿热上蒸;唇内溃烂,色淡红,为虚火上炎;口角流涎,多属脾虚湿盛,或胃中有热,往往见于小儿,或因中风口㖞,不能收摄。

(5)望齿龈　是通过观察齿龈的色泽形态,以诊察疾病的方法。

正常人牙齿洁白润泽而坚固,是肾气充足、津液未伤的表现。牙齿干燥,为胃阴已伤;牙齿光燥如石,为阳明热甚,津液大伤;牙齿燥如枯骨,多为肾阴枯竭,精不上荣所致,属病重;牙齿稀疏松动,齿根外露,多为肾虚,或虚火上炎所致;牙齿枯黄脱落,见于久病者,多为骨绝,属病重。

生理情况下,齿龈淡红而润泽,是胃气充足、气血调匀的表现。齿龈淡白,多属血虚或失血;龈色红肿者,是胃火亢盛;龈肿不红者,是虚火上炎;齿缝出血,称为"齿衄",兼见齿龈红肿疼痛者,为胃火上炎,灼伤龈络;齿龈不红不痛微肿者,属脾虚血失统摄,或肾阴虚,虚火上炎所致。

(6)望咽喉　是通过观察咽喉部色泽、形态变化和有无脓点,以诊察疾病的方法。

正常人咽喉色淡红润泽,不痛不肿,呼吸通畅,发音正常,食物下咽顺利无阻。咽喉红肿疼痛,为外感风热或肺胃有热;咽红干而痛,是热伤肺津;红色娇嫩,肿痛不甚,多为肾水亏少,阴虚火旺所致;咽喉漫肿,色淡红者,多为痰湿凝聚。

溃烂:咽喉腐烂,周围红肿,多为实证;溃腐日久,周围淡红或苍白者,多属虚证;咽部一侧或咽后壁明显红肿高突,吞咽困难,身发寒热者,为喉痈,因风热痰火壅滞而成;咽部色浅淡,肿势散漫,无明显界限,疼痛不甚者,为未成脓。

伪膜:咽部溃烂处表面覆盖一层黄白或灰白色膜称为假膜。假膜松厚,容易拭去者,此属胃热,病情较轻;咽部有灰白色假膜,坚韧拭之不去,重擦则出血,很快复生者,此属重证,多为白喉,属烈性传染病。

9.1.5　望舌

望舌又称舌诊,是通过观察舌象变化,以了解机体生理功能和病理变化的方法。舌诊是中医特色诊法之一,是望诊的重要内容。

9.1.5.1　舌诊的原理

舌与脏腑密切相关。人体脏腑通过经络与舌连通,其中舌为心之苗,舌苔又为胃气上承,故心、脾胃、肾与舌的关系最为密切。此外,舌与精气血津液关系密切。气血的生成、运行与脾胃、心等脏腑密切相关,因此,气血盛衰变化与运行情况可反映于舌;舌下"金津"、"玉液"乃是肾液、胃津上蒸的孔穴,故舌体润燥又可反映体内津液多少。

9.1.5.2　脏腑在舌面上的分部

一般以五脏划分,舌体前 1/5 为舌尖部,属心肺;中 2/5 为舌中部,属脾胃;左边属肝,右边属胆;后 2/5 为舌根部,属肾(图 9-1)。

望舌应注意:一要光线充足,在自然光线或白炽灯下最佳,避免灯光对舌部颜色的影响;二要伸舌自

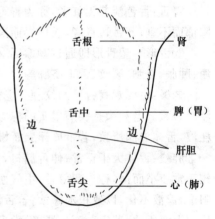

图 9-1　舌面脏腑部位分布图

然,使舌面平坦舒展,便于观察,避免用力致舌肌紧张,影响舌色和舌形;三要除外"染苔",如饮食、药品常使舌苔形色发生变化。如饮用牛乳、豆浆可使舌苔变白、变厚;蛋黄、橘子、核黄素等可将舌苔染成黄色等。

9.1.5.3　舌诊内容

舌诊包括望舌质和望舌苔两方面。舌质又称舌体,是全舌的肌肉脉络组织。舌苔是舌体上附着的一层苔状物。正常舌象为淡红舌薄白苔,其特征是:舌质柔软,运动活动自如,舌体胖瘦老嫩大小适中,舌色淡红,荣润有神,舌苔薄白均匀,干湿适中。正常舌象提示脏腑机能正常,气血津液充盈,胃气旺盛。即便可见于外感病初起,也属病情轻浅,尚未伤及气血及内脏。

（1）望舌质　又分神、色、形、态四方面。望舌时应注意观察舌体有神无神、舌色变化、舌形的改变及舌体的动静姿态。

①舌神　望舌神即观察舌的荣枯和灵动两方面，以判断疾病的预后。舌质红活荣润，是有神之象，说明脏腑气血充盛，生机旺盛，虽病亦属善候；舌体干枯晦暗无华，是无神之象，说明脏腑气血阴阳衰败，邪气壅盛，生机受损，病势危重，预后不良。

②舌色　望舌色是通过观察舌质颜色的变化，以了解疾病的有关情况。主病的舌色约有淡白舌、淡红舌、红舌、绛舌、紫舌、青舌。

淡白舌：舌色较正常浅淡，甚至全无血色，称为淡白舌，主虚证、寒证或气血两虚。若淡白而润，兼舌体胖嫩，多为阳虚寒证；若淡白光莹而舌体瘦薄，则属气血两亏证。

淡红舌：舌色淡红明润，为正常舌象，提示气血和调，见于常人，或疾病初起，病较轻浅，尚未伤及脏腑气血。

红舌：舌色深于正常，甚至呈鲜红色者，称为红舌，主热证。若舌鲜红而起芒刺，或兼黄厚苔，多属实热证；若鲜红而少苔，或有裂纹或光红少苔，则属虚热证。

绛舌：较红舌更深的红色舌，称为绛舌。若舌质深绛或有红点、芒刺，为温病热入营血；若舌质嫩红或绛，少苔或无苔，主阴虚火旺；若绛少苔而津润者，多为血瘀。

紫舌：舌色深绛而暗，称为紫色，主气血运行不畅。若紫而干枯少津，属热盛伤津，气血壅滞；若淡紫或青紫湿润者，多为寒凝血瘀。

青舌：舌色淡紫无红者，称为青舌，主寒凝阳郁或瘀血。若全舌青者，多是寒邪直中肝肾，阳郁而不宣；若舌边青者，或口燥而漱水不欲咽，是内有瘀血之征。

③舌形　望舌形即通过观察舌体的形态变化，以推测疾病的方法。主要观察其老嫩、胖瘦、肿胀、点刺、裂纹、舌下络脉等。

老嫩：主要观察舌体的纹理。老是舌质纹理粗糙，形色坚敛苍老；嫩是舌质纹理细腻，形色浮胖娇嫩。老和嫩是疾病虚实的标志之一。若舌质坚敛苍老，多见于实证，是阳热炽盛，伤津耗液，舌体失润所致；若舌质浮胖娇嫩，多见于虚证，是水湿内停，浸淫舌体所致。

胖瘦：舌体大于正常，伸舌满口，且舌肌呈弛缓状，称胖大舌，多因水湿痰饮阻滞所致；舌体较正常瘦小而薄，称为瘦薄舌，主气血亏虚证和阴虚火旺证；若舌淡白胖嫩，舌苔水滑，属脾肾阳虚，津液不化，以致积水停饮；若舌淡红或红而胖大，伴黄腻苔，见脾胃湿热与痰浊相搏，湿热痰饮上溢所致；若瘦薄而色淡者，常见气血两虚；若瘦薄而色红绛干燥者，多是热盛伤阴或阴虚火旺之象。

肿胀：舌体肿大，盈口满嘴，甚则不能闭口，难以缩回，称肿胀舌，常因心脾热盛，或温热挟酒毒上壅，或中毒，以致气血壅阻舌络而成；若舌色鲜红而肿胀，甚至伴有疼痛者，多因心脾有热，血络热盛而气血上壅所致；若舌紫而肿胀者，是酒毒攻心之象；若舌肿胀而青紫晦暗，是因中毒而致血液凝滞。

点刺：点是指鼓起于舌面上大小不一的红色、白色或黑色星点；刺是指芒刺，即舌面上的软刺及颗粒，高起如刺，摸之棘手，主邪热炽盛，芒刺越多，邪热越甚。点、刺多见于舌的边尖部分。无论红点、黑点和白点，皆因热毒炽盛，深入血分之故。红点多主温毒入血，或热毒乘心，或湿热蕴于血分；白点多是脾胃气虚而热毒攻冲，是将糜烂之兆；黑点多为血中热盛。舌生芒刺，是热邪内结所致。芒刺而兼焦黄苔者，多为气分热极；绛舌无苔而生芒刺者，为热入营血，阴分已伤。据芒刺出现部位，还可分辨热在何脏。如舌尖芒刺，为心火亢盛；若舌中生芒刺，主胃肠热盛等。

裂纹：舌面上有数目不等、深浅不一、各种形态明显的裂沟，称裂纹舌，多因阴血亏损，不能荣润舌面所致。若舌红绛而有裂纹，多是热盛伤津，或阴虚液涸；若久病舌色浅淡而裂者，多是血虚不润；若舌淡白胖嫩，边有齿痕而有裂纹者，是属脾虚湿浸。辨裂纹舌应注意在正常人群中存在先天性舌裂，其特征是裂纹中有舌苔覆盖，且无不适感。

镜面：舌面光洁如镜，光滑无苔，称光滑舌，也叫"镜面舌"、"光莹舌"。光滑舌主要是由于胃阴枯竭，胃气大伤。若舌淡白而光莹，是脾胃损伤，气血两亏已极；若红绛而光莹，是水涸火炎，胃肾阴液枯竭之象。镜面舌无论何种苔色，皆属胃气将绝的危候。

齿痕：舌体边缘见牙齿的痕迹，称为齿痕舌。齿痕舌多因舌体胖大而受齿缘压迫所致，故常与胖大舌同见，多主脾虚和湿盛。若淡白而湿润，则属寒湿壅盛；若淡红而有齿痕，多是脾虚或气虚。正常人舌边也可见轻微齿痕，且长期不易消失，但舌体并不胖大，不属病态。

舌下络脉：将舌尖翘起，舌底络脉隐约可见，舌系带两侧，当金津、玉液穴处，隐隐可见两条较粗的青紫色脉络。若舌下络脉青紫且粗张，或为痰热内阻，或为寒凝血瘀；若舌下有许多青紫或紫黑色小疱，多属肝郁失疏，瘀血阻络。

④舌态　望舌态是通过观察舌体的动态，以诊察疾病的方法。常见的病理舌态有舌体强硬、痿软、震颤、歪斜、吐弄和短缩等异常表现。

强硬：舌体板硬强直，失其柔和，运动不灵，以致语言謇涩，称为"舌强"，多见于热入心包、高热伤津、痰浊内阻、中风或中风先兆。若舌红而强硬，兼神志不清者，多属热扰心神；舌胖而有厚腻苔者，多因痰浊；若舌强语謇、口舌歪斜者，常见于中风病。

痿软：舌体软弱，一侧或全舌痿软，无力屈伸，痿废不灵，称为"痿软舌"，多由气血两虚，舌肌失养而萎软所致。若新病舌干红而痿，是热灼津伤；久病舌绛而痿，是阴亏已极；久病舌淡而痿，多是气血俱虚。

震颤：舌体震颤抖动，动摇不宁，不能自主者，称为"震颤舌"，亦称"舌战"，病多涉于肝，可见于气血两虚，亡阳伤津，筋脉失于温养和濡润，舌脉挛急；或为热极伤津而动风，颤动不已。若久病舌颤，蠕蠕微动，多属气血两虚或阳虚；若舌红或绛而颤动，为热盛生风。

歪斜：伸舌时舌体偏于一侧，称"歪斜舌"。由于舌的一侧经脉受阻，则舌肌弛缓，收缩无力，而健侧舌肌力如常，故伸舌时向健侧歪斜，多见中风或中风先兆，或外伤等。病在左，偏向右，病在右，偏向左。若舌紫红势急者，多为肝风发痉；舌淡红势缓者，多为中风偏枯。

吐弄：舌伸出口外，不立即回缩者，称为"吐舌"；舌微露出口，立即收回，或舐口唇上下左右，转动不停，叫做"弄舌"。无论吐舌还是弄舌皆因心脾二经有热所致。吐舌常见疫毒攻心或正气已绝；弄舌多见于动风先兆，或小儿智能发育不全。

短缩：舌体紧缩不能伸长，甚则伸舌难于抵齿，称为"短缩舌"，由舌上筋脉挛急所致。若舌体淡白或青紫而湿润，多为寒凝筋脉；若舌淡白胖嫩，则多因气血俱虚；若舌胖而苔黏腻，多因痰浊内阻；若舌红绛而干，多是热盛动风。

（2）望舌苔　分为苔色、苔质两方面。通过对舌苔颜色、质地进行观察，以推测病因、推测病位、确定病性及预测预后吉凶等。

①苔色　主要有白、黄、灰黑三种。

白苔：最为常见，多见于表证、寒证。具体分为薄白苔、厚白苔。舌面上薄薄分布一层白色舌苔，透过舌苔可看到舌体者，谓之薄白。若苔薄色白，细腻均匀，干湿适中，舌色淡红，为正常舌苔,亦可见表证初起,或是里证病轻,或是阳虚内寒。若薄白而滑,多为外感寒湿,或脾阳不振,水湿内停;苔薄白而干、舌尖红者,为燥热伤津,或心肺火盛;苔薄色白、舌面湿润水滑,可见痰湿上犯,或痰饮水湿上溢。苔色呈乳白色或粉白色,舌边尖稍薄,中根部较厚,舌体被舌苔遮盖而不被透出者,是厚白苔。白厚腻苔多为湿浊内困,或为痰饮内停,亦可见于食积。苔白燥裂如砂石,扪之粗糙,称"糙裂苔",提示燥热伤津。白厚腻干苔多为湿浊中阻,津气不得宣化之象。

黄苔:一般主里、热证。黄苔有深浅、厚薄、润燥等不同。浅黄苔是在薄白苔上出现均匀的浅黄色,多由薄白苔转化而来,为热势较轻,也常见于外感风热表证或风寒化热;苔色黄而略深厚,热势较重;焦黄苔是正黄中夹有灰褐色苔,为热结之征。外感热病中,苔由白转黄,为表邪入里化热的征象;苔薄黄而润,是表邪初入里,里热不甚,津液未伤。若苔黄质腻,称"黄腻苔",主湿热内结,或饮食积滞,或为痰热内盛等证。若舌淡胖嫩,苔黄滑润,多为阳虚水湿不化;若苔黄而干燥,或黄黑相间,主邪热伤津、燥结腑实之证。

灰黑苔:苔色浅黑为灰苔,苔色深黑为黑苔,见于邪热炽盛,或阴寒内盛,痰湿久郁等证。灰黑苔既可见于里热证也可见于里寒证,灰黑而润者多主寒湿内蕴,常见于寒湿为病;色深而干燥无津者多属热。黑色越深,病情越重。

②苔质　即舌苔的质地。望苔质是通过观察舌苔质地的薄厚、润燥、腻腐、剥脱、真假等变化,以诊察疾病变化的方法。

薄厚苔:可了解病位的深浅、感邪的轻重以及病情的进退。凡透过舌苔能隐隐见到舌体者为薄苔;不能见到舌体者为厚苔。薄苔是由胃气、胃津熏蒸于舌而成,属正常舌苔。即便有病见薄苔,亦属病初起在表,邪浅病轻。厚苔则是因胃气挟食浊、痰湿等邪气熏蒸所致,主邪盛入里,或内有痰饮湿食积滞。

润燥苔:可了解津液的盈亏及其输布的常与变。舌面润泽,干湿适中为润苔。若苔面水分过多,扪之湿而滑利,甚者伸舌流涎欲滴为滑苔;苔面干燥少津,望之枯涸者则为"燥苔"。润泽是津液上承,说明津液未伤;滑苔多为寒湿内蕴,或阳虚水饮不化,聚于舌面所致;燥苔是津液不上承,或阴液亏耗,或阳虚气化不行而津不上承以及燥气伤肺等所致。

腐腻苔:可测知阳气与湿浊的消长。若苔质颗粒疏松,粗大而松软,形如豆腐渣堆积舌面,刮之易去,称为腐苔。若苔质致密,颗粒细腻,如油腻覆盖舌面,刮之不脱,则称腻苔。腐苔为阳热有余,蒸腾胃中腐浊邪气上升而成,多见于食积痰浊为患。腻苔多是湿浊内蕴,阳气被遏所致。

剥落苔:可测胃气、胃阴之存亡,以反映邪正的盛衰,判断疾病的预后。舌苔在病程中部分或全部剥脱者称剥落苔。若舌苔剥落不全,剥脱处光滑无苔,余处斑斑驳驳地残存舌苔,界限明显,称为花剥苔;若不规则地大片脱落,边缘厚苔界限清楚,形似地图,又称地图舌。剥落苔的形成是因胃气匮乏不得上蒸于舌,或胃阴枯涸不能上潮于口所致。其中,舌苔骤然退去,舌面光洁如镜者,称为光剥舌,又叫镜面舌,是胃阴枯竭,胃气大伤,毫无生机的危重征象。

真假苔:可辨邪正盛衰,病情轻重顺逆。辨舌苔真假,以有根、无根为标准。凡舌苔坚敛着实,紧贴舌面,刮之难去者,此属真苔,又称为有根苔;若苔不着实,似涂浮舌上,刮之即去,此属假苔,又称无根苔。真苔多为实证,是胃气尚存,夹食积浊气上蒸所致;假苔多见于虚证,为胃气大伤,不能上蒸,难以续生新苔,而原有之苔逐渐脱离舌体之故,所以刮之即脱。凡病之初期、中期,见真苔且厚,为胃气壅实,病较深重;后期有根苔比无根苔为佳,因为胃气尚存。若舌面上浮一层厚苔,望似无根,其下却已生出一层新苔,此属疾病向愈的善候。

9.1.6　望皮肤

皮肤为全身之表,具有保护机体内脏、防御外邪侵袭的重要卫外功能。脏腑正常,气血充盛,营卫和调,则皮肤润泽;若外邪所犯,或内脏失调,则可见皮肤的异常与损害。望皮肤是通过观察皮肤色泽与形态,以诊察疾病的方法。

望诊时应注意观察皮肤色泽的变化和表现于皮肤的病证。

9.1.6.1　皮肤色泽

皮肤可见五色,与五色诊法同,常见有发赤、发黄、发黑与发白斑。

(1)发赤　皮肤发赤,色如涂丹,边缘清楚,热如火灼者,为丹毒,可见局部或全身。若发于头面者名"抱头火丹";发于全身,初起有如红色云片,往往游行无定,或浮肿作痛,称"赤游丹毒",多因心火偏旺,风热乘袭所致。

(2)发黄　皮肤、面目、爪甲俱黄者,为黄疸。若黄色鲜明如橘皮者称为阳黄,由湿热蕴蒸,胆汁外溢肌肤所致;若黄色晦暗如烟熏者则为阴黄,由寒湿阻遏,胆汁外溢肌肤引起。

(3)发黑　周身皮肤发黑可见于肾阳虚衰的病人。皮肤黄中显黑,黑而晦暗,称"黑疸"。多从黄疸转变而来。

(4)发白斑　皮肤出现白斑大小不等,界限清楚,病程缓慢者,为白驳风。多因风湿侵袭,气血失和,血不荣肤所致。

9.1.6.2　皮肤病证

(1)斑疹　斑为局限性皮肤颜色改变,色深红或青紫,点大成片,散见于皮肤下,摸之不碍手。其大者呈斑片状,小者呈斑点状。根据症状不同,有阳斑、阴斑之分。阳斑色多红紫,形如锦纹,兼有身热、烦躁、脉数等实热证表现,多由外感热病,热入营血,迫血外溢而发。阴斑色多淡红或暗紫,斑点大小不一,隐隐稀少,发无定处,出没无常,同时兼见脉细弱、肢凉等诸虚症状,多由内伤气血亏虚所致。

疹其形如粟粒,色红而高起,高出肌肤,抚之碍手,压之褪色。常见有麻疹、隐疹、风疹等。

①麻疹　儿童常见传染病,在青少年中也有散发。发作之前,咳嗽喷嚏,鼻流清涕,流泪畏光,耳冷,耳后有红丝出现。发热三四日,疹点出现于皮肤,从头面到胸腹四肢,色似桃红,形如麻粒,尖而疏稀,抚之触手,逐渐稠密。多由时邪疫毒引起。

②隐疹　其疹时隐时现,皮肤瘙痒,搔之则起连片大丘疹,或如云片,高起于皮肤,色淡红带白。多因营血虚而风邪中于经络所致。

③风疹　疹形细小稀疏,稍稍隆起,瘙痒不已,时发时止,疹色淡红,身有微热或无热。多为外感风热时邪所致。

(2)水疱　皮肤上出现成簇或散在小水疱,为外感时邪所致,属病情轻浅的一种传染病。常见水痘、湿疹、痱子等。

①水痘　儿科常见传染病。皮肤出现粉红色斑丘疹,很快变成椭圆形小水疱,顶满无脐,晶莹明亮,浆液稀薄,分批出现,表浅易破,大小不等,常兼有轻度恶寒发热、咳嗽流涕等表证。愈后不留痘痕,为外感时邪所致。

②湿疹　初起多为红斑,迅速形成肿胀、丘疹或水疱,继之水疱破裂、渗液,出现红色湿润之糜烂,以后干燥结痂,痂脱后留有痕迹,日久可自行消退。此症多由风、湿、热留于肌肤,或病久耗血,以致血虚生风化燥,致使肌肤失养而受损。

③痱子　皮肤发生密集的尖状红色小粒,瘙痒刺痛,后干燥成细小鳞屑。多发于夏季,好发于多汗部位,由于湿热之邪郁于肌肤而发。

（3）痈疽疔疖

①痈　肌肤局部红肿高大,根盘紧束,伴有焮热疼痛,属阳证。多因热毒内蕴,气血瘀滞,热盛肉腐而成痈。

②疽　漫肿无头,肤色不变,部位较深,不热少痛,属阴证。多由气血虚而寒痰凝滞,或五脏风毒积热,流注肌肉,内陷筋骨所致。

③疔　初起如粟,范围较小,根脚坚硬较深,或麻或痒或木,顶白而痛。多因嗜食膏粱厚味,致脏腑蕴热,复感毒邪侵袭,内外合邪,气血凝滞而成。疔毒较一般疮疖为重,若患处起红线一条,由远端向近端蔓延,称"红丝疔"或"疔毒走黄",是火热毒邪流窜经脉,有内攻内陷之势。

④疖　起于皮肤浅表,形小而圆,红肿热痛,化脓即愈。多由暑湿阻于肌肤,或脏腑蕴积湿热向外发于肌肤,使气血壅滞而成。

9.1.7　望二阴

二阴是指前阴和后阴。前阴为外生殖器和排尿器官;后阴为肛门。通过观察前阴和后阴的形色变化,可以了解相关脏腑经络的病变。

9.1.7.1　望前阴

望前阴需根据男女生理功能的差异、导致的病理变化的不同来观察。

男子应观察前阴形态变化。若阴囊肿,不痛不痒,多见于坐地触风受湿或水肿严重者;肿大而不透明,时大时小,时上时下而不坚硬者,往往是小肠坠入囊中,称为狐疝,常因禀赋素弱,肝气内动,迫肠入囊而成,或为气虚下陷所致;阴囊肿大而透明者,称水疝;阴囊一侧或两侧突然红肿热痛,伴发热恶寒者,称为囊痈;阴囊肿而冰冷、引睾而痛,为寒疝;阴茎、阴囊或阴户收缩入腹者,称为阴缩,多因外感寒邪,侵袭肝经,凝滞气血,肝脉拘急收引所致。

女子应观察阴户颜色形态变化。妇女阴户中有物突出如梨状,为阴挺,多由产后劳伤,脾气亏虚,使胞宫下坠阴户之外所致。阴户有硬结破溃腐烂,时流脓水或血水者,称为阴疮,多因肝经湿热下注,或梅毒感染,或房事不洁所致。阴部皮肤发白,甚则延至会阴、肛门及阴股部瘙痒难忍,或皮肤干枯萎缩,多与肝、脾、肾功能失调,与冲、任、督气血运行失常有关。

9.1.7.2　望后阴

观察肛门的生理和常见的肛痈、肛裂、肛痔、脱肛等病理变化。

（1）肛痈　肛门周围局部红肿疼痛,甚则重坠刺痛,破溃流脓,多由湿热下注或外感邪毒所致。

（2）肛裂　肛门周围皮肤裂口,便时流血鲜红,疼痛有烧灼感,多因血热肠燥,大便干燥难排所致。

(3)**肛痔** 肛门内外生有小肉突出,可兼疼痛,甚则便时出血,统称"痔疮"。生于肛门之外的称"外痔",生于肛门之内的称"内痔",内外皆有,称"混合痔"。乃由肠内湿热风燥四气相合而成。

(4)**脱肛** 肛门上段直肠脱垂,呈环状或花瓣状,称为脱肛。轻者大便时脱出,便后可以缩回;重者咳嗽、劳累即出,脱出后不易缩回,须用手慢慢推入肛门内。多因中气不足,气虚下陷所致,常见于老人、小儿及妇女产后,久泻、习惯性便秘者。

9.1.8 望排出物

望排出物是指通过观察病人的排泄物、分泌物和某些排出体外的病理产物的形、色、质、量的变化,以了解疾病情况的方法。排泄物是指人体排出体外的代谢废物,包括呕吐物、痰、涎、涕、唾、二便及月经、带下、汗、泪、脓液等;分泌物指官窍所分泌的液体,如泪、涕、唾、涎等。在病理状态下分泌量增大,也可成为排出体外的排泄物。

观察排泄物和分泌物时,色白质稀者,多为寒证、虚证;色黄赤质稠者,多属热证、实证。

9.1.8.1 望痰、涎、涕、唾

望痰、涎、涕、唾指通过观察痰、涎、涕、唾的色泽、形质变化,以推测相关脏腑病变。

(1)**望痰与涕** 痰白清稀或有灰黑点,为寒痰,多由寒伤阳气,气不化津,湿聚为痰,或脾阳不足,湿聚为痰,上犯于肺所致。痰白滑而量多,易咯出者,属湿痰,因脾虚不运,水湿停聚而成痰。痰清稀而多泡沫多属风痰,多因痰湿伏肺,外受风寒所致。

痰黄而黏稠成块为热痰,因热邪煎熬津液之故。痰少而黏,难于咯出者,甚则干咳少痰,属燥痰,因燥邪犯肺,耗伤肺津,或肺阴虚津亏所致。痰中带血,色鲜红者,为热伤肺络。

鼻塞流清涕是外感风寒;鼻流浊涕为外感风热;久流浊涕不止,腥臭难闻,或流黄水,反复发作,为鼻渊,是湿热邪毒蕴阻肺窍所致;鼻流清涕、喷嚏不止、遇冷即发作,称"鼻鼽",由风寒束于肺卫所致。

(2)**望涎与唾** 涎为脾(胃)之液,亦与肾有关。口流清涎量多者,多属脾胃虚寒;口中时吐浊涎黏稠者,则见脾胃湿热。

小儿口角清涎,涎渍颐下,称为"滞颐"。多由脾虚不能摄津所致。若睡中流涎,多为胃中有热,或宿食内停。成人特别是老年人口角流涎,多是肾虚不摄所致。

唾为肾之液,亦与脾胃相关。多唾而稀,为肾阳气化失司,水液上泛所致;唾多而黏,多为胃中有寒,或有积冷,或有湿滞,或有宿食,致胃气上逆所致。

9.1.8.2 望呕吐物

呕吐物形、色、质、量变化,可反映胃的病变,并能作为判断病性寒热虚实的依据。通过观察呕吐物的形质性状变化,可诊察疾病。

呕吐物清稀无臭,多为寒呕,由脾胃阳衰或寒邪犯胃所致;呕吐清水痰涎,胃脘有振水声,伴口干不饮,苔腻胸闷,多属痰饮;呕吐物酸腐,夹杂未消化食物,多属食积。若呕吐不消化食物且无酸腐味、频发频止者,多属气滞,因胆气犯胃所致;呕吐黄绿苦水,多为肝胆湿热或郁热;呕吐物秽浊酸臭,或呕吐鲜血,多为热呕。因胃有积热,或肝经郁火,致胃热上逆;突然呕吐,伴有发热恶寒、周身疼痛者,多为外邪犯胃。

9.1.8.3 望二便

大小便的产生和排泄与脾、胃、肠和肾等多个脏腑功能活动有关。望二便是通过观察大便和小便的形、色、量异常变化，以了解疾病情况的方法。

(1)望大便 大便稀溏如水，兼恶风发热者，为风泻；兼身重、肠鸣辘辘，为湿泻；大便清稀，完谷不化，如鸭粪溏薄者，多属脾虚泄泻或肾虚泄泻，因脾胃虚弱，运化失职所致；大便黄褐如糜而臭，多属湿热泄泻，为湿热或暑湿伤及胃肠，大肠传导失常所致；大便燥结，干如羊屎，口干欲饮者，排出困难，属肠道津亏，多因热盛伤津，或胃火偏亢，大肠液亏，传化不行所致；大便如黏冻，夹有脓血，多属痢疾，为湿热蕴结大肠。其中血多脓少者偏于热，病在血分；脓多血少者偏于湿，病在气分。大便带血，或便血相混，或排出全为血液，称为便血。其中大便下血，先血后便，血色鲜红，为热伤肠络而出血，或痔疮、肛裂出血；先便后血，血色暗红或黑褐，是热灼胃络而出血，或气虚不摄所致。

(2)望小便 小便清长，伴形寒肢冷，多见于寒证；小便短黄，甚则尿时有热灼涩痛感者，多见于实热证；尿中带血，多因热伤血络，或脾肾不固，或湿热蕴结膀胱所致。若排尿疼痛为血淋，不痛为尿血；尿有砂石，为石淋。多因湿热内蕴，煎熬尿中杂质结为砂石所致；尿浑浊如米泔或滑腻如脂膏，见于尿浊、膏淋等病。多因脾肾亏虚，清浊不分，或湿热下注，气化不利，不能制约脂液下流所致。

9.2 闻诊

闻诊是通过听声音和嗅气味来诊察了解病人病况的方法。听声音包括诊察病人的声音、呼吸、语言、咳嗽、呕吐、呃逆、嗳气、太息、喷嚏、哮鸣等各种声响；嗅气味包括嗅病体发出的异常气味、排出物及病室的气味。

9.2.1 听声音

9.2.1.1 正常声音

健康人的声音，虽因个体性别、年龄和禀赋的差异，而有高低、清浊的不同，但发声自然、音调和畅、刚柔相济，是宗气充沛、气机调畅的表现。一般来说，男性多声低而浊，女性多声高而清，儿童声尖利而清脆，老年人多浑厚而低沉。声音与情志的变化也有关系。如愤怒时发声忿厉而急疾，喜悦时发声欢快而和畅，悲哀则发声悲惨而断续，因一时感情触动而发的声音，也属正常范围。

9.2.1.2 病变声音

(1)声重 指语声重浊。临床常伴见鼻塞、流涕或咳嗽、痰多等症。多因外感风寒或湿浊阻滞，肺气不宣，肺窍不通所致。

(2)嘶哑 包括音哑和失音。音哑指声音嘶哑，失音指完全发不出声音。音哑较轻，失音较重。新病音哑或失音者，多因外感风寒或风热，或痰浊壅滞，肺失宣降所致，为实证，所谓"金实不鸣"；久病音哑或失音，多由肺肾阴虚，虚火灼肺，津枯肺损所致，为虚证，所谓"金破不鸣"。

（3）鼻鼾　指熟睡或昏迷时喉鼻发出的一种声音。多是气道不利，并非全是病态。若鼾声过大过长，则提示息道不畅，肺气失宣，多因睡态不当或鼻道有疾所致。若昏睡不醒，鼾声不绝，手撒遗尿，多是中风入脏之危证。

（4）呻吟　指病痛难忍时，口中所发出的痛苦哼哼声。若呻吟声高亢有力，多为实证；久病而呻吟声低音无力，多为虚证。

（5）惊呼　指突然发出的惊叫声，多为剧痛或惊恐所致。若语声寂然，喜惊呼者，为骨节间病，或病深入骨；痫病发作时，常伴喉中发出如猪羊鸣叫的声音，多因风痰随气上逆所致。小儿啼哭不止或夜啼，多因过食生冷，脘腹疼痛，或心脾蕴热，或食积、虫积、惊恐所致。

（6）喷嚏　新病喷嚏频作，伴鼻塞流涕、恶寒发热、头身疼痛、脉浮等，多为外感风寒，肺气上冲于鼻而作；外邪郁表日久不愈，忽有喷嚏者，为病愈之佳兆；若久病喷嚏频作、鼻塞流涕、兼神疲乏力、气短、自汗、易感冒等，为肺气不足所致。

9.2.1.3　呼吸

病者呼吸气粗，疾出疾入者，多属实证、热证，常见于外感病。呼吸气微，徐出徐入者，多属寒证、虚证，常见于内伤杂病。病态呼吸的临床表现有喘、哮、短气、少气、上气等。

（1）喘　指呼吸困难，短促急迫，甚则张口抬肩，鼻翼煽动，不能平卧的症状。有虚实之分，实喘发作急骤，气粗声高息涌，以呼出为快，仰首目突，形体壮实，脉实有力，多为肺有实热，或痰饮内停；虚喘病程较长，喘声低微，息短不续，动则喘甚，但引一长息为快者，为虚喘，多由肺肾两虚，气失摄纳所致。

（2）哮　指呼吸急促似喘，声高断续，喉间痰鸣如哨音的症状。往往时发时止，缠绵难愈，多因内有痰饮，复感外寒，束于肺卫肌表，引动伏饮而发；也有因感受外邪，失于表散，束于肺经所致者；或因久居寒湿之地，或过食酸咸生冷所诱发。临床上哮症和喘症常同时出现，所以往往称为哮喘。

（3）短气　指呼吸气急而短促，数而不相接续，似喘但不抬肩，呼吸虽急而喉中无痰鸣声的症状。

（4）少气　又称气微，指呼吸微弱，短而声低、虚虚怯怯的症状。形体动态一般无异常改变。少气主诸虚不足，是身体虚弱的表现。

（5）上气　指肺气不得宣散，上逆于喉间，气道窒塞，呼吸急促的表现。以呼多吸少，每兼咳嗽为特征。咳逆上气，兼见吐浊痰，但坐不得卧，是痰饮内停胸膈所致。

（6）太息　又称叹息，指病人胸闷不畅，一声长吁或短叹后，则自觉舒适的一种表现，多由心有不平或性有所逆，愁闷之时而发出，为肝气郁结之象。

9.2.1.4　语言

言语与心所主的神明有关。语言异常主要是心神的病变。一般来说，沉默寡言，语声低微，时断时续者，多属虚证、寒证；烦躁多言，语声高亢有力者，多属实证、热证。

（1）谵语　意识不清，语无伦次，声高有力者，称为谵语，多属热扰心神之实证。多见于温病热入心包或阳明腑实证等。

（2）郑声　神识不清，语言重复，时断时续，声音低弱者，称为郑声，属于心气大伤、精神散乱之虚证。

（3）独语　患者自言自语,喋喋不休,见人语止,首尾不续者,称为独语,为气血亏虚,心神失养所致。多见于老年人或久病者。

（4）错语　语言错乱,或言后自知说错,不能自主者,称为错语,属心气不足,神失所养的虚证。

（5）狂言　精神错乱,声嘶力竭,语无伦次,狂躁妄言者,称为狂言,属阳热实证,多见于痰火扰心的狂证。

（6）夺气　言语轻迟低微,欲言不能复言者,称为夺气,属中气大虚之证。

9.2.1.5　咳嗽

咳嗽多见于肺脏疾病,然而与其他脏腑病变也有密切关系。根据咳嗽的声响和兼见症状,可鉴别病证的寒热虚实。

咳有痰声,痰多而易于咯出,多是寒咳,或为痰饮、湿痰,因脾阳虚,水湿不运,湿聚生痰所致。咳嗽声音重浊,兼见痰清稀白,鼻塞不通,多是外感风寒所致;咳而声低,痰多易咳出,是寒咳或湿咳或痰饮。咳声低微,无力作咳,咳出白沫,兼有气促,属于肺虚。夜间咳甚者,多为肾水亏;天亮咳甚者,为脾虚所致。

咳声不扬,痰稠色黄,不易咳出,咽喉干痛,鼻出热气,因邪热犯肺,津液受灼,肺气不利所致。咳声清脆者,多属燥热。若干咳无痰或咳出少许黏液,是燥咳或火热咳嗽。

咳声阵发,发则连声不绝,甚则呕恶咳血,终时作"鹭鸶叫声",名曰顿咳,又名"百日咳"。常见于小儿,多由风邪与伏痰搏结,郁而化热,阻遏气道所致。

9.2.1.6　呕吐

呕吐分为呕、干呕、吐三种不同情况。

呕指有声有物;干呕指有声无物,又称"哕";吐指有物无声。三者皆为胃气失于和降,胃气上逆所致。临床可根据呕吐的声音、吐势缓急、所吐之物的性状及气味来判断病证的寒热虚实。

吐势较猛,声音壮厉,吐物呈黏痰黄水,或酸或苦,多属实热证,因热伤胃津,胃失濡养而致胃气上逆所致。吐势徐缓,声音微弱,吐物清稀者,多属虚寒证。因脾胃阳虚,脾失健运,胃失和降,胃气上逆所致。呕吐酸腐味的食糜,多因暴饮暴食,或过食肥甘厚味,以致食滞胃脘,胃失和降,胃气上逆而致。

9.2.1.7　呃逆

呃逆是指胃气上逆,从咽部冲出,发出一种不由自主的冲击声。根据呃声之长短、高低和间歇时间不同,以察疾病之寒热虚实。

呃逆见于新病,其声有力,多属寒邪或邪热客于胃;呃逆见于久病,其声低气怯,多属脾胃气衰或脾胃虚寒。

呃声频频,连续有力,高亢而短,多属实热;呃声低沉而长,音弱无力,良久一声,多属虚寒。

呃逆上冲,其声低怯不能上达咽喉或时郑声,为脾胃气衰,虚气上逆,亦属虚寒证。若呃声低弱,连续不断,则是脾胃阳衰,中焦虚寒。久病胃气衰败者,突然呃逆,其声低弱,不相连续,良久一声,是病情转危之兆。

9.2.1.8 嗳气

古称"噫气",俗称打饱嗝,是胃中气体上逆出咽喉而发出的长而缓的声音。若饱食或喝汽水之后偶见嗳气者,不属病态。

若嗳出酸腐气味,兼见胸脘胀满者,是宿食停滞;若嗳气频作,其声响亮、胁胀脘痛、脉弦,常随情绪变化而嗳气减轻或增剧,多属肝气犯胃;若嗳气声低沉而断续、无酸腐气味、纳谷不馨、舌淡脉弱,多因胃虚气逆所致。

9.2.1.9 肠鸣

肠鸣指腹中辘辘作响。若鸣声在脘腹,辘辘如饥肠,得温、得食则减,受寒、饥饿时加重,多因脾胃虚寒之故。若鸣声在胃脘部,如囊裹水,振动有声,为痰饮留聚于胃。若肠鸣完全消失,腹部胀满疼痛拒按者,属肠道气滞不通。

9.2.2 嗅病气

病气分为病体之气与病室之气两种。嗅气味,是指嗅辨与疾病有关的气味,包括病室、病体、分泌物、排泄物等的异常气味。

(1)病体气味 有口臭,多属消化不良,或有龋齿,或口腔不洁;口气酸臭气者,多是宿食停积;口出臭秽气的,是胃热。口气腐臭者,多是疮疡溃脓。腋下汗出臭秽,令人不可接近者,称"狐臭",因湿热郁蒸或遗传所致。汗有腥膻气,是风湿热久蕴于皮肤之故。鼻出臭气,经常流浊涕,为鼻渊证。

(2)病室之气 病室有腐臭或尸臭气的,是脏腑败坏,病属危重;病室有血腥臭,病人多患失血证。尿臊气(氨气味),多见于水肿病晚期病人;烂苹果气(酮体气味),多见于消渴病病人,均属危重证候。

9.3 问诊

问诊在四诊中占有重要的地位。医生通过对病人或陪诊者进行有目的的询问,了解疾病的起始、发展及治疗经过、现在症状和其他与疾病有关的情况,以诊察疾病。

问诊的主要内容包括一般情况、主诉、现病史、既往史、个人生活史、家族史等。

9.3.1 一般问诊

(1)一般情况 问诊一般情况的主要是询问病人的姓名、性别、年龄、民族、籍贯、婚否、职业、家庭住址、工作单位、工作性质、发病时间、治疗经过等一般情况。

(2)主诉 是病人就诊时最感痛苦的症状、体征及持续时间,也是调查、认识、分析、处理疾病的主要依据,具有非常重要的诊断价值。主诉包含的症状不宜过多,一般只有一至三个症状。如"发热、腹痛、泄泻两天"等。

(3)现病史 是围绕本次疾病发生、发展和治疗的全部经过,以及现在的症状。现病史是病史的主要组成部分。询问发病情况可了解疾病的病因、病位、病性。

(4)既往史 又称过去病史,是指病人过去的健康状况和曾患过的主要疾病,往往与现病有关,可作为诊断现病的参考。对儿童病人,应注意询问是否得过麻疹、白喉、水痘、腮腺炎等传染病,何时何地接受过何种预防接种等。还应了解是否有药物及食物过敏史。

(5)个人生活史　主要包括病人的生活经历、精神情志、生活起居、饮食嗜好、婚姻生育等。个人生活史往往与某些疾病的发生及病理变化有一定的关系。如询问出生地、居住地及经历地,尤其应注意是否到过某些地方病高发区或传染病流行区域。

(6)家族史　包括病人的父母、兄弟、姊妹及子女的健康状况和曾患过何种疾病以及直系亲属的死亡原因等情况。询问家族史对了解病人有无可能发生传染性疾病和遗传性疾病具有重要意义。如肺痨、癫狂病等。

9.3.2　问现在症状

问现在症状是询问病人就诊时所感到的痛苦与不适,以及与病情相关的全身情况,是问诊的重点内容。张景岳在总结前人问诊经验的基础上写成《十问歌》,后人又将其略作修改补充为:"一问寒热二问汗,三问头身四问便,五问饮食六胸腹,七聋八渴及睡眠,九问旧病十问因,再兼服药参机变,妇女尤必问经期,迟速闭崩皆可见,再添片语告儿科,天花麻疹全占验。"

问现在症状的内容,包括询问寒热、出汗、疼痛、饮食、睡眠、二便、经带等。

9.3.2.1　问寒热

问寒热是询问病人有无怕冷或发热的症状。因寒热是临床上常见的症状,所以是问诊的主要内容。

病人身寒怕冷,加衣覆被或近火取暖,仍感寒冷称恶寒,多由外感寒邪所致;病人身寒怕冷,加衣覆被或近火取暖,能缓解其寒称畏寒,多由内伤久病,阳虚不温所致;病人自觉怕风,遇风则冷,避之可缓者,称为恶风。由于风性轻扬开泄,易使腠理疏松而微有冷感,并常与出汗同时兼见。发热除指体温高于正常外,还包括病人自觉全身或某一局部有发热的主观感觉。

临床上一般分为恶寒发热、但寒不热、但热不寒、寒热往来四种情况。

(1)恶寒发热　是指病人自觉寒冷,同时伴有体温升高,多见于表证,乃外邪客于肌表,卫阳奋起抗邪,正邪交争,致使卫阳郁遏不宣则发热,肌表失却温煦则恶寒。根据恶寒与发热轻重不同,常有以下三种情况:

①表寒证　病人恶寒重,发热轻,是外感寒邪所致表寒证的特征。

②表热证　病人发热重,恶寒轻,是外感热邪所致表热证的特征。

③风邪袭表证　病人发热轻,恶风,是外感风邪所致伤风表证的特征。

(2)但寒不热　是指病人只有怕冷,而无发热的感觉。临床常分为实寒证与虚寒证。

①实寒证　新病突然怕冷,脘腹或其他局部冷痛剧烈,脉沉迟有力等,多由寒邪直中所致。

②虚寒证　久病体弱,肢冷畏寒,脉沉迟无力等,多因久病阳气虚衰,温煦失司所致。

(3)但热不寒　病人只有发热而无怕冷的感觉,称为但热不寒。根据热势的轻重、发热的时间、特点等,可分为以下三种热型:

①壮热　病人持续高热不退,体温超过 39℃,不恶寒反恶热者,称为壮热。常伴有身大热,口大渴,汗大出,脉洪大等症。多见于外感热病的极期,属里实热证。

②潮热　病人发热按时而发或定时热甚,有一定规律,如潮汐之有定时为潮热。临床常见的潮热有三种情况:

发热时间为日晡热甚(日晡为申时,即下午 3～5 时),称为阳明潮热、又称为"日晡潮热",常兼腹满胀痛,拒按,大便秘结等,属阳明腑实证。

发热时间为午后或入夜,为阴虚潮热,其发热特点为五心烦热(心胸烦热、手足心发热),甚者骨蒸潮热(自觉有热气自深层向外透发的感觉),兼见两颧红赤,盗汗,舌红少苔等,多为阴液亏损,虚阳偏亢所致。

发热时间为午后热甚,为湿温潮热,其发热特点是身热不扬(肌肤初扪之不觉很热,久扪热甚),兼见胸闷呕恶、头身困重、苔黄而腻等,属湿热蕴结,见于湿温病。

③微热　病人轻度发热,体温在 37～38℃,或自觉发热,体温正常。临床最常见的微热除阴虚潮热外,还有气虚发热,可兼见烦劳则热甚、少气自汗、倦怠乏力等症状。

(4)寒热往来　病人恶寒与发热交替而作,是邪在半表半里,正邪相争的表现。临床上主要有以下两种情况:

①伤寒少阳证　病人寒热交替,发作无定时,兼见口苦,咽干,目眩,胸胁苦满,不欲饮食,脉弦等。

②疟疾　病人寒战与壮热交替发作,发作有定时,兼见头痛剧烈,口渴、多汗等。

9.3.2.2　问出汗

汗由阳气蒸发津液而成,自体表出,有调和营卫、滋润皮肤的作用。询问病人的汗出与否和汗出时间、部位、汗量多少及主要兼症等,可以了解人体的阴阳盛衰、津液盈亏及邪正斗争的情况。

(1)汗出有无

①表证有无汗出　外感病表证阶段,无汗多为外感寒邪的表寒实证;有汗常属外感风邪的表虚证或外感风热的表热证。

②里证有无汗出　里证无汗常见于津亏失血伤阴等;有汗伴高热烦渴,渴喜冷饮,脉洪大等可见于里热实证。

(2)汗出性质

①自汗　病人以日间汗出不止,活动后尤甚者,称为自汗。兼见神疲乏力,少气懒言,畏寒肢冷等症。由阳气虚衰,卫阳不固所致,常见于气虚证、阳虚证。

②盗汗　病人以睡时汗出,醒则汗止为特点的汗出异常,称为盗汗。兼见两颧红赤,五心烦热,潮热,舌红少苔等症。由阴虚内热所致,多见于阴虚证。

③绝汗　病情危重时,大汗不止者,称为绝汗。因亡阴或亡阳时所出现的汗出异常,故又称脱汗。亡阴时大汗不止,汗出如油,微热而黏,兼见高热烦渴,呼吸气粗,脉细数而疾。亡阳时表现为冷汗淋漓,兼见面色苍白,四肢厥冷,脉微欲绝。

④战汗　病人先有恶寒战栗,继而汗出者,称为战汗。是疾病发展的转折点,若见汗出后,热退身凉,脉静,为邪去正安的佳象;若虽汗出,仍烦躁不安,脉急疾,身发热,为邪胜正衰的危象。

(3)汗出部位

①头汗　指头部或颈部出汗较多的现象。多因邪热袭扰上焦,阳气亢盛而逼津外泄,可见面赤烦渴,舌尖红,苔薄黄,脉数等;或因中焦湿热蕴结,湿郁热蒸而津液上越,见头身困重,身热不扬,苔黄腻等。

②半身汗　仅半身出汗,或左半身,或右半身,或上半身,或下半身。在临床上可见于中

风、痿证、截瘫之人。

③手足汗　手足心汗出过多,常由阳明胃肠蕴热,邪热蒸迫津液旁达四肢所致。

9.3.2.3　问疼痛

疼痛是临床上最常见的自觉症状之一,可发生于机体的各个部位。疼痛形成的机理不外两个方面:一是"不通则痛",因外邪、痰浊、食积、气滞、血瘀等有形之邪,闭阻于经络,使气血运行不畅,可出现实性疼痛;另一是"不荣则痛",因气血不足、阴津亏损,导致脏腑经络失养,可产生虚性疼痛。

(1)疼痛部位　询问疼痛的部位,有助于判断病变所在的脏腑经络。

①头痛　根据其经络的循行分布,以确定病之所在。如前额痛连眉棱骨痛,属阳明经;头侧痛,属少阳经;枕项痛,属太阳经;巅顶痛,属厥阴经;头痛连齿,属少阴头痛。

②躯体疼痛　躯体不同部位的疼痛,可说明相应脏腑的疾病。如心肺居于胸中,故胸痛多为心肺功能异常所致。脘痛与胃腑病变有关,寒邪犯胃、食滞胃脘、肝气犯胃等,均易使胃失和降,气机不利而引起胃脘疼痛。胁肋疼痛多是肝胆病变。腰为肾之府,腰痛见于虚证者多责之于肾。腹痛则与脾、大肠、小肠、膀胱、胞宫等多个脏腑病变有关。

③四肢痛　多见痹证,常因风寒湿邪或风热湿邪侵袭,以致气血阻滞,运行不畅所引起。根据临床表现不同,可分为行痹、痛痹、着痹、热痹等。若关节痛势走窜,游走不定,称为行痹,以感受风邪为主,属风痹证;关节疼痛剧烈,且喜热畏寒者,称为痛痹,以感受寒邪为主,属寒痹证;若关节疼痛沉重不移,称为着痹,以感受湿邪为主,属湿痹证;四肢关节红肿热痛,或见结节红斑,称为热痹,由湿热蕴结所致。

(2)疼痛性质　根据疼痛的不同性质和特点,可分辨引起疼痛的病因与病机。常见的疼痛性质,如胀痛,痛而作胀,或走窜,时发时止,见于气滞证;刺痛,痛如锥刺,固定不移,见于血瘀证;固定痛,痛处固定不移,多见于血瘀及寒湿痹病;走窜痛,痛处游走不定,或走窜疼痛,多见于气滞及风湿痹病;冷痛,疼痛伴有寒冷感,由阳虚或寒邪所致;灼痛,疼痛伴有灼热感,且喜冷恶热,为火邪伤络或阴虚火旺所致;绞痛,痛势剧烈,如刀绞割,多为瘀血、砂石、虫积等有形之邪闭阻气机或寒邪凝滞气机所致;隐痛,痛势缠绵,不甚剧烈,经久不愈,多属虚证;空痛,疼痛有空虚之感,多由气血精髓亏虚,组织器官失养所致。

9.3.2.4　问饮食口味

通过询问病人饮水的多少、食欲的好坏和口味等方面的情况,可了解体内津液的盈亏及输布情况,以及脾胃等有关脏腑功能的强弱。

(1)问饮水情况

①口不渴　病人口不渴、不欲饮,表明津液未伤。见于寒证、湿证。

②口渴多饮　病人口渴明显且饮水量多,是津液大伤的表现。常见于热证、燥证,亦可见于汗、吐、下太过津伤的病人。若大渴喜冷饮,面赤壮热,烦躁多汗,脉洪大,属里热炽盛之实热证,津液大伤;若大渴引饮,伴有小便量多、能食易饥,是为消渴疾病;若汗下之后,见口渴多饮,为津液耗伤。

③渴不多饮　病人虽有口干或口渴感觉,但又不想喝水或饮水不多,是轻度伤津或津液输布障碍的表现。

口干不欲饮,若兼见潮热盗汗,两颧红赤,舌红少苔,属阴虚证;若口渴饮水不多,兼见头身困重,身热不扬,脘腹满闷,苔黄腻,属湿热证;若口干,但欲漱水而不欲咽,兼见舌质隐青或有瘀斑,脉涩,属血瘀证;若渴喜热饮,但饮量不多,或水入即吐,兼见头晕目眩,属痰饮内停。

(2)食欲与食量　食欲的好坏和食量的多少,与脾胃功能是否正常直接相关。

①纳少纳呆　纳少指食量减少,常由不欲食所致。纳呆指无饥饿和无要求进食之感,可食或可不食,甚则厌食。纳少纳呆乃是脾胃受纳、运化水谷功能降低的表现。

②厌食　指厌恶食物,或恶闻食味。若兼有嗳腐吞酸,脘腹胀痛者,为食积胃肠之伤食证;若厌油腻厚味、呕恶、黄疸者,多属肝胆或脾胃湿热证。

③多食易饥　指病人食欲过于旺盛,且进食量多,又称"消谷善饥",多因胃火炽盛,腐熟太过所致。

④饥不欲食　指病人有饥饿感,但不欲进食或食量不多的表现,多属胃阴虚证。

⑤除中　久病、重病之人,本不能食,突然食欲大振,甚至暴食者,称为"除中",是脾胃之气将绝的危兆。

(3)口味　病人口中味觉异常,大多提示脾胃及其他脏腑的功能失常。

口淡乏味属脾胃气虚;口甜或黏腻属脾胃湿热;口中泛酸见肝胃蕴热;口中酸腐属食积内停;口苦可见于肝胆火旺等热证;口咸多属肾病及寒证。

9.3.2.5　问睡眠

睡眠是人体适应自然界昼夜节律性变化,维持体内阴阳协调平衡的生理现象。询问睡眠的状况,可以了解机体阴阳的消长以及心神功能的变化。

(1)失眠　病人不易入睡,睡后易醒,或彻夜不眠,常伴有多梦,又称不寐、不得眠,是阳不入阴,神不守舍的表现。若睡后易醒,兼心悸,纳少乏力,舌淡脉虚等,为心脾两虚;若不易入睡,兼见心烦多梦,潮热盗汗,腰膝酸软等,为心肾不交;若夜卧不安,兼见嗳气酸腐,脘腹胀闷不舒,泄物酸腐,舌苔厚腐等,为食滞胃脘,即所谓"胃不和则卧不安";若时时惊醒,兼见眩晕胸闷,胆怯心烦,口苦恶心等,为胆郁痰扰。

(2)嗜睡　病人精神困乏,睡意很浓,经常不由自主地入睡,又称"多寐",多由于机体阳虚阴盛或邪气闭阻心神,神气不能外达所致。若肢体困重、头目昏沉而嗜睡,或食少乏力,饭后困倦而嗜睡等,为痰湿困脾;若精神衰惫、神识朦胧、似睡非睡、似醒非醒,伴肢冷脉微者,为心肾阳虚;若饭后神疲困倦易睡,形体衰弱,食少纳呆,少气乏力等,为脾气虚弱。

9.3.2.6　问大小便

问二便是指通过询问病人大小便的次数、排泄量、排便时的感觉和伴随的症状等,以了解其消化功能、水液代谢的情况,进而判断疾病的寒热虚实。

(1)问大便　主要询问便次、便质和便感等方面的情况。

①便次异常　凡大便秘结不通,坚硬难出或排便间隔时间长,或欲便而艰涩不畅的表现,称便秘。病人高热便秘,腹满胀痛,舌红苔黄燥为热秘;面色苍白,喜热饮,大便秘结,脉沉迟,为冷秘;舌红少苔,脉数细为阴亏便秘;便质成形,排出困难,神疲,舌淡脉虚为气虚便秘。

凡便次增多,大便稀软不成形,或呈水样的表现,称为泄泻。食后腹痛泄泻,兼面色萎黄而纳少,为脾胃虚弱;黎明前腹痛即泻,泻后则安,腰膝酸软,称"五更泻",属脾肾阳虚,命门火衰;

脘闷嗳腐,腹痛泄泻,泻后痛减,属伤食;每当情志不舒,则腹痛泄泻、泻后痛减的为气滞泄泻,乃肝郁脾虚之故。

②便质异常　大便中含有较多未消化的食物,称为完谷不化,多见于脾肾阳虚不能腐谷消食,或伤食积滞。大便时干时稀,称为溏结不调,多因肝郁脾虚所致。大便中夹杂有脓血黏液,称为下利脓血,常见于痢疾。大便中带血,称为便血,其中先便后血,血色黑褐如柏油者,称为远血;先血后便,其色鲜红者,称为近血。

③排便感异常　排便不爽是指腹痛而排便时有滞涩难挣而不通畅的感觉,多见于大肠湿热、伤食泄泻、肝郁乘脾等。肛门灼热,属大肠湿热,可见于热泻和痢疾。里急后重,是指腹痛窘迫、时时欲泻、肛门重坠、便出不爽,见于痢疾,多因湿热内阻,肠道气滞引起。久泻不愈,大便不能控制,滑出不禁,亦称滑泻失禁,由脾肾虚衰所致。多见于久病体虚、年老体衰之人。肛门有下坠感,甚则脱肛,每遇劳累或排便后加重,多属中气下陷。常见于久泻、久痢的患者。

(2)问小便　主要询问尿量、尿次和排尿感等方面的情况。

①尿量异常　小便清长而尿量增多,畏寒喜暖,常见于虚寒证;若病人尿量增多伴多食、口渴、消瘦,常是消渴病的表现。病人尿量减少,多由阳热内盛耗津及汗、吐、下过多伤津所引起;若尿少浮肿,为水肿病,则是肺脾肾三脏功能失常,气化不利,水湿内停所致。

②尿次异常　小便频数,若小便短赤,频数急迫者,为淋证,是湿热蕴结下焦,膀胱气化不利所致;若兼小便清长,甚至入夜尿次增多者,为肾气不固或肾阳虚衰,膀胱不约所致。小便不畅,点滴而出为"癃";小便不通,点滴不出为"闭",统称为"癃闭"。因湿热蕴结,或瘀血、结石阻塞者多属实证;因老年气虚、肾阳不足、膀胱气化不利者多属虚证。

③排尿感异常　小便涩痛,并伴有尿频尿急、尿少色黄者,称为淋证,多是湿热下注膀胱的表现。排尿后小便余沥不尽的表现,属肾气虚弱而致的肾气不固证。病人神志清醒时小便不能随意控制而自遗,亦称为小便失禁,多因肾气不足,膀胱失约所致。若病人神志昏迷而小便自遗,则病属危重。睡中不自主排尿,称为遗尿,属肾气不足、膀胱失约。

9.3.2.7　问经带

妇女有月经、带下、妊娠、产育等生理特点,尤其是月经、带下的异常,为妇科常见疾病。询问女性患者的月经、带下情况,可以作为诊察疾病的参考。

(1)问月经　健康女子在14岁左右第一次月经来潮,称初潮。49岁左右月经停止,称绝经。月经正常周期通常为28天左右,行经3～5天,经量中等,经色鲜红,经血不稀不稠,无血块。问诊须从经期、经量、经色及行经腹痛等四个方面进行询问。

①经期异常　月经周期连续3个月提前7天以上者,称月经先期。若兼量多、色红、质稠,则为血热者;若兼量多、色淡、质稀,则气虚者。月经周期连续3个月推迟7天以上者,称月经后期。若寒凝气滞,血不畅行,则经色紫暗、有块、量少;若血液亏少,则经色淡红、质稀、量少。经期错乱,或前或后,差错在7天以上而无定期。多因肝气郁滞,气机不调,或瘀血内阻,气血不畅,或因脾肾虚损,气血不足。

②经量异常　女子不在行经期,阴道内大量出血,或持续淋漓不断出血的,称为崩漏。来势急,出血量多的称为"崩";来势缓,出血量少的称为"漏"。可见于气虚、血热、血瘀等。在行经年龄而并未怀孕的情况下,停经超过3个月,称为闭经。虚证可因气血亏虚,血海空虚所致;实证多由气滞血瘀,或寒凝痰阻,胞脉不通所致。

③经色、经质异常 若经色淡红质稀,甚则如洗肉水、黄土水等皆为气虚血少不荣;若经色深红质稠,或鲜红,多为热证;若色紫有血块而腹痛,为寒凝胞宫;若色紫暗或紫黑如漆者,为血瘀。

④痛经 行经小腹痛或痛引腰骶,称为痛经。经前或经行腹痛,痛较剧烈,属气滞血瘀;经后腹痛,小腹隐痛绵绵,时伴腰脊痛者,属气血亏虚;小腹冷痛,得温缓解,属寒凝胞宫。

(2)问带下 正常情况下,妇女阴道内会分泌有少量乳白色、无臭无味的分泌物,有濡润阴道的作用。带下色白量多、质稀如涕无臭者,为白带,多属脾虚湿注或脾肾阳虚,寒湿下注之证;带下色黄、黏稠而臭秽者,为黄带,多为湿热下注而致;白带中夹有血液、微有臭味者,为赤白带,多是肝经郁热的表现。

9.4 切诊

切诊是医生用手在病人体表的一定部位进行触、摸、按、压,以获取辨证资料的一种诊察方法。切诊通常分为脉诊和按诊两部分。

9.4.1 脉诊

脉诊是医生用手指触按病人的动脉搏动,以探查脉象,了解疾病的一种方法。

脉诊的基本原理,主要在于脉为人体气血运行的通道。五脏均与血脉密切相关,心气推动血液在脉中运行;肺助心行血;脾主统血;肝藏血;肾精又能化血而不断充养血脉。可见,通过切脉可了解全身脏腑气血盛衰的变化。

9.4.1.1 脉诊部位

临床常用寸口诊法。寸口又名气口、脉口,即腕后桡动脉搏动处。由于寸口位于手太阴肺经的原穴部位,是脉之大会,手太阴肺经起于中焦,所以寸口可以观察胃气的强弱;其次,脏腑气血皆通过百脉朝会于肺,故脏腑的生理病理变化能反映于寸口脉象。寸口诊法可以诊察脏腑气血阴阳的盛衰和整体的情况。

寸口分寸、关、尺三部,以腕后高骨(桡骨茎突)内侧为关部,关前一指为寸部,关后一指为尺部,两手共六部脉,以分候不同脏腑。左手寸部候心,关部候肝,尺部候肾;右手寸部候肺,关部候脾胃,尺部候命门(肾)。

9.4.1.2 诊脉方法

切脉关键在于掌握诊脉的布指、指法、时间、姿态等。

(1)布指 一般食指候寸,中指候关,无名指候尺。

高骨内侧定关部,后用食指在关前定寸部,无名指在关后定尺部(图9-2)。布指的疏密可视病人身材的高矮作适当的调整,即身高臂长者疏,身矮臂短者密。诊小儿脉时,可用"一指(拇指)定关法"。

(2)指法 三指应呈弓形,指头平齐,以指目按脉体,因指目感觉较为灵敏。常用指法有举、按、寻。举法是用轻指力按在皮肤上,以体察脉象,又称"浮取"或"轻取";

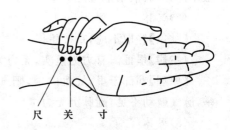

尺 关 寸

图 9-2 脉诊布指图

按法则用重指力按至筋骨,以体察脉象,又称"沉取"或"重取";寻法是医生用手指从轻到重,从重到轻,左右推寻或在寸关尺三部交替,细细找寻脉动最明显的部位,或调节最适当的指力。

(3)时间　诊脉的最佳时间为清晨(平旦)未起床、未进食时。现在认为只要在内外环境安静的条件下随时都可诊脉,但医生一定要调匀呼吸,便于计算被测者的脉搏跳动次数。一呼一吸称为一息,一息脉来 4～5 次为正常脉象。每次诊脉的时间不应少于 1 分钟,以 2～3 分钟为宜。

(4)姿态　切脉时体位是坐位或卧位。前臂自然向前平展,手腕伸直,手掌向上,手指微微弯曲,手臂须平展,直腕仰掌,使手臂与心脏保持同一水平,以免气血运行受阻而影响脉象。

9.4.1.3　正常脉象

健康人的脉象又称平脉、常脉。平脉表现为:不浮不沉,中取即得,从容和缓,应指有力,均匀无歇止。

(1)平脉的特点　平脉具有胃、神、根三个特点。脉象从容和缓,节律一致,说明胃气充盛;脉象柔和有力,形体指下分明,为脉有神气,是心血充盈、心神健旺的表现;沉取尺部,脉应指有力,为脉有根,是肾精气充盈的反映。因此,诊察脉象的胃神根,对于了解病机及判断预后,有着重要意义。

(2)生理性变异　脉象常受患者性别、年龄、情绪及外在环境等因素的影响。如妇女脉稍弱而略快,男子脉偏沉实有力,老人脉多弦硬或脉弱无力,小儿脉多数;高大的人脉较长,矮小的人脉较短;瘦人脉常浮,胖人脉常沉;喜则脉缓,怒则脉弦,惊则脉动,饭后、酒后脉多滑数而有力,饥饿时脉象多软弱而无力。此外,脉不见于寸口,而从尺部斜向手背,名叫斜飞脉;若脉出现在寸口的背侧,名叫反关脉。还有出现于腕部其他位置的,都是生理特异的脉位,不属病脉。

9.4.1.4　常见病脉

凡脉象异于平脉和正常变异之脉,均属病理脉象。现将常见的 17 种病脉的脉象与主病分述如下:

(1)浮脉

【脉象】轻取即得,重按稍减。举之有余,按之不足,如水上漂木。

【主病】主表证,亦主虚阳外越证。

【原理】浮脉主表,反映病邪在经络肌表的部位。外邪袭表,邪正相争在肌表腠理。脉气鼓动于外,故脉位浅显,轻取即得,重按压迫则脉力稍减。久病体虚见脉浮大无力,是阳气虚衰,虚阳浮越,属病情危重之征象。

(2)沉脉

【脉象】轻取不应,重按始得。

【主病】里证。有力为里实,无力为里虚。

【原理】邪郁于里,气血内困,阳气不得舒展,故脉沉有力;若脏腑虚弱,阳虚气陷,不能升举,脉气鼓动不足,则脉沉无力。

(3)迟脉

【脉象】脉来迟慢,1 息不足 4 至(每分钟脉搏在 60 次以下)。

【主病】寒证。有力为实寒,无力为虚寒。

【原理】寒则凝滞,迟而有力为实寒,迟而无力为虚寒。此外,若邪热结聚,阻滞血脉流行,也见迟脉,但迟而有力,按之必实。久经锻炼的运动员,脉迟而有力,则不属病脉。

(4)数脉

【脉象】脉来快数,1 息 6 至(每分钟脉搏在 90 次以上)。

【主病】热证。有力为实热,无力为虚热。

【原理】邪热亢盛,气血运行加速,故数而有力;若津血不足,阴虚火旺,虚热内生所致,则脉数无力;若虚阳外浮而见数脉,必数大而无力,按之豁然而空。

(5)虚脉

【脉象】三部脉举之无力,按之空虚,应指松软。

【主病】虚证,多为气血两虚。

【原理】气不足以运其血,故脉来无力,血不足以充于脉,则按之空虚,故虚脉包括气血两虚及脏腑诸虚。

(6)实脉

【脉象】三部脉举按皆有力。

【主病】实证。

【原理】邪气亢盛而正气不虚,正邪相搏,气血壅盛,脉道坚满,应指有力。

(7)滑脉

【脉象】往来流利,应指圆滑如按滚珠。

【主病】痰饮、食积、实热。

【原理】邪气壅盛于内,气实血涌,故脉来往流利,应指圆滑。青年人脉偏滑是气血充实之象;妇女妊娠常见滑数,是气血充盛而调和的表现。

(8)涩脉

【脉象】往来不畅,应指艰涩如轻刀刮竹。

【主病】精伤、血少、气滞、血瘀。

【原理】精亏血少,不能濡养经脉,血行不畅,脉气往来艰涩,故脉涩而无力;气滞,血瘀或食痰胶固,气机不畅,血行受阻,则脉涩而有力。

(9)洪脉

【脉象】脉体大而有力,如波涛汹涌,来盛去衰。

【主病】热盛。

【原理】内热充斥,脉道扩张,气盛血涌,故脉形宽大倍于常脉;若久病气虚,或虚劳、失血、久泻等病证见洪脉,则多属邪盛正衰的危候。

(10)细脉

【脉象】应指细小如线,但起落明显。

【主病】虚证,多见于阴虚、血虚证,又主湿病。

【原理】细为气血两虚所致。营血亏虚不能充盈脉道,气不足则无力鼓动血液运行,故脉体细小而软弱无力;又湿邪阻压脉道,也见细脉。

(11)濡脉

【脉象】浮而细软。

【主病】主虚证,也主湿证。

【原理】虚证与湿证均可出现,阴血不足,而脉道不充;气虚不摄,脉气浮浅,可显濡象。又因湿邪困阻约束脉道,故脉显细软而浮。

(12)弦脉

【脉象】端直以长,挺然指下,如按琴弦。

【主病】肝胆病、痛证、痰饮。

【原理】邪气滞肝,疏泄失常,气机不利,或诸痛、痰饮,阻滞气机,脉气因而紧张,则出现弦脉。

(13)紧脉

【脉象】劲急有力,左右弹指,状如牵绳转索。

【主病】寒证、痛证、宿食。

【原理】寒邪侵袭人体,阻碍阳气,寒邪与正气相搏,以致脉道紧张而拘急,故见紧脉。寒邪在表,脉见浮紧,寒邪在里,脉见沉紧。剧痛、宿食之紧脉,也是寒邪积滞与正气相搏的缘故。

(14)缓脉

【脉象】1息4至,来去怠缓。

【主病】湿病、脾胃气虚。

【原理】湿性黏滞,气机为湿所困,或脾胃虚弱,气血不足以充盈鼓动,故脉见怠缓无力。若病人脉转和缓,是正气恢复的征兆。此外,风邪袭表,营卫不和,则脉显浮缓。

(15)结脉

【脉象】缓而时止,止无定数。

【主病】结而有力主寒、痰、瘀血、癥瘕积聚;结而无力主虚,见于气血亏虚。

【原理】阴盛而阳不和,故脉缓慢而时一止,气、血、痰、食停滞及寒邪阻遏经络,致心阳被抑,脉气阻滞,故见脉来迟滞中止,结而有力。若气血虚弱,则脉结无力。

(16)代脉

【脉象】时有一止,止有定数,良久方来。

【主病】主脏气衰微,或跌打损伤、痛证、惊恐。

【原理】脏气衰微,气血亏损,元气不足,以致脉气不能衔接而止有定数。至于风证、痛证、七情惊恐、跌打损伤诸病见代脉,是因病而致脉气不能衔接,脉亦见歇止。

(17)促脉

【脉象】数而时止,止无定数。

【主病】促而有力主阳热亢盛、气血壅滞、痰食停积等实证;促而无力多为脏腑虚衰,多见于虚脱之证。

【原理】阳盛实热,阴不和阳,气血不相接续,或实邪阻滞,脉气接续不及,故脉来急数而时见歇止。凡气滞、血瘀、痰饮、食积及实热证,均可见脉促有力。

9.4.1.5 真脏脉

真脏脉是在疾病重危期出现的脉象,又称"败脉"、"绝脉"、"死脉"、"怪脉"。其特点是无胃、无神、无根,为病邪深重、元气衰竭、胃气已败的征象。如釜沸脉、鱼翔脉、雀啄脉、屋漏脉、解索脉等,主要由脾(胃)、肾阳气衰败所致,提示神气涣散,生命即将告终。

9.4.2　按诊

按诊是医生对病人的肌肤、手足、脘腹及腧穴等部位施行触、摸、按、压,根据被测部位的冷热、软硬、疼痛、肿块或其他异常变化,进一步探明病情的方法。

常用的手法有触、摸、按三类。触是以手指或手掌轻轻接触病人局部,如额部、四肢及胸腹部的皮肤,以了解寒热、润燥等情况;摸是以手抚摸局部,如胸腹、腧穴、肿胀部位等,以探明局部的感觉情况及肿物的形态、大小等;按是以手轻压局部,如胸腹、肿物部位,以了解深部有无压痛或肿块,肿块的质地,肿胀的程度、性质等,以辨脏腑虚实和邪气的痼结情况。

(1)**按肌肤**　肌肤灼热,为阳热炽盛;肌肤寒冷,多为寒证。身灼热而肢厥者,属真热假寒证。身热初按热甚,久按转轻为热在表;久按热愈甚者为热在里。发热而皮肤湿润者为外感风热;汗出而皮肤灼热者为邪热入里;皮肤湿润而肤凉者,或见于阳虚自汗,或见于汗出热退之后;外感热病恶寒发热而皮肤干燥者为表实证;五心烦热,皮肤粗糙干燥多见于阴虚劳损。

(2)**按肿胀**　凡按之凹陷没指,举手不能即起的是水肿;按之凹陷,举手即起的是气肿。

(3)**按手足**　通过触摸病人手足部位的冷热,可判断疾病的寒热虚实以及表里内外顺逆。手足俱冷的是阴寒盛;久病或体弱者,手足常冷不温,是阳虚有寒;壮热者,其手足俱热的,多属阳热炽盛的病证;若见胸腹灼热而四肢厥冷,则属真热假寒证。

外感发热,多见掌背热盛;内伤阴虚发热,多见掌心热盛而其他部位的皮肤按之不热。

(4)**按胸部**　胸为心肺之所居,按胸部可以了解心肺及虚里的病变情况。

气胸可见前胸高起,叩之膨膨然,其音清;若按之胸痛,叩之音实者,常为饮停胸膈或痰热壅肺;胸部外伤则见局部青紫肿胀而拒按。虚里位于左乳下第 4、5 肋间,乳头下稍内侧,心尖搏动处,为诸脉之所宗。按虚里可测知宗气之强弱、疾病之虚实和预后之吉凶。

(5)**按胁部**　肝胆位居右胁,肝胆经脉分布两胁,故按胁肋主要是了解肝胆疾病。

胁痛喜按,胁下按之空虚无力为肝虚;胁下肿块,刺痛拒按为气滞血瘀;右胁下肿块,按之表面凹凸不平,应考虑是否有肝癌。

(6)**按脘腹**　按脘部主要是诊胃腑病证;按腹部主要是诊断肝、脾、小肠、大肠、膀胱、胞宫及其附件组织的病证。

脘腹各部位的划分为:膈以下为腹部;上腹部剑突的下方,称为心下;上腹部又称胃脘部;脐上部位称大腹;亦有称脐周部位为脐腹者;脐下部位至耻骨上缘称小腹;小腹的两侧称为少腹。

①**按脘部**　按之较硬而疼痛者属实证,多因实邪聚结胃脘所致;按之濡软而无痛者属虚证,多因胃腑虚弱所致。

②**按腹部**　凡腹部按之肌肤凉而喜温者,属寒证;腹部按之肌肤灼热而喜凉者,属热证;腹痛喜按者多属虚证;腹痛拒按者多属实证;腹部按之手下饱满充实而有弹性、有压痛者,多为实满;若腹部虽然膨满,但按之手下虚软而缺乏弹性,无压痛者,多属虚满。腹部高度胀大,如鼓之状者,称为臌胀;叩之声音重浊,按之有波动感,为水臌,因水液内停;叩之声音空响,按之无波动感,为气臌,气机阻滞所致。

检查腹部肿块时,凡肿块按之坚硬,推之不移,痛有定处的,为积,多属血瘀;按之无形,聚散不定,痛无定处的为聚,多属气滞。左少腹作痛,按之累累有硬块,多为肠中有宿粪;右少腹作痛而拒按,按之有包块应手者,常见于肠痈等病;若腹中结块,按之起伏聚散,往来不定,或按之形如筋状,久按转移不定,或按之手下如蚯蚓蠕动者,多为虫积。

（7）按腧穴　按腧穴主要是看有无压痛、结节和索条状物，如脾胃病者常有足三里穴的压痛；肝病者则在肝俞穴或期门穴有压痛；按上巨虚穴有明显压痛，为肠痈（阑尾炎）的表现。

9.5　小结

中医诊病方法为望、闻、问、切四法。

望诊主要观察病人的神、色、形、态的变化。"神"是精神、神气状态；"色"是五脏气血的外在荣枯色泽的表现；"形"是形体丰实虚弱的征象；"态"是动态的灵活呆滞的表现。通过对病人面目、口、鼻、齿、舌和苔、四肢、皮肤进行观察，以了解病人的"神"。

闻诊包括听声音和嗅气味。听声音是应了解说话的声音、呼吸、咳嗽、呕吐、呃逆、嗳气等的变化，嗅气味则以鼻闻病人的体味、口臭、大小便等发出的各种气味。

问诊是对病人起病和转变的情形等"现在症"进行询问，包括寒热、汗、头身感、大小便、饮食、胸腹、耳、口等各种状况。

切诊包括脉诊和触诊。脉诊主要是通过掌握寸口脉象的变化，以了解机体脏腑气血盛衰的变化。按诊以手触按病人的肌肤、肿胀、胸胁部、脘腹部、按腧穴等，以助诊断。

阅读材料

寸口脉来源

中医切脉部位有遍身诊、三部诊与独取寸口三种诊法。寸口脉诊病是我国传统医学的特色之一。所谓寸口又称气口、脉口，寸口诊是指单独切按两手掌后突起（桡骨茎突）的桡动脉。此诊法文献记述始于《内经》，确定于《难经》，发展于《伤寒杂病论》，完善于《脉经》，两千多年来已成为历代医家普遍选用的切脉部位。

《内经》中已有专门篇章论述脉学，《素问·玉版论要》、《素问·脉要精微论》、《素问·平人气象论》、《素问·玉机真藏论》等文中记载了21种常见的脉象。诊脉方法虽有三部九候、遍诊法、寸口诊法、人迎与寸口、寸口与尺肤互参等多种，但在当时医家仍以遍身三部九候、十二经诊法为主要诊脉法，而寸口只是九候之一。《内经》中虽未明确提出"独取寸口脉"，但已出现此脉法的倾向，如《素问·平人气象论》中就记载了寸口脉的病理意义："欲知寸口脉太过与不及，寸口脉中手短者，曰头痛。寸口之脉中手长者，足胫痛……"《素问·五藏别论》和《素问·经脉别论》中也有"五藏变见于气口"、"气口成寸以决死生"的说法。可见，诊取寸口在《内经》中的重要性。但应当指出，《内经》中虽有寸口诊，但并无三部之分，而且也未明确提及"关"和"尺"。

随着医疗实践经验的丰富，《难经》在《内经》脉学基础上，提出了简便的"独取寸口"诊脉法，主要见于《难经》第一难、第二难和第十八难。《难经·一难》说明了脉诊独取手太阴肺寸口的原理，"十二经皆有动脉，独取寸口，以决五脏六腑死生吉凶之法，何谓也？然：寸口者，脉之大会，手太阴之脉动也。"《难经·二难》中主要说明了寸关尺三部的划分和阴阳属性，提到了从关至尺是尺部，从关至鱼际是寸部。《难经·十八难》则说明了气口三部九候的意义，"三部者，寸关尺也，九候者，浮中沉也"；还指出了三部分配脏腑，诊察上、中、下三焦病变。《难经》中有关脉学的论述具有重要的意义，它明确分析了"独取寸口"的诊脉其理，并首创寸、关、尺三部定位，同时确定经脉脏腑在寸、关、尺的相应部位，指出了三部九候的含义及其所主。由于"独取寸口"诊法从理论到应用更简便易行,因此得到了普遍的应用。自《难经》开始"独取寸口"脉法开始逐渐取代《内经》三部九候诊脉法,这在脉学史上具有里程碑的意义。

东汉时期著名医家张仲景总结汉以前的临床经验,并根据自己的医疗实践,撰著《伤寒杂病论》,把病、脉、证、治结合起来,创立了辨证论治的诊治理论。书中将《内经》之"人迎寸口"脉法进行发挥,加上趺阳脉而成三部脉法,在脉诊上以寸口脉法为主,参以三部脉法等其他脉法,明确提出"观其脉证,知犯何逆,随证治之",确定了脉证合参两者并重的原则。《伤寒杂病论》中将脉诊由遍身脉法向"独取寸口"脉法过渡,这对改进诊脉方法和提高辨证意义做出了很大的贡献。

西晋时期王叔和编著了我国第一部脉学专著《脉经》,首次对中医脉学进行了全面系统的整理和论述,对"独取寸口"理论加以完善,规范了脉学的诊疗体系。书中对寸口三部定位进行了规范,首次提出以腕后拇指侧高骨的部位为关,关前为寸,关后为尺,这一定位法是对《难经》寸口三部定位法的重大改进。同时也明确了左寸主心与小肠,关主肝和胆,右寸主肺与大肠,关主脾和胃,两尺主肾与膀胱的三部脉分候脏腑问题。书中还详细描绘了 24 种病脉的脉象形态及病理意义,推广了寸口脉诊法的应用。

可见,寸口诊脉诊疗体系的形成是个逐步发展的过程,后世脉学之"独取寸口"理论,正是在《内经》、《难经》、《伤寒杂病论》、《脉经》的基础之上不断发展和完善而来的。

思考题

1. 望神和望面色异常有哪些? 各有何主病?
2. 望舌有何临床意义? 舌的部位划分如何?
3. 常见舌色和舌苔的分类是怎样的?
4. 谵语与郑声有何不同?
5. 发热有哪些类型? 应该如何进行鉴别?
6. 浮脉、沉脉、迟脉、数脉的脉象与主病是什么?
7. 寸口脉是如何分候脏腑的?

第 10 章　辨证

教学目的和要求

1. 掌握八纲及八纲辨证的概念;表证、里证、寒证、热证、虚证、实证、阴证、阳证的临床表现及辨证要点;心、肺、脾、肝、肾、小肠、大肠、胃、膀胱等脏腑病证及脏腑兼病的临床表现和辨证要点;气病、血病、津液病及气血津液同病等常见证候的临床表现和辨证要点。

2. 熟悉表里同病、表里出入、寒热错杂、寒热转化、寒热真假、虚实错杂、虚实转化、虚实真假的概念及临床表现;心、肺、脾、肝、肾、小肠、大肠、胃、膀胱等脏腑病证及脏腑兼病的证候分析。气病、血病、津液病及气血津液同病等常见证候的证候分析。

3. 了解八纲证候的病因病机。

辨证是在中医理论指导下,通过四诊等各种诊察方法,对所获得的有关病人的疾病的起因、症状体征、病史等临床资料,进行分析、综合,对疾病当前的病理本质做出判断,并概括为具体证名的思维过程。

辨证的方法有多种,都是在长期的临床实践中形成的,本章仅重点介绍临床较为常用的八纲辨证、脏腑病辨证和气血津液病辨证的辨证方法。对于外感病辨证方法中的六经辨证、三焦辨证、卫气营血辨证等相关内容,将作为阅读材料简单介绍。

10.1　八纲辨证

八纲,即表、里、寒、热、虚、实、阴、阳八个辨证的纲领,是辨证论治的理论基础之一。八纲辨证是指通过四诊合参,掌握辨证资料之后,进一步辨别病位的表里、病性的寒热、邪正盛衰、阴阳属性,以分析疾病共性的辨证方法,是各种辨证的总纲。

无论病证表现如何错综复杂,基本上都可用八纲加以归纳。如病位的深浅,可归为表证和里证;疾病的性质,可归为寒证和热证;邪正的盛衰,可归为虚证和实证;疾病的类别,可归为阴证和阳证。运用八纲辨证,能将极其复杂的临床表现归纳为八纲纲领性证候,从而为治疗指明方向。因此,八纲辨证在诊断疾病过程中有执简驭繁、提纲挈领的作用,适用于临床各科的辨证。

八纲之间是相互联系、不可分割的,如表里、寒热、虚实之间相互联系,疾病的变化,往往不是单纯的,而是经常出现表里、寒热、虚实交织在一起的夹杂情况,如表里同病、虚实夹杂、寒热错杂等。在一定条件下,疾病还可出现不同程度的转化,如表邪入里、里邪出表、寒证化热、热证转寒、实证转虚、因虚致实等。在疾病发展到一定阶段时,还可以出现与疾病性质相反的假象,如真寒假热、真热假寒、真虚假实、真实假虚等。因此,运用八纲辨证,不仅要掌握各类证候各自特点,还要注意它们之间的相兼、转化、夹杂、真假,这样才能全面正确地认识疾病,诊断疾病。

10.1.1 表里辨证

表里,是辨别病位内外和病势浅深的两个纲领。

从病位论,人体的皮毛、肌腠、经络在外,属表;脏腑、气血、骨髓在内,属里。外有病属表,内有病属里。从病势浅深趋向论,外感病病邪由表入里,是病势渐重;从里出表,为病势渐轻。因此,辨别表证和里证,不仅可以确定病位所在,还可了解病势进退,从而为确立治法提供依据。

10.1.1.1 表证

表证,是指六淫等外邪经皮毛、口鼻侵入人体所产生的一类证候。表证多见于外感病的初期阶段,具有起病急、病程短的特点。

【临床表现】发热恶寒(或恶风),头身疼痛,舌苔薄白,脉浮。兼见鼻塞流涕,咽喉痒痛,咳嗽等症。

【证候分析】六淫邪气侵袭皮毛肌表,阻遏卫气的宣发,郁而化热则发热;卫气受遏,不能温煦肌肤腠理,故出现恶风寒的症状;邪气郁滞经络,气血流行不畅,以致头身疼痛;邪未入里,舌象尚无明显变化,出现薄白苔;外邪袭表,正气奋起抗邪,脉气鼓动于外,故脉浮。肺主皮毛,鼻为肺窍,邪气自皮毛、口鼻而入,内应于肺,肺失宣降,可出现鼻塞流涕,咽喉痒痛,咳嗽等症状。

【辨证要点】以恶寒发热并见、苔薄白、脉浮为辨证依据,可见鼻塞流涕,咽喉痒痛,咳嗽等兼症。

10.1.1.2 里证

里证,是指病邪深入于里(脏腑、气血、骨髓)所致的一类证候。里证多见于外感病的中、后期或内伤病。

【临床表现】里证症状繁多,其基本特点是无新起之寒热并见,以脏腑、气血、阴阳失调的症状为主要表现。以里实热证为例,可见壮热烦躁,神昏谵语,口渴引饮,溲赤便秘,舌红苔黄,脉沉数等症。

【证候分析】热邪内传于里,或寒邪化热入里,里热炽盛则见壮热;热扰心神,蒙闭心包,故烦躁昏谵;热邪伤津灼液,可见口渴、小便短赤、便秘;舌红苔黄、脉数均为里热炽盛之象;脉沉为病在里。

【辨证要点】以脏腑、气血、阴阳失调的症状为里证的辨证依据。

10.1.1.3 表证、里证的关系

经络将人体机表与脏腑连结成一个有机的整体,生理上表里相通,病理上常相互影响,出现表里同病或表里出入等表里证错杂的病理变化。

(1)表里同病 表证和里证同时出现在疾病的某一阶段,称表里同病。表里同病的出现,大致有以下三种情况:一为初病既见表证又见里证;二为表证未解,又及于里;三为旧病未愈,又加新病:如本有内伤,又加外感,或先有外感,又伤饮食等。

(2)表里出入 分表邪入里与里邪出表两种。凡病表证,内传入里,称表邪入里。如初为

外感风寒表证,症见恶寒发热,鼻塞流涕,苔薄白,脉浮紧。若数日后恶寒消失,身热增盛,兼见烦渴引饮,舌红苔黄,脉数等症,表明表邪已入里化热,转化为里热证。某些里证,病邪从里透达于外,称为里邪出表。如初见内热烦躁,咳逆胸闷,继而出现发热汗出,疹点透露,而后烦热减轻,表明病邪已由里出表。

10.1.2 寒热辨证

寒热,是辨别病证性质的两个纲领。寒证与热证反映机体阴阳的偏盛与偏衰,阴盛或阳虚为寒证;阳盛或阴虚为热证。

10.1.2.1 寒证

寒证,是指感受寒邪,或机体阴盛阳虚所表现的证候。临床上将寒证分为实寒证及虚寒证、表寒证及里寒证。凡感受外寒,或过食生冷,发病急骤,体质壮实者,多为实寒证;若内伤久病,阳气耗伤而阴寒偏盛者,多为虚寒证;寒邪袭表,称为表寒证;寒邪直中脏腑,或过服生冷,或因阳气亏虚所致者,称为里寒证。

【临床表现】各类寒证证候表现不尽一致,但常见的有:畏寒(或恶寒)喜暖,面色㿠白,肢冷蜷卧,口淡不渴,痰、涎、涕清稀,小便清长,大便稀溏,舌淡苔白而润滑,脉紧或迟等。

【证候分析】阳气不足或寒邪所伤,形体失却温煦,故见畏寒(或恶寒)喜暖、肢冷蜷卧、面色㿠白;阴寒内盛,津液未伤,故口淡不渴;阳虚不能温化水液,以致痰、涎、涕、尿等分泌物、排泄物澄澈清冷,且舌淡苔白而润滑。寒伤脾阳,或脾阳久虚,运化失司,则见大便稀溏。阳气虚弱,鼓动血脉运行无力,故脉迟;寒主收引,致脉道收缩而细急,则脉紧。

【辨证要点】以恶寒或畏寒、肢冷、面白、分泌物及排泄物清稀、舌苔白滑、脉紧或迟等为主症。

10.1.2.2 热证

热证,是指感受热邪或机体阳盛阴虚,人体机能活动亢进所表现的证候。临床上将热证分为实热证及虚热证、表热证及里热证。多因火热阳邪侵袭,或过服辛辣温热之品,或体内阳热之气过盛所致。病势急而形体壮者,多为实热证;因内伤久病,阴液耗伤而虚阳偏盛者,多为虚热证;风热之邪袭表,多为表热证;热邪盛于里,或因阴液亏损所致者,多为里热证。

【临床表现】各类热证证候表现也不尽一致,但常见的有:恶热喜冷,口渴喜冷饮,面红目赤,烦躁不宁,痰、涕黄稠,吐血衄血,小便短赤,大便干结,舌红苔黄而干燥,脉数等。

【证候分析】阳热偏盛,则恶热喜冷。大热伤阴,津液受灼,故痰、涕黄稠,小便短赤,大便干结。津伤则引水自救,故口渴饮冷。火性上炎,则见面红目赤。热扰心神,则烦躁不宁。火热之邪灼伤血络,迫血妄行,则吐血衄血。热盛伤阴,故舌红苔黄而干。阳热亢盛,加速血行,故见数脉。

【辨证要点】以恶热喜冷,面红,舌红苔黄,脉数为主症。兼见渴喜冷饮,尿黄便干,舌干少津等热伤津液的症状及吐血、衄血等热迫血行的表现。

10.1.2.3 寒证、热证的关系

寒证热证虽有本质区别,但又互相联系,它们既可以在同一病人身上出现,表现为寒热错

杂的证候,又可以在一定条件下互相转化。在疾病发展过程中,特别是危重阶段,还会出现真寒假热或真热假寒的现象。

(1)寒热错杂　是指在同一病人,寒热症状同时出现,临床常见有上热下寒、上寒下热、表寒里热、表热里寒四种不同情况。

①上热下寒　患者在同一时间内,机体上部表现为热,下部表现为寒的证候。如既见胸中烦热、咽痛、牙龈肿痛的上热证,又有腹痛喜温、大便稀溏的下寒证。

②上寒下热　患者在同一时间内,上部表现为寒,下部表现为热的证候。如既见胃脘冷痛、呕吐清涎,又兼见尿频、尿痛、尿赤,此为胃中有寒,膀胱有热之证候。

③表寒里热　常见于本有内热而复外感风寒之邪,或寒邪传里化热而表寒未解的病证。临床上既见恶寒发热,无汗,头身疼痛,脉浮紧的表寒证,又见气喘,烦躁,口渴的里热证。

④表热里寒　常见于素有里寒而复外感风热之邪,或表热证未解,误下致脾胃阳气损伤,从而出现表热里寒的病证。如平素脾胃虚寒,又感风热,临床上既见发热头痛,咳嗽,咽喉肿痛等表热证,又见大便溏泄,小便清白,四肢不温等里寒的证候。

(2)寒热转化　是指在同一病人身上,在疾病的发展过程中,疾病的寒热本质发生了变化,由寒证转化为热证,或热证转化为寒证,它能反映邪盛正衰的情况。

①寒证转化为热证　病本为寒证,后出现热证,而寒证随之消失的证候。多因机体的阳气偏盛,寒邪从阳化热,或过服温燥药物所致。如感受寒邪,初见恶寒发热,苔薄白润,脉浮紧,由于失治、误治,而出现壮热、心烦、口渴、舌红苔黄、脉数之里热证,表明证候已由寒证转化为热证。

②热证转化为寒证　病本为热证,后出现寒证,而热证随之消失的证候。多因失治、误治,损伤阳气,或邪盛而正虚,正不胜邪,机能衰败所致。如热痢日久,阳气耗损,转化为虚寒痢;又如高热病人,由于大汗不止,阳从汗泄,或吐泻过度,阳随津脱,而出现体温骤降,四肢厥冷,面色苍白,脉微欲绝的虚寒证(亡阳),此属急骤转化的过程。

(3)寒热真假　当疾病发展到寒极或热极的阶段,会出现与疾病性质相反的假象,如"寒极似热"、"热极似寒"的真寒假热证或真热假寒证。这些假象往往出现在病人病情危笃的严重关头,必须细察,以免误诊。

①真寒假热　是内有真寒而外现假热的证候。其病机为阴寒内盛,格阳于外,逼迫虚阳浮游于外,又称"阴盛格阳"。临床表现为身热躁扰,面红口渴,脉大,似属热证,但细察则发现:身热反欲盖衣被,面潮红而非赤红,口虽渴而喜热饮,脉虽大而按之无力,故为假热;而四肢厥冷、下利清谷、小便清长、舌淡苔白才为真寒。

②真热假寒　是内有真热而外现假寒的证候。其病机为阳热内盛,格阴于外,又称"阳盛格阴"。临床表现为手足逆冷,脉沉,似属寒证,但肢冷而不欲盖衣被,脉虽沉但按之数而有力,并且可见烦渴喜冷饮,咽干口臭,小便短赤,大便燥结或热痢下重,舌质红,苔黄而干,此为真热假寒。

(4)寒证热证与表证里证的关系　寒证热证与表证里证之间可形成表寒证、表热证、里寒证及里热证。

①表寒证　是寒邪侵袭肌表所表现的证候。

【临床表现】恶寒重,发热轻,头身疼痛,无汗,舌苔白润,脉浮紧。

【证候分析】寒邪袭表,卫阳受损,不能温煦肌表而恶寒;卫阳与邪相争,郁而化热则发热;

寒邪凝滞经脉,经气不利则头身疼痛;寒性收敛,腠理闭塞故无汗;正邪相争于表,脉气鼓动于外,加之寒性收引,致脉道被束,故脉浮紧。

【辨证要点】以恶寒重,发热轻,无汗,脉浮紧为主症。

②表热证 是温热病邪侵袭肌表所表现的证候。

【临床表现】发热重,恶寒轻,头痛,口干微渴,或有汗,舌边尖红,脉浮数。

【证候分析】热邪犯表,卫气被郁,故发热恶寒;热为阳邪,故发热重而恶寒轻;热邪伤津则口干;热性升散,腠理疏松则汗出;热邪上扰,故头痛;舌边尖红,脉浮数均为表热之征。

【辨证要点】以发热重、恶寒轻、口干微渴、舌边尖红、脉浮数为主症。

③里寒证 是寒邪直中脏腑,或阳气虚衰所表现的证候。

【临床表现】畏寒肢冷,面色㿠白,口淡不渴,腹中冷痛,得温痛减,小便清长,大便稀溏,舌淡苔白润,脉沉迟。

【证候分析】寒邪直中脏腑或阳气虚衰,不能温煦形体,故畏寒肢冷,面色㿠白;阴寒内盛,津液不伤,故口淡不渴;寒性凝滞,经脉不通,故腹中冷痛,得温痛减;小便清长,大便稀溏,一派澄澈清冷之象,均为寒邪之征;舌苔白润,脉沉迟皆为里寒之象。

【辨证要点】以畏寒、面白、排泄物清稀、脉沉迟为主症。

④里热证 是外邪化热入里,或热邪直中脏腑,或七情内伤,五志化火,使里热炽盛所表现的证候。

【临床表现】面红身热,口渴喜冷饮,烦躁多言,小便黄赤,大便干结,舌红苔黄,脉数。

【证候分析】里热炽盛,蒸腾于外,故见面红身热;热伤津液,可见口渴喜冷,尿黄便干;热扰心神,则烦躁多言;舌红苔黄,脉数均为里热之征。

【辨证要点】以身热、小便短赤、大便干结、舌红苔黄、脉数为主症。

10.1.3 虚实辨证

虚实,是辨别邪正盛衰的两个纲领。正气不足为虚,邪气盛实为实。通过虚实辨证,我们可以掌握病者邪正盛衰情况,为治疗提供依据。实证宜攻,虚证宜补。只有辨证准确,才能攻补得宜,免犯虚虚实实之误。

10.1.3.1 虚证

虚证,是指人体正气虚弱所致各种虚弱证候的概括。包括阴、阳、气、血、精、津,以及脏腑各种不同的虚损。虚证临床表现不尽相同,难以全面概括。在此,仅介绍阴虚、阳虚两大类虚证常见的证候表现,其余诸种虚证详见脏腑辨证部分。

【临床表现】形体消瘦,两颧红赤,五心烦热,潮热盗汗,虚烦不寐,咽干口燥,大便干结,舌红少苔,脉细数无力为阴虚;面色苍白,形寒肢冷,口淡不渴,小便清长,大便溏泻,舌淡苔白润,脉沉迟无力为阳虚。

【证候分析】阴精不足,形体失充则消瘦;虚热内生,故颧红、潮热盗汗、五心烦热;虚热扰心,则虚烦不寐;阴虚失其濡润,则口干便干;舌红少苔、脉细数,为阴虚内热之征。阳虚气弱,失于温煦,故形寒肢冷,面色苍白;阳虚失于温运,故尿清便溏;舌淡苔白润,脉沉迟无力为阳虚之象。

【辨证要点】临床以衰退、虚弱、不固等为主要临床表现。

10.1.3.2　实证

实证,是指对人体感受外邪,或体内病理产物蓄积所致各种证候的概括。实证的形成原因有两个方面:一是六淫或疫疠之邪侵袭人体;二是脏腑功能失调,代谢障碍,以致气机阻滞,瘀血内结、痰饮水湿内阻,或宿食、虫积等停滞体内所致。

【临床表现】由于致病邪气性质的差异及所在部位的不同,故实证的表现亦不尽相同,常见的有:呼吸气粗,痰涎壅盛,脘腹胀满,疼痛拒按,大便秘结,或下利里急后重,小便短赤涩痛,舌质苍老,舌苔厚腻,脉实有力。

【证候分析】邪阻于肺,肺气不利则呼吸气粗;痰盛者见痰声漉漉;实邪积于肠胃,腑气不通,故大便秘结,腹胀满痛拒按;湿热下攻,则下利里急后重;湿热下注膀胱,致小便短赤涩痛;邪正相争,搏击血脉,故脉实有力;舌苔厚腻为湿阻之象。

【辨证要点】临床以亢奋、有余、不通为主要临床表现。

10.1.3.3　虚证、实证的关系

虚证与实证的关系包括虚实错杂、虚实转化与虚实真假。

(1)虚实错杂　凡实证中夹有虚证,或虚证中夹有实证,以及虚实并见的,都是虚实错杂证。

①实证夹虚　以邪实为主,正虚为次的证候。常见于以下三种情况:一是实证过程中,邪气亢盛,损伤正气;二是实证失治误治,邪气未除,正气已伤;三是体虚而新感外邪。如原本气虚的病人,新感风寒湿邪气,见恶寒发热、肢体酸痛、无汗、咳嗽有痰、胸膈满闷、舌淡苔白、脉浮而按之无力,这是虚人外感,为实中夹虚之证。

②虚证夹实　以正虚为主,邪实为次的证候。常见于以下三种情况:一是实证深重,迁延日久,正气大伤,而余邪未尽;二是素体大虚,复感邪气;三是正气不足,脏腑功能减退,内生痰浊、瘀血等病理产物。例如:脾胃气虚证,由于脾失健运,湿浊内生,可见面色㿠白、气短乏力、少气懒言、食少便溏等症,这是脾虚生湿,虚中夹实之证。

③虚实并重　正虚与邪实均很明显,病情比较深重。此证多见于以下两种情况:一是原为严重的实证,迁延日久,损伤正气,而实证未减;二是原来正气虚弱,又感受较重的邪气。如鼓胀病人,腹大坚满,青筋怒张,胁腹刺痛,脘闷纳呆,神倦怯寒,声低息微。病初以肝脾血瘀为主,病延日久,损伤脾肾阳气,此为虚实并重之证。

(2)虚实转化　在疾病发展过程中,由于邪正两方面的变化,虚证和实证之间,可以互相转化。有些本来是实证,由于病程迁延,病邪渐却,正气已伤,而转为虚证;有些由于正虚,脏腑功能失常,以致痰、食、水、血等病理产物凝结阻滞,从而形成因虚致实,又称虚实夹杂,或本虚标实。如病本高热、口渴、汗多、脉洪大之实热证,因治疗不当,日久不愈,导致津气耗损,而见肌肉消瘦,面色枯白,不欲饮食,虚羸少气,舌红少苔或无苔,脉细无力。此属实证转为虚证。又如病本肝肾阴虚,见腰膝酸软、耳鸣耳聋、盗汗遗精、足跟作痛,久治未愈,突然头目眩晕、脑部热痛、面色如醉,甚至眩晕颠仆、昏不知人。此为肝肾阴虚致肝阳上亢、肝阳化风,虚证已转变为实证。

(3)虚实真假　虚证和实证,有真假疑似的情况。如邪实的某些表现极似正虚的证候,而正虚的某些证候又极似邪实的表现。辨证时,应去伪存真,才不致犯“虚虚实实”之戒。

①真实假虚　指疾病本属实证,反见某些虚赢现象。如热结肠胃,痰食壅滞,瘀血内停等,由于大积大聚,以致经脉阻滞,气血不畅,因而表现出一些虚证假象,如默默不语、倦怠懒言、身体瘦弱、脉象沉细等。但仔细辨认则可以发现,精神虽默默,但语出则声高气粗;虽倦怠懒言,却动之则舒;虽身体瘦弱,但胸腹硬满拒按;虽脉象沉细,但按之有力。可见其本质为实,虚为假象。

②真虚假实　指疾病本属虚证,反见某些实盛现象。如肺脾气虚患者,出现大便不通等症,似属实证。但细察可以发现,大便虽闭但腹部不甚胀满,大便并不干硬,且伴有临厕努挣乏力、挣则汗出短气、便后疲乏、面色㿠白、神疲气怯等症。此证本质为虚,实为假象。

10.1.3.4　虚证实证与寒证热证、表证里证的关系

虚证实证常通过表里寒热反映出来,形成多种证候。临床上有表虚证、表实证、里虚证、里实证、虚寒证、虚热证、实寒证及实热证。

(1)表虚证　包括两种情况:一是风邪侵袭、营卫不和而致的外感表虚;二是脾肺气虚,卫外不固,肌腠疏松,恶风自汗,易感外邪的内伤表虚。

【临床表现】恶风发热,头痛,汗出,鼻塞,脉浮缓,为外感表虚证;常自汗出,面色㿠白,短气乏力,容易感冒,为内伤表虚证。

【证候分析】外感表虚证,是感受风邪所致的一种表证。外感风邪,风性开泄,卫气不能固护营阴,营阴外泄,故恶风发热,汗出头痛、脉浮缓;邪气郁滞,肺气失宣,则鼻塞。内伤表虚证,是卫气虚弱,不能固表之证。卫虚腠理不密,则易为风邪所袭,故恶风易于感冒;表虚失固,营阴不能内守,津液外泄,则自汗;面色㿠白,短气乏力皆为气虚之象。

【辨证要点】表证表虚以恶风、发热、汗出、脉浮缓为主要表现;里证表虚以自汗、恶风、面色㿠白、舌淡脉虚为主要表现。

(2)表实证　多见于外感寒邪的表寒证。外寒之邪袭表,易闭塞腠理,凝滞经脉,故其临床表现,除有表证症状外,常见无汗、头身疼痛、脉浮紧等。

(3)里虚证　包括的内容广泛,各脏腑经络、气血阴阳的亏损,都属里虚证范畴,将于以后脏腑病及气血津液病辨证各节中阐述。若按其寒热划分,则可分为虚寒证、虚热证两类。详见于后。

(4)里实证　包括的内容也较广泛,不但有脏腑经络之分,而且还有各种不同邪气之别。有关证候在以后的辨证内容中阐述。若按其寒热划分,可分为实热证、实寒证两大类。详见于后。

(5)虚寒证　是指体内阳气亏虚所致的一类证候。

【临床表现】精神不振,少气懒言,面色㿠白,畏寒肢冷,腹痛喜温喜按,大便溏薄,小便清长,舌淡苔白,脉沉细无力。

【证候分析】阳气亏虚,推动气化功能减退,故精神不振,少气懒言,面色㿠白,舌淡苔白,脉沉细无力;阳虚失于温煦,则畏寒肢冷,腹痛喜温喜按,大便溏薄,小便清长。

【辨证要点】虚寒证以畏寒肢冷、尿清便溏、脉沉迟无力为主要临床表现。

(6)虚热证　是指体内阴液亏虚所致的一种证候。

【临床表现】形体消瘦,口燥咽干,两颧红赤,五心烦热,潮热盗汗,舌红少苔或无苔,脉细数。

【证候分析】阴液耗损，不能充养机体，故形体消瘦；阴虚失于濡养，则口燥咽干；阴虚不能制阳，虚热内扰，故五心烦热、潮热盗汗；虚火上升，故颧红；舌红少苔或无苔、脉细数为阴虚内热之象。

【辨证要点】虚热证以咽干颧红、潮热盗汗、舌红少苔、脉细数为主要表现。

（7）实寒证　是指寒邪（阴邪）侵袭脏腑，困遏阳气，阴寒内盛而致的一种证候。

【临床表现】形寒肢冷，面色苍白，口淡多涎，小便清长，腹痛拒按，舌苔白润，脉迟或紧。

【证候分析】寒邪遏阳，失于温煦，故形寒肢冷，面白，苔白；寒为阴邪，不化津液，故口淡多涎、小便清长；寒凝气滞，气机不畅，故腹痛拒按；脉迟或紧均为寒凝血行迟滞之象。

【辨证要点】实寒证以怕冷、面白、脉迟或紧、排出物清稀为主要临床表现。

（8）实热证　是指阳热之邪侵袭人体，内犯脏腑，体内邪热炽盛，阳热亢旺所致的一种证候。

【临床表现】壮热面赤，口渴饮冷，烦躁或谵语，大便秘结，小便短赤，舌红苔黄而干，脉洪数或滑数。

【证候分析】体内邪热亢盛，气血涌行，故见壮热、面赤、苔黄、脉数；热扰心神，故烦躁或谵语；热盛伤津，故见口渴、尿黄、便干。

【辨证要点】实热证以发热、面赤、脉数、便秘溲赤、烦躁为主要临床表现。

10.1.4　阴阳辨证

阴阳是辨别疾病类别的一对纲领。疾病的性质、临床的证候，一般都可用阴阳这对纲领给予归类，因此阴阳是八纲辨证的总纲，即表、热、实证属阳；里、寒、虚证属阴。

（1）阴证　凡符合阴的属性的证候，如见抑制、沉静、清冷、功能衰退、晦暗等表现的里证、虚证、寒证，以及症状表现于内的、向下的、不易发现的，或病邪性质为阴邪致病、病情变化较慢等，均属阴证范围。

【临床表现】不同疾病，所表现的阴性证候不尽相同，各有侧重。一般常见的有：面色㿠白或晦暗，精神萎靡，少气懒言，语声低微，畏寒肢冷，口淡不渴，小便清长，大便溏泻，舌淡胖嫩苔白滑，脉沉迟、细、弱、微。

【证候分析】精神萎靡、乏力、声低是虚证的表现；形寒肢冷，口淡不渴，小便清长，大便溏泻是里寒证的表现；舌淡胖嫩，脉沉迟、细、弱、微均为虚寒之舌脉。

【辨证要点】阴证以阴邪致病、病情变化较慢的里证、虚证、寒证的症状为主要临床表现。

（2）阳证　凡符合阳的属性的证候，如见兴奋、躁动、功能亢进、明亮等表现的表证、热证、实证，以及症状表现于外的、向上的、容易发现的，或病邪性质为阳邪致病、病情变化较快等，均属阳证范畴。

【临床表现】不同疾病，所表现的阳性证候也不尽相同。一般常见的有：面色偏红，恶寒发热，肌肤灼热，烦躁不安，语声高亢，呼吸气粗，喘促痰鸣，口干渴饮，小便短赤涩痛，大便秘结，或有奇臭，舌质红绛，苔黄黑生芒刺，脉象浮数、洪大、滑实。

【证候分析】恶寒发热并见是表证的特征；面红、肌肤灼热、烦躁不安、口干渴饮、小便短赤涩痛为热证表现；语声高亢、呼吸气粗、喘促痰鸣、大便秘结奇臭是实证表现；舌质红绛，苔黄黑生芒刺，脉象浮数、洪大、滑实均为实热之舌脉征象。

【辨证要点】阳证以阳邪致病、病情变化较快的表证、热证、实证的症状为主要临床表现。

10.2　脏腑病辨证

脏腑辨证,是在认识脏腑生理功能、病理特点的基础上,将四诊所收集的症状、体征及有关病情资料综合分析,从而判断病变的脏腑部位、性质、正邪盛衰等情况的一种辨证方法。尽管中医的辨证方法较多,但因脏腑辨证具有概念确切、内容具体、纲目清楚、系统完整等特点,易于临床掌握运用,因而为临床各科普遍采用。脏腑辨证是中医辨证体系中的重要组成部分,是其他辨证方法的基础。

脏腑辨证包括五脏病辨证、六腑病辨证及脏腑兼病辨证三个部分。其中,五脏病辨证是脏腑辨证的主要内容,六腑病证多根据表里关系而归属于相应脏病之中,脏腑兼病则以脏与腑病相兼为主。

10.2.1　五脏病辨证

以五脏的生理功能为基础,根据五脏病理变化的特点,辨析五脏疾病发生的部位、性质、正邪盛衰、预后转归等特点的辨证方法。包括心病辨证、肺病辨证、脾病辨证、肝病辨证、肾病辨证。

10.2.1.1　心病辨证

心居胸中,与小肠相表里,开窍于舌,在体合脉,其华在面。心的主要生理功能为主血脉和主神明。

心病证候有虚实两类。虚者有心气虚、心阳虚、心血虚及心阴虚;实证包括心血瘀阻及心火亢盛。

心病常见症状主要反映在两方面:一是心主血脉功能的异常,多表现为心悸、怔忡、心痛、心烦、脉结代促等;二是心主神明功能的异常,多表现为失眠、多梦、健忘、神昏、神识错乱等。此外,舌体的病变,如舌痛,舌疮等,也归属于心病范畴。

(1)心气虚与心阳虚证　是指由于心气不足或心阳虚衰,鼓动无力所表现的证候。

【临床表现】心悸怔忡,胸闷气短,活动后加重,疲乏无力,面色淡白或㿠白,或有自汗,舌淡苔白,脉虚,为心气虚。若兼见畏寒肢冷,心痛,或面唇青紫,舌淡胖或紫暗,苔白滑,脉微细,为心阳虚。

【证候分析】心气亏虚,轻则心悸,重则怔忡;心气不足,胸中气机运转无力,则胸闷气短;劳则耗气,故疲乏无力,活动后症情加剧;气虚卫外不固,因而自汗;心气不足,无力推动血行以上荣,可见面色淡白或㿠白、舌淡;血行失其鼓动,故脉虚。若病情进一步发展,气虚及阳,心阳失其温煦之能,则兼见畏寒肢冷;阳虚则阴寒内生,寒凝则血行不畅,心脉痹阻不通,故心痛或面唇青紫、舌质紫暗;舌质淡胖、苔白滑,为阳虚阴盛,水湿不化之象。

【辨证要点】心气虚证以心悸、气短、疲乏无力、自汗、脉虚为辨证要点;心阳虚以心悸怔忡、胸闷或痛及畏寒肢冷为辨证要点。

鉴别:心气虚证,以心脏及全身机能活动衰弱共见为辨证要点;心阳虚证,则以心气虚证并见虚寒症状为辨证要点。

(2)心血虚与心阴虚证　是指心血不足与心阴亏虚,不能濡养心脏而表现的证候。

【临床表现】心悸怔忡、失眠多梦，为心血虚与心阴虚的共有症。若兼见眩晕、健忘、面色淡白无华或萎黄、口唇色淡、舌色淡白、脉象细弱等症，为心血虚证。若兼见五心烦热、潮热盗汗、两颧发红、舌红少津、脉细数，为心阴虚证。

【证候分析】血属阴，心阴心血不足，皆使心失所养，心动失常，可见心悸怔忡；阴血不能濡养心神，神不守舍，故见失眠、多梦等症状。但血与阴毕竟有所不同，所以二者临床表现同中有异。血虚不能濡养脑髓，则眩晕、健忘；血虚不能上荣，故面色淡白无华或萎黄、口唇色淡、舌色淡白；血虚不能充盈脉道，可见脉象细弱。阴虚则阳亢，虚热内生，故五心烦热、午后潮热；寐则阳入于阴，与热相合，迫营阴外泄，可见盗汗；虚热上炎则颧红、舌红少津；脉细数为阴虚内热之象。

【辨证要点】心血虚以心悸、失眠与面色淡白无华的血虚证共见为辨证要点；心阴虚以心悸、心烦不宁、失眠多梦与潮热盗汗的阴虚证共见为辨证要点。

鉴别：心血虚证，以心的常见症状与血虚证共见为审证要点，以血虚不能荣养脑髓、面唇为病证特点；而心阴虚证，则以心的常见症状与阴虚证共见为审证要点，且以阴虚阳亢，虚热内生为病证特点。

（3）心血瘀阻证　是指由于瘀血阻痹心脉，而出现心悸怔忡、胸闷心痛为主症的一类证候。

【临床表现】心悸怔忡，心胸憋闷作痛，痛引肩背内臂，时作时止，痛如针刺，舌暗或有青紫斑点，脉细涩或结代。

【证候分析】本证多因正气先虚，阳气不足，心失温养，故见心悸怔忡；心阳不振，无力推动血行，心脉痹阻不通，故心胸憋闷疼痛；手少阴心经之脉出腋下循内臂，故痛引肩背内臂；痛如针刺，舌黯或有青紫斑点，脉细涩或结代均为瘀血内阻之证。

【辨证要点】心血瘀阻证以心悸怔忡、心胸闷痛、痛引肩背内臂与血瘀证共见为辨证要点。

（4）心火亢盛证　是指心火内炽所表现的证候。

【临床表现】心烦失眠，甚或狂躁谵语，面赤口渴，溲黄便干，舌尖红绛，或口舌生疮，苔黄，脉数。或见吐血、衄血，或小便赤涩刺痛等。

【证候分析】心火内炽，故见心胸烦热；心主神明，火热扰及心神则失眠，甚或狂躁谵语；面赤、口渴、溲黄、便干，脉数，皆为里热之象；心开窍于舌，心火亢盛，循经上炎，故舌尖红绛，或生口疮；心主血脉，心火炽盛迫血妄行，可见吐血、衄血；心与小肠相表里，心火下移小肠，泌别失职，故小便赤涩刺痛。

【辨证要点】心火亢盛证以心、舌、脉等出现实火内炽的症状为辨证要点。

10.2.1.2　肺病辨证

肺居胸中，与大肠相表里，开窍于鼻，外合皮毛。肺的主要生理功能为主气，司呼吸，主宣发肃降，通调水道。

肺病证候有虚实之分，虚证多见气虚和阴虚，实证多见风、寒、热、燥等外邪犯肺或痰湿阻肺等。

肺病的常见症状：咳嗽、气喘、胸痛、咯血等。

（1）肺气虚证　是指肺气不足而致功能减弱所表现的证候。

【临床表现】咳喘无力，少气短息，动则益甚，语声低怯，痰液清稀，面色㿠白，神疲体倦，或见自汗、恶风、易于感冒，舌淡苔白，脉虚。

【证候分析】肺气亏虚,呼吸功能减弱,故咳喘无力、气短不足以息;动则耗气更甚,故咳喘加重;肺气虚,发声无力,故语声低怯;肺气不足,敷布水液功能减弱,津液不得布散,聚而成痰,故痰液清稀;肺气虚,不能宣发卫气于肌表,卫虚腠理不密,故见自汗、畏风,且易受外邪侵袭而感冒。面色㿠白,神疲体倦,舌淡苔白,脉虚,均为气虚之象。

【辨证要点】肺气虚证以咳喘无力,气少不足以息和气虚证共见为辨证要点。

(2)肺阴虚证　是指肺阴不足,虚热内生所表现的证候。

【临床表现】干咳无痰,或痰少而粘,口燥咽干,形体消瘦,午后潮热,五心烦热,盗汗,颧红,或痰中带血,声音嘶哑,舌红少津,脉细数。

【证候分析】肺性喜柔润,肺阴不足,虚热内生,失其清肃,气逆于上,则干咳无痰;虚热灼伤津液,炼液成痰,故痰少而黏;肺阴不足,不能滋润咽喉,故口燥咽干,声音嘶哑;虚热灼伤肺络,故痰中带血;形体消瘦、午后潮热、五心烦热、盗汗、颧红、舌红少津、脉细数,皆为阴虚内热之象。

【辨证要点】肺阴虚证以干咳或痰少而黏及阴虚内热证共见为辨证要点。

(3)风寒束肺证　是指感受风寒,肺气失宣所表现的证候。

【临床表现】咳嗽,咯痰清稀色白,鼻塞流清涕,微有恶寒发热,无汗,舌苔白,脉浮紧。

【证候分析】肺司呼吸,外合皮毛,风寒外感,最易犯肺,肺气被束,不得宣发而上逆,故咳嗽;肺受寒束,失其敷布津液之职,津液聚而成痰,故咯痰清稀色白;鼻为肺窍,肺气失宣,鼻窍不利,则鼻塞、流清涕;恶寒发热、无汗,舌苔白,脉浮紧,均为表寒之征。

【辨证要点】风寒束肺证以咳嗽为主症,兼见风寒表证为辨证要点。

(4)风热犯肺证　是指感受风热,侵犯肺卫所表现的证候。

【临床表现】咳嗽痰稠色黄,鼻塞流黄浊涕,发热微恶风寒,口微渴,或咽喉疼痛,舌尖红,苔薄黄,脉浮数。

【证候分析】风热袭肺,肺失清肃,故咳嗽;风热灼津液成痰,故痰稠色黄;肺气失宣,鼻窍不利,风热熏蒸津液,故鼻塞流黄浊涕;风热上扰,咽喉不利,故咽喉疼痛;肺位在上,舌尖部常候上焦病变,风热袭肺,所以舌尖红;发热微恶风寒、口微渴、苔薄黄、脉浮数,均为表热之象。

【辨证要点】风热犯肺证以咳嗽为主症,兼见风热表证为辨证要点。

(5)燥邪犯肺证　是指感受燥邪,侵犯肺卫所表现的证候。

【临床表现】咳嗽痰稀,鼻塞咽干,恶寒无汗,头痛,苔白,脉浮紧,为凉燥证;干咳无痰或痰少而黏,发热,口渴,咽干鼻燥,舌红,苔薄白而干,脉浮数,为温燥证。

【证候分析】凉燥袭肺,肺失宣降,津液不布,聚而成痰,故咳嗽痰稀;津液不布,不能濡润咽喉鼻窍,故鼻塞咽干;恶寒无汗、苔白、脉浮紧均为凉燥伤及皮毛之象。温燥伤肺,肺失清肃,耗津灼液,故干咳无痰或痰少而黏,口、唇、鼻、咽、皮肤干燥,苔薄白而干;发热、舌红、脉浮数,为温燥袭表,肺卫失和之象。

【辨证要点】凉燥证以咳嗽痰稀、鼻塞咽干为主症,兼见卫表失和证;温燥证以干咳或痰少而黏、鼻燥咽干为主症,亦兼见卫表失和证。

(6)痰浊阻肺证　是指痰浊壅阻于肺,肺失宣降所表现的证候。

【临床表现】咳嗽痰多,色白易咯,胸闷,甚则气喘喉鸣,舌淡苔白腻,脉滑。

【证候分析】痰浊阻肺,肺失宣降,肺气上逆,故咳嗽、痰多色白易咯;痰浊闭肺,肺气不利,故胸闷,甚则气喘;痰气搏结,上涌气道,故喉中痰鸣、气喘;舌淡苔白腻、脉滑,均为痰浊内停之象。

【辨证要点】痰浊阻肺证以咳嗽痰多、色白易咯为辨证要点。

10.2.1.3　脾病辨证

脾居中焦,与胃相表里,开窍于口,在体合肉,主四肢,其华在唇。脾的主要生理功能为主运化和主统血,其气主升。

脾病证候包括虚实两个方面:虚证多见气虚、阳虚及阴虚,气虚下陷及脾不统血亦属虚证范畴;实证多见寒湿困脾及脾胃湿热。

脾病证状主要反映在脾失健运,症见纳少,便溏,腹胀,困重,浮肿等;脾不统血,则见出血;脾不升清,则见内脏脱垂,久泻久痢等。

(1)脾气虚证　是指脾气不足,运化失职所表现的证候。

【临床表现】纳少,腹胀,饭后尤甚,大便溏薄,肢体倦怠,神疲乏力,少气懒言,面色萎黄或㿠白,形体消瘦,或见肥胖、浮肿,舌淡苔白,脉缓弱。

【证候分析】脾运失职,水谷精微不化,故见食欲不振;脾虚失运,水湿内生,脾反被湿困,故腹胀;水湿不化,下注大肠,故大便溏薄;脾主四肢肌肉,脾虚可见倦怠乏力;中气不足,则少气懒言;脾胃为后天之本,气血生化之源,脾气不足,不能生血,可致营血亏虚,而成气血两虚之证。气血两虚,肌肤失去血的濡养和温煦,可致形体消瘦,面色萎黄;脾虚失运,水湿外溢肌肤,则可见肥胖、浮肿;舌淡苔白、脉缓弱,是脾气虚弱之征。

【辨证要点】脾气虚证以食少、腹胀、便溏及气虚证为辨证要点。

(2)脾气下陷证　是指脾气不足,升举无力而反下陷所表现的证候。

【临床表现】脘腹重坠作胀,食后益甚,或便意频频,肛门重坠,或久痢不止,甚或脱肛,或子宫脱垂,或小便浑浊如米泔。伴见气短乏力,倦怠懒言,头晕目眩,面色无华,食少便溏,舌淡苔白,脉缓弱。

【证候分析】脾气主升,能升举清阳,举托内脏。脾气虚衰,升举无力,气坠于下,故脘腹重坠作胀,食后更甚;中气下陷,内脏失于托举,故便意频数,肛门重坠,或久泻不止,甚或脱肛,或子宫下垂,或胃、肝、肾等脏器下垂;脾主散精,脾气虚弱,精微不能正常输布,清浊不分,反下流膀胱,故小便浑浊;脾虚,清阳不升,故头晕目眩;气短乏力,倦怠懒言,面色无华,食少便溏,舌淡苔白,脉缓弱等,均为脾气虚弱的表现。

【辨证要点】脾气下陷证以脾气虚证和内脏下垂为辨证要点。

(3)脾不统血证　是指脾气亏虚不能统摄血液所表现的证候。

【临床表现】便血,尿血,肌衄,齿衄,或妇女月经过多,崩漏等。常伴见食少便溏,神疲乏力,气短懒言,面色无华,舌淡苔白,脉细弱等症。

【证候分析】脾主统血,脾气亏虚,统血无权,则血溢脉外,而见出血诸症:血从胃肠外溢,则见吐血或便血;血从膀胱外溢,则见尿血;血从肌肤外渗,则见肌衄。脾不统血,冲脉不固,则妇女月经过多,甚或崩漏;化源不足,加之反复出血,营血亦虚,肌肤失养,故见面色无华。食少便溏,神疲乏力,气短懒言,舌淡苔白,脉细弱等症,均为脾气亏虚之证候。

【辨证要点】脾不统血证以出血表现和脾气虚证为辨证要点。

(4)脾阳虚证　是指脾阳虚衰,阴寒内盛所表现的证候。

【临床表现】纳少腹胀,腹痛绵绵,喜温喜按,形寒肢冷,大便稀溏,或肢体浮肿,或见带下量多色白而清稀,舌质淡胖或有齿痕,苔白滑,脉沉迟无力。

【证候分析】脾阳虚衰,失于温运,故纳少腹胀、形寒肢冷;阳虚则阴寒内盛,寒凝气滞,则腹中冷痛绵绵、喜温喜按;脾阳虚衰,水湿不化,流注肠中,则大便稀溏;犯溢肌肤,则肢体浮肿;水湿下注,损伤带脉,带脉失约,故见带下色白清稀量多;舌质淡胖或有齿痕、苔白滑、脉沉迟无力,为阳虚、水寒之气内停之征。

【辨证要点】脾阳虚证以脾虚失运和虚寒证为辨证要点。

(5)脾阴虚证　是指脾阴不足、阴虚内热所表现的证候。

【临床表现】不思饮食,食不消化,神疲乏力,口干,大便干结,肌肉消瘦,舌红少津,苔少薄黄或无苔,脉细数。

【证候分析】脾阴不足,运化受累,则纳食减少,食不消化;化源匮乏,气血不充,则神疲乏力;阴液亏虚,机体失养,则身体消瘦;津不上承,则口干;津不下润,则便秘。舌红少津、苔少薄黄或无苔、脉细数为阴虚内热之征。

【辨证要点】脾阴虚证以脾运无力兼以虚热之象为辨证要点。

(6)寒湿困脾证　是指寒湿内阻,中阳受困所表现的证候。

【临床表现】脘腹痞闷胀痛,食少便溏,口淡不渴,头身困重,或肢体浮肿,小便短少,或身目发黄晦暗无泽,舌淡胖,苔白腻,脉濡缓。

【证候分析】脾喜燥而恶湿,寒湿内盛,脾阳受困,运化失职,升降失常,故见脘腹痞闷,甚或胀痛,食欲减退。湿注大肠,则大便溏薄,甚或泄泻。寒湿为阴邪,不伤阴液,故口淡不渴。湿性重浊,郁遏机体,困遏清阳,则头身困重。脾为湿困,阳气被遏,不能温化水湿,犯溢肌肤,则肢体浮肿;膀胱气化失司,故小便短少。寒湿困脾,若肝胆疏泄失职,胆液外溢,则为身目肌肤发黄,晦暗无泽。舌淡胖、苔白腻,脉濡缓,均为寒湿内盛之象。

【辨证要点】寒湿困脾证以脾失健运和寒湿中阻的表现为辨证要点。

(7)脾胃湿热证　是指湿热内蕴中焦,脾失健运所表现的证候。

【临床表现】脘腹痞闷,纳呆呕恶,便溏尿黄,渴不多饮,肢体困重,或面目肌肤发黄,色泽鲜明,舌质红,苔黄腻,脉濡数。

【证候分析】湿热阻滞脾胃,运化失司,升降失常,故见脘腹痞闷,纳呆呕恶。湿注大肠,则大便溏泄不爽。湿热交结,阻碍气机,气化不利,故小便短黄。脾主肌肉,湿性重浊,脾为湿困,则肢体困重。湿热蕴结脾胃,熏蒸肝胆,失于疏泄,胆汁不循常道而外溢肌肤,故面目肌肤发黄、黄色鲜明。舌质红,苔黄腻,脉濡数,均为湿热内蕴之征。

【辨证要点】脾胃湿热证以脾失健运和湿热内蕴的表现为辨证要点。

10.2.1.4　肝病辨证

肝位于右胁,与胆相表里,肝开窍于目,在体合筋,其华在爪。肝的主要生理功能为主疏泄和主藏血。

肝的病证有虚实之分,实证多见气郁、火盛、阳亢、化风,以及寒邪、湿热内犯等,虚证多见阴虚及血虚。

肝病证候主要反映在三个方面,一为疏泄功能失常,见精神抑郁,或急躁易怒;二为藏血功能失职,表现为月经失调;三为肝经所过部位及肝系的症状,如胁肋胀痛,睾丸疼痛,眩晕,肢体震颤,手足抽搐等。

(1)肝气郁结证　是指肝失疏泄,气机郁滞所表现的证候。

【临床表现】胸胁或少腹胀满窜痛,情志抑郁,善太息,或咽部异物感,或颈部瘿瘤,或胁下癥块。妇女可见乳房胀痛,痛经,月经不调,甚则闭经。舌苔薄白,脉弦或涩。

【证候分析】肝喜条达而恶抑郁,肝失疏泄,气机阻滞,经气不利,故胸胁、乳房、少腹胀痛或窜痛。肝主疏泄,具有调畅情志的功能,气郁失于调达,故见情志抑郁,善太息。肝气郁结,津液不布,聚而生痰,痰气相搏,结于咽喉,故见咽部异物感,咯之不出,咽之不下。气郁易致血滞成瘀,气聚血结,日久可形成癥块结于胁下。气病及血,气血失和,冲任失调,故妇女可见月经不调或经行腹痛。苔白,脉弦,为肝气郁滞之象。

【辨证要点】肝气郁结证以情志抑郁,肝经所过部位胀痛窜痛,以及妇女月经不调为辨证要点。

(2)肝火上炎证　是指肝经气火上逆,而表现为以火热炽盛于上为特征的证候。

【临床表现】头晕胀痛,面红目赤,耳鸣耳聋,或耳内肿痛流脓,急躁易怒,不寐或噩梦纷纭,胁肋灼痛,口苦口干,便秘尿黄,或吐血衄血,舌红苔黄,脉弦数。

【证候分析】火性炎上,肝火循经上攻头目,故头晕胀痛,面红目赤;肝胆相为表里,肝热传胆,循胆经上冲,故见耳鸣,甚则突发耳聋,或耳内肿痛流脓;胆气上溢,故见口苦。肝藏魂,心藏神,热扰神魂,则心神不安,魂不守舍,而见急躁易怒,不寐或噩梦纷纭。肝火内炽,热灼气阻,故胁肋灼痛。肝主藏血,热盛则迫血妄行,故见吐血衄血。口干、便秘、尿黄、舌红苔黄、脉弦数,均为肝经火盛之象。

【辨证要点】肝火上炎证以肝经循行的头、目、耳、胁部位表现的实火炽盛等症状为辨证要点。

(3)肝阳上亢证　是指由于肝肾阴虚,肝阳偏亢所表现的证候。

【临床表现】眩晕耳鸣,头目胀痛,面红目赤,急躁易怒,心悸失眠,腰膝酸软,头重脚轻,舌红少津,脉弦有力或弦细数。

【证候分析】肝肾阴虚,肝阳不潜,亢逆于上,则眩晕耳鸣,头目胀痛,面红目赤。肝阳上扰心神,则急躁易怒,心悸失眠。腰为肾府,膝为筋府,肝肾阴虚,筋骨失养,故腰膝酸软无力。肝阳亢于上,阴液亏于下,故头重脚轻。舌红少津,脉弦有力或弦细数,为肝肾阴虚,肝阳上亢之象。

【辨证要点】肝阳上亢证以头目眩晕、胀痛,头重脚轻,腰膝酸软为辨证要点。

(4)肝风内动证　是指因肝阳亢逆无制导致的一类动风证候。

【临床表现】眩晕欲仆,头摇而痛,项强肢颤,语言謇涩,手足麻木,步履不稳,或卒然昏倒,不省人事,口眼㖞斜,半身不遂,舌强不语,喉中痰鸣。舌红苔白腻,脉弦有力。

【证候分析】肝肾之阴素亏,阳不潜藏,阳亢化风,上扰头目,故眩晕欲倒,或头部摇动不能自制。气血随风阳上逆,壅滞脉络,故头痛。足厥阴肝经络舌本,风阳上扰络脉,故语言謇涩。肝主筋,肝肾阴虚,筋脉失养,故手足麻木,项强肢颤。下元虚衰,故步履不稳。如风阳暴升,血随气上逆,轻则口眼㖞斜,半身不遂,重则突然昏倒,不省人事。如风阳夹痰上扰,可见舌强不语,喉中痰鸣。舌红苔白腻,脉弦有力,为肝风夹痰之征。

【辨证要点】肝风内动证以在肝阳上亢的基础上,见口眼㖞斜、半身不遂,甚或突然昏倒、不省人事等肝风内动的症状为辨证要点。

(5)肝血虚证　是指肝血不足,肌肤、爪甲、两目、筋脉等失养所表现的证候。

【临床表现】头晕目眩,面色无华,爪甲色淡,视物模糊或成夜盲,肢体麻木,关节拘急不利,手足震颤,肌肉瞤动,妇女可见月经量少、色淡,甚或闭经,舌淡苔白,脉细。

【证候分析】肝血不足,不能上荣头面,故头晕,面色无华。肝开窍于目,血虚,目失所养,故目眩、视物模糊或成夜盲。肝其华在爪,在体合筋,肝血不足,不能濡养爪甲、筋脉,故爪甲色淡,关节拘急不利,手足震颤,肌肉瞤动。肝血不足,冲脉虚损,故女子月经量少、色淡,甚则闭经。舌淡苔白,脉细,为肝血不足之象。

【辨证要点】肝血虚证以肝经所系之肌肤、爪甲、两目、筋脉等失养的见症及全身的血虚证为辨证要点。

(6)肝阴虚证　是指肝之阴液亏损,虚热内扰所表现的证候。

【临床表现】头晕目眩,两目干涩,面部烘热,口干咽燥,五心烦热,潮热盗汗,或见胁肋灼痛,或手足蠕动,舌红少津,脉弦细数。

【证候分析】肝阴不足,不能濡养头目,则头晕目眩,两目干涩。阴虚不能制阳,虚热上扰,故面部烘热,口干咽燥;虚热内蒸,故五心烦热,潮热盗汗。如肝阴不足,肝失疏泄,则肝经所过之胁肋出现灼痛。肝阴亏虚,筋脉失养,则手足蠕动。舌红少津,脉弦细数,为肝阴不足,虚热内炽之象。

【辨证要点】肝阴虚证以头目、筋脉失于濡养及阴虚证为辨证要点。

(7)肝胆湿热证　是指湿热蕴结肝胆所表现的证候。

【临床表现】胁肋胀痛,或有痞块,纳呆呕恶,腹胀,小便短赤,大便不爽或干结,舌质红,苔黄腻,脉濡数。或面目肌肤发黄,色泽鲜明,或寒热往来,或外阴瘙痒,或带下黄臭,或阴囊湿疹,或睾丸坠胀热痛等。

【证候分析】湿热蕴结肝胆,肝失疏泄,气机郁滞,故胁肋胀痛;气滞则血瘀,可致胁下痞块。肝气不舒,木旺乘土,脾失健运,则纳呆;胃气上逆则呕恶;脾胃气机升降失调,则腹胀;湿热下注,膀胱气化失司,则小便短赤。湿热内蕴,湿重则大便不爽,热重则大便干结。舌红苔黄腻,脉濡数,为湿热内蕴之征。如湿热熏蒸肝胆,胆液外溢,则面目肌肤发黄,且色泽鲜明。肝热及胆经,以致少阳枢机不利,正邪相争,故见寒热往来。肝经绕阴器循行,湿热循经下注,故为湿疹、外阴瘙痒,妇女带下黄臭;湿热下注,肝经气机不利,故睾丸坠胀热痛。

【辨证要点】肝胆湿热证以胁肋胀痛,纳呆,尿黄,舌红苔黄腻为辨证要点。

(8)寒滞肝脉证　是指寒邪凝滞肝脉所表现的证候。

【临床表现】少腹牵引睾丸坠胀冷痛,或阴囊收缩引痛,遇寒痛甚,得热痛缓,舌淡苔白润,脉沉紧或弦紧。

【证候分析】肝经绕阴器循行,寒主收引凝滞,寒邪侵袭肝经,气机阻滞,故见少腹牵引睾丸坠胀冷痛;寒凝肝脉,筋脉挛急,则阴囊收缩引痛。寒则气血凝滞更甚,而热可使气血通利,故痛遇寒甚,得热可减。舌淡苔白润,脉沉紧或弦紧,为寒凝肝脉,气机不利之象。

【辨证要点】寒滞肝脉证以少腹牵引睾丸坠胀冷痛、脉沉紧或弦紧为辨证要点。

10.2.1.5　肾病辨证

肾居腰部,与膀胱相表里,在体为骨,开窍于耳,其华在发。肾主藏精,主骨生髓充脑,肾又主水,有纳气功能。

肾病多见虚证,如肾精不足、肾阴虚、肾阳虚、肾气不固、肾不纳气等证。

肾病证候主要反映在三个方面:一为肾不藏精,导致生长、发育和生殖功能障碍,表现为腰膝酸软,耳鸣耳聋,牙齿松动,发白早脱,阳痿遗精,精少不育,女子经闭不孕等;二为肾不主水,导致水液代谢失常,表现为水肿,小便不利,痰饮,消渴等;三为肾不纳气,导致呼吸功能异常,表现为虚喘,呼多吸少等。

(1)肾精不足证　是指肾精亏损表现的证候。

【临床表现】小儿生长发育迟缓,身材矮小,智力低下,动作迟钝,囟门迟闭,骨骼痿软。男子精少不育,女子经闭不孕,性机能减退。成人早衰,腰膝酸软,耳鸣耳聋,健忘恍惚,精神呆钝,发脱齿摇,舌淡,脉细弱。

【证候分析】小儿肾精不足,不能生髓充脑,故智力低下,动作迟钝;不能化生气血以长骨充肌,则发育迟缓,身材矮小,囟门迟闭,骨骼痿软。肾精主生殖,肾精不足,生殖功能低下,可见男子不育,女子经闭不孕,成人则多见早衰。腰为肾之府,膝为筋之会,肾精不足,不能充养腰膝,故腰膝酸软;耳为肾窍,脑为髓海,精亏脑海空虚,故耳鸣耳聋,健忘恍惚,精神呆钝。肾主骨,齿为骨之余,失去肾精充养,则牙齿松动,甚至早脱。肾其华在发,肾精不足,则发白易脱。舌淡,脉细弱,为虚弱之象。

【辨证要点】肾精不足证以小儿生长发育迟缓,成人生殖机能减退及早衰的表现为辨证要点。

(2)肾阴虚证　是指肾阴不足,虚热内生表现的证候。

【临床表现】腰膝酸软,头目眩晕,耳鸣耳聋,男子遗精、早泄,女子经少或闭经,或见崩漏,潮热盗汗,五心烦热,咽干颧红,形体消瘦,溲黄便干,舌红少津,脉细数。

【证候分析】肾阴不足,腰膝失养,故腰膝酸软;脑髓失充,则头晕耳鸣。肾阴亏虚,相火妄动,扰动精室,可见遗精早泄。女子以血为用,肾阴不足则经血来源不充,故女子经少,甚或闭经。肾阴亏虚,相火妄动,损伤冲任,则可见崩漏。潮热盗汗,五心烦热,咽干颧红,形体消瘦,溲黄便干,舌红少津,脉细数等,均为阴虚不能制阳,虚热内生之象。

【辨证要点】肾阴虚证以腰膝酸软,眩晕耳鸣以及阴虚内热证共见为辨证要点。

(3)肾阳虚证　是指肾阳不足,温煦失职,气化失司所表现的一类虚寒证候。

【临床表现】腰膝酸软,头目眩晕,畏寒肢冷,下肢尤甚,精神萎靡,面色㿠白或黧黑,舌淡胖苔白,脉沉细。或性欲减退,男子阳痿、早泄、精冷,女子宫寒不孕;或五更泄泻,甚则久泻不止;或小便频数、清长、夜尿频多,或浮肿,腰以下为甚;或心悸咳喘。

【证候分析】肾阳不足,不能温养腰膝,故腰膝酸软,畏寒肢冷,下肢尤甚;阳气不足,不能温养心神,可见精神萎靡。肾阳亏虚,不能推动血行,气血运行无力,不能上荣于面,故面色㿠白;阴寒内盛,浊阴弥漫,可见面色黧黑无泽。舌淡胖苔白,脉沉细,为肾阳不足,气血运行无力之征。

肾主生殖,肾阳不足,命门火衰,生殖机能减退,故性欲减退,男子阳痿、早泄、精冷,女子宫寒不孕。肾阳虚衰,不能温养脾土,脾失健运,湿浊内生,随大肠下注,可见五更泄泻,甚或久泻不止。肾阳不足,不能温煦膀胱,膀胱气化失司,则小便频数、清长、夜尿频多;肾阳不足,气化失司,水液代谢失常,外溢肌肤,可见水肿;水性下趋,故腰以下为甚;水气凌心犯肺,故心悸咳喘。

【辨证要点】肾阳虚证以腰膝酸冷,生殖机能减退及虚寒证为辨证要点。

(4)肾气不固证　是指肾气亏虚,固摄失职所表现的证候。

【临床表现】腰膝酸软,神疲乏力,小便频数清长,或尿后余沥不尽,或遗尿,或小便失禁,或夜尿频多。男子滑精、早泄,女子带下清稀、或胎动易滑。舌淡苔白,脉沉弱。

【证候分析】肾气不足,腰膝失于温养,故腰膝酸软;心神失于温养,则神疲乏力。肾气虚,膀胱失约,故小便频数,量多清长、遗尿或小便失禁;肾气虚,膀胱排尿无力,故尿后余沥不尽;夜间阳气虚甚,不能约束膀胱,故可见夜尿频多。肾主藏精,有赖肾气之固摄,肾气不足,则精关不固,精易外泄,故男子滑精、早泄;女子带脉不固,则带下清稀;任脉失于温养,胎元不固,故可见胎动或成滑胎。舌淡苔白,脉沉弱,为肾气亏虚之象。

【辨证要点】肾气不固证以肾气不足及固摄无权的症状为辨证要点。

(5)肾不纳气证　是指肾气虚衰,摄纳无权,气不归元所表现的证候。

【临床表现】久病咳喘,呼多吸少,动则喘甚,自汗。腰膝酸软,精神萎靡,舌淡苔白,脉沉弱。喘息重者,可见冷汗淋漓,面青肢冷,脉浮大无根;或可见气短息粗,颧红心烦,五心烦热,咽干口燥,舌红少津,脉细数。

【证候分析】肾为气之根,肾虚摄纳无权,气不归元,故见虚喘,呼多吸少,动则喘甚。肺气不足,卫外不固,故自汗。肾气不足,不能温养腰膝,则腰膝酸软;不能温养心神,则精神萎靡。舌淡苔白,脉沉弱,为阳虚之象。若阳气虚衰欲脱,则喘息加剧,冷汗淋漓,肢冷面青;虚阳外浮,则脉浮大无根。阴阳相互依存,阳虚日久导致阴虚,或素体阴虚,均可导致气阴两虚。颧红心烦,五心烦热,咽干口燥,舌红少津,脉细数等,均为阴虚内热之象。

【辨证要点】肾不纳气证以久病咳喘、呼多吸少、气不得续、动则喘甚为辨证要点。

10.2.2　六腑病辨证

六腑的共同生理功能是:将饮食物腐熟消化,传导糟粕,以通为用,以降为顺。

其中,小肠与心相表里,主要生理功能是受盛、化物和泌别清浊。大肠与肺相表里,主要生理功能是传化糟粕。胃与脾相表里,主要功能是受纳和腐熟水谷,胃以降为和,喜润而恶燥。膀胱与肾相表里,主要功能是贮尿和排尿。

小肠、大肠病变主要反映在泌别清浊和传导功能的异常,以二便改变为主要症状;胃的病变主要反映为受纳腐熟功能障碍以及胃气失于和降两个方面,表现为食少,脘部胀痛,呕恶,呃逆,嗳气等;膀胱的病变主要表现为小便异常。

(1)小肠实热证　是指小肠里热炽盛所表现的证候。多由于心火下移小肠所致。

【临床表现】心烦口渴,口舌生疮,小便赤涩灼痛,舌红苔黄,脉数。

【证候分析】心与小肠相表里,小肠主分清泌浊。心经火热下移小肠,故小便赤涩刺痛。心火内炽,扰及心神,故心烦;热伤津液,故口渴;心开窍于舌,心火上炎,故口舌生疮。舌红苔黄,脉数,为里热之象。

【辨证要点】小肠实热证以心经火热证及小便赤涩灼痛为辨证要点。

(2)大肠湿热证　是指湿热侵犯大肠,传导失司所表现的证候。

【临床表现】腹痛,里急后重,下痢脓血,或暴注下泻,色黄而臭秽。伴肛门灼热,小便短赤,口渴身热,舌红苔黄腻,脉滑数。

【证候分析】湿热侵犯大肠,壅阻大肠气机,故腹痛,里急后重;湿热迫津下行,故暴注下行,色黄臭秽;湿热下注大肠,搏结气血,酿为脓血,而为下痢赤白。热侵大肠,故肛门灼热;水液从大便外泄,故小便短赤;口渴为津伤之征。舌苔黄腻,脉滑数俱为湿热内蕴之象。

【辨证要点】大肠湿热证以下痢或泄泻及湿热征象为辨证要点。

(3)**大肠津亏证**　是指大肠津液不足,失于濡润所表现的证候。

【临床表现】大便秘结干燥,难以排出,数日一行,口干咽燥,或伴头晕、口臭,舌红少津,脉细涩。

【证候分析】肠道津液不足,失于濡润,则大便秘结干燥,难以排出,数日一行。津液不足,不能上润,故口干咽燥。大便日久不解,腑气不通,胃失和降,浊气上逆,故头晕、口臭。舌红少津,脉细涩,为阴虚脉道失充之象。

【辨证要点】大肠津亏证以大便干结,难以排出,数日一行,伴津液亏虚的表现为辨证要点。

(4)**肠虚滑脱证**　是指大肠阳气虚衰,失于固摄所表现的证候。

【临床表现】下利无度或大便失禁,甚则脱肛,腹痛隐隐,喜温喜按,舌淡苔白滑,脉沉弱。

【证候分析】大肠阳气虚衰,失于固摄,故下利无度或大便失禁,甚则脱肛;久泻久痢,更伤阳气,阳虚则寒盛,寒凝气滞,故腹痛隐隐,喜温喜按。舌淡苔白滑,脉沉弱,为阳虚阴盛之象。

【辨证要点】肠虚滑脱证以大便失禁为辨证要点。

(5)**胃热证**　是指胃中火热炽盛所表现的证候。

【临床表现】胃脘灼痛,拒按,渴喜冷饮,或消谷善饥,或口臭,或牙龈肿痛、溃烂、出血,大便秘结,小便短赤,舌红苔黄,脉滑数。

【证候分析】热炽胃中,胃中络脉气机壅滞,故胃脘灼热疼痛且拒按;胃火炽盛,伤津灼液,故口渴喜冷饮;胃火内盛,受纳腐熟功能亢进,故消谷善饥;胃火炽盛,胃中浊气上升,故口臭;足阳明胃经循鼻入上齿,胃中热盛,循经上攻,故牙龈肿痛;胃为多气多血之腑,胃热易致血分有热,故牙龈溃烂、出血。便秘尿黄,舌红苔黄,脉滑数,均为火热内盛之征。

【辨证要点】胃热证以胃脘灼痛及实热见症为辨证要点。

(6)**胃寒证**　是指寒邪凝滞胃脘所表现的证候。

【临床表现】胃脘疼痛,或脘痛暴作,得温痛减,遇寒加剧,口淡不渴,或脘痛绵绵,得食痛减。或伴神疲乏力,泛吐清水,手足不温。舌淡苔白滑,脉沉迟或弦。

【证候分析】寒主收引,寒邪客胃,则阳气被寒邪所遏而不得舒展,致气机阻滞,故胃痛暴作。寒邪得阳则散,遇阴则凝,故得温痛减,遇寒加剧。口淡不渴,是寒邪内盛阴津未伤之征,此胃寒属实。若病程迁延,寒邪伤阳,虚寒内生,则由实转虚。胃中虚寒,故脘痛绵绵。胃虚得食,使阳气得振,故脘痛减轻。中气不足,则神疲乏力。胃气虚寒,水饮不化,随胃气上逆,则口泛清水。肢体失于阳气温煦,故手足不温。舌淡苔白滑,为胃寒停饮之象。迟脉主寒,水饮多见弦脉。

【辨证要点】胃寒证以胃脘冷痛和寒象共见为辨证要点。

(7)**食滞胃肠证**　是指饮食物停滞胃脘,不能腐熟所表现的证候。

【临床表现】胃脘胀闷,甚或疼痛,嗳腐吞酸,恶食呕逆,吐后胀闷得减,或大便泄泻,酸腐臭秽,舌苔厚腻,脉滑。

【证候分析】饮食不节,暴饮暴食,或脾胃虚弱,运化失健,导致食积内停。食滞胃脘,气机不畅,故胃脘胀闷疼痛。胃失和降而上逆,谷浊之气不得下行而上犯,故嗳腐吞酸、恶食呕逆。吐后宿食得以排除,气机通畅,故胀闷可减。如食积停滞,生湿化热,下注大肠,可致大便泄泻,酸腐臭秽。食积内停,胃中浊气上蒸,则舌苔厚腻,脉滑为食积之征。

【辨证要点】食滞胃肠证以胃脘胀闷疼痛,嗳腐吞酸为辨证要点。

(8)**膀胱湿热证**　是指湿热蕴结膀胱,气化不利所表现的证候。

【临床表现】尿频尿急，尿道灼痛，小腹拘急胀痛，小便短赤，或混浊，或尿血，或有砂石，或伴发热，腰痛，舌红苔黄腻，脉滑数。

【证候分析】湿热蕴结膀胱，气化失司，故尿频尿急，尿道灼痛，小便短赤。湿热蕴蒸，津液被灼，故小便短赤。湿热郁遏，气机不畅，故少腹拘急胀痛。湿热下注，气化不利，脂液失于约束，故见小便混浊；湿热下注膀胱，灼伤血络，迫血妄行，故尿血；湿热煎熬尿中杂质，结为砂石，故尿中见砂石。湿热波及于肾，则腰痛拒按。发热、舌红苔黄腻、脉滑数，均为湿热内蕴之象。

【辨证要点】膀胱湿热证以尿频、尿急、尿痛、尿黄为辨证要点。

10.2.3　脏腑兼病辨证

凡两个或两个以上脏腑同时发病者，称为脏腑兼病。

人体是一个有机的整体，各脏腑之间在生理上相互资生，相互制约，在病理上亦相互影响。当某一脏或某一腑发生病变时，不仅表现某脏腑的证候，而且在一定条件下，可影响其他脏腑发生病变而出现证候。

一般来说，脏腑兼病多发生于具有表里、生克、乘侮关系的脏腑。在此主要讨论前面各脏腑病证中未涉及的一些临床常见脏腑兼病证候。掌握脏腑兼病的一般传变规律，对于临床分析判断病情的发展变化，具有重要意义。

（1）心肺气虚证　是指心肺两脏气虚所表现的证候。

【临床表现】心悸，咳喘，气短，胸闷，动则尤甚，咯痰清稀，神疲自汗，语声低怯，面色㿠白，舌淡苔白，脉沉弱或结代。

【证候分析】心主行血，肺主呼吸。肺朝百脉，有促进心行血之作用，反之，肺呼吸功能的正常，也有赖于正常的血液循环，二者均赖宗气以推动。肺气虚弱，则宗气生成不足，以致无力贯心脉；若心气先虚，宗气耗散，则不能司呼吸。

心气不足，不能养心，故心悸。肺气不足，肃降无权，气机上逆，可见咳喘。心肺气虚，胸中气机不畅，则气短且胸闷。动则耗气，加重气虚程度，故活动后加剧。肺气虚，津液不布，聚而生痰，可见咯痰清稀。气虚，全身机能活动减弱，则神疲；肺气不足，卫外不固，可见自汗；宗气不足，则声怯。面色㿠白，舌淡苔白，均为气虚之象。血脉气虚运行无力，或心脉之气不相接续，故脉见沉弱或结代。

【辨证要点】心肺气虚证以心悸咳喘伴气虚证为辨证要点。

（2）心脾两虚证　是指心血不足，脾气虚弱所表现的证候。

【临床表现】心悸怔忡，失眠健忘，面色萎黄，体倦食少，腹胀便溏，或皮下出血，妇女月经量少色淡，淋漓不尽，舌淡苔白，脉细弱。

【证候分析】心主血，脾统血，又为气血生化之源。脾气不足，运化失常，生血不足，或统血失职，血溢脉外，均可导致血虚而心无所主。

心血不足，心失所养，心神不宁，则心悸怔忡，失眠健忘。气血亏虚，不能上荣，所以面色萎黄。脾气亏虚，运化失健，则食少，腹胀便溏。气虚机能活动减退，故体倦。脾气亏虚，不能统血，血溢脉外，可见皮下出血，妇女月经量少色淡，淋漓不尽。舌淡苔白，脉细弱，均为气血亏虚之象。

【辨证要点】心脾两虚证以心悸失眠，食少体倦，慢性出血伴气血不足证为辨证要点。

（3）心肝血虚证　是指心肝两脏血液亏虚所表现的证候。

【临床表现】心悸怔忡，健忘失眠，头晕目眩，两目干涩，视物模糊，面色无华，爪甲不荣，或肢体麻木，震颤拘挛，或女子月经量少色淡，甚则闭经，舌质淡白，脉细。

【证候分析】心主血，肝藏血。心之行血功能失常，则血运异常，肝无所藏；而肝不藏血，不能调节血液进入脉道，则心无所主。

心血亏虚，心失所养，心神不宁，则心悸怔忡、失眠多梦。肝血不足，头目失养，则头晕目眩，视力下降，视物模糊。爪甲、筋脉失于濡养，则爪甲不荣，肢体麻木，震颤拘挛。女子以血为用，心肝血虚，冲任失养，故妇女月经量少色淡，甚则闭经。舌质淡白，脉细，为血虚之征。

【辨证要点】心肝血虚证以心悸失眠，目、爪甲、筋脉失养伴血虚证为辨证要点。

(4)心肾不交证　是指心肾水火既济失调所表现的证候。

【临床表现】心烦心悸，失眠多梦，头晕耳鸣，健忘，腰酸，遗精，五心烦热，咽干口燥，舌红少苔或无苔，脉细数。

【证候分析】心属火，肾属水，心火必须下温肾水，使肾水不寒；肾水必须上济心火，使心火不亢。心肾相交，水火既济。若水亏于下，火亢于上，则水火不相既济，心肾不交。

心阳偏亢，心神不安，故心烦心悸，失眠多梦。肾阴不足，脑髓失充，则头晕耳鸣，健忘；腰为肾之府，失于阴液濡养，故腰膝酸软；阴虚相火妄动，扰动精室，故遗精；五心烦热，咽干口燥，舌红少苔或无苔，脉细数等，为水亏火亢之证。

【辨证要点】心肾不交证以心烦失眠，腰膝酸软伴虚热证为辨证要点。

(5)肺脾气虚证　是指肺脾两脏气虚所表现的证候。

【临床表现】久咳不止，气短而喘，痰多稀白，纳呆食少，腹胀便溏，神疲乏力，面色㿠白，甚则面浮足肿，舌淡苔白，脉弱。

【证候分析】脾主运化，为生气之源，脾气不足，不能散精于肺，则肺气日虚；同时由于脾失健运，内生水湿，湿聚为痰，上渍于肺，从而影响肺的宣发和肃降；而肺虚日久，气不布津，水聚湿生，脾气受困，故脾因之失健或致脾气不足。

肺气不足，呼吸功能减弱，宣降失职，气逆于上，故久咳不止，气短而喘；肺气虚，不能敷布津液，湿聚成痰，故痰多稀白。脾气不足，运化失健，故纳呆食少；湿浊下注，阻遏气机，所以腹胀便溏；如水湿泛滥，可致面浮足肿。面色㿠白，神疲乏力，舌淡苔白，脉弱等，均为气虚之象。

【辨证要点】肺脾气虚证以咳喘气短，食少便溏伴气虚证为辨证要点。

(6)肺肾阴虚证　是指肺肾两脏阴液不足所表现的证候。

【临床表现】咳嗽少痰，痰中带血，甚或咯血，口燥咽干，或声音嘶哑，腰膝酸软，形体消瘦，骨蒸潮热，盗汗颧红，男子遗精，女子月经量少或崩漏，舌红少苔，脉细数。

【证候分析】肺肾阴液相互资生，肾阴为一身阴液之本，所以肺阴虚可损及肾阴。反之，肾阴虚亦不能上滋肺阴，无论病起何脏，终可导致肺肾阴虚证。

阴虚肺燥，清肃失职，故咳嗽痰少；虚热灼伤肺络，迫血上溢，故痰中带血，甚或咯血；津不上承，则口干咽燥。喉为肺系，肾脉循喉，肺肾阴亏，喉失滋养，兼虚火熏灼会厌，则声音嘶哑。腰为肾府，肾阴亏虚，失其濡养，则腰膝酸软；肌肉失养，则形体日渐消瘦。肾阴不足，相火妄动，扰动精室，则遗精。肾水不足，冲任空虚，可见经少；虚火损伤冲任，则见崩中。颧红盗汗，骨蒸潮热，舌红少苔，脉细数为阴虚内热之证。

【辨证要点】肺肾阴虚证以咳嗽痰血，腰膝酸软伴阴虚内热证为辨证要点。

(7)脾肾阳虚证　是指脾肾两脏阳气亏虚所表现的证候。

【临床表现】面色㿠白,形寒肢冷,腰膝或下腹冷痛,久泻久痢,或五更泄泻,或面浮肢肿,小便不利,甚则腹胀如鼓。舌淡胖,苔白滑,脉沉细。

【证候分析】脾为后天之本,肾为先天之本,在生理上脾肾阳气相互资助,相互促进,脾之健运,化生精微,须借助肾阳之温煦,肾中精气亦有赖于水谷精微的培育和充养;脾和肾在病理上亦常相互影响,若肾阳不足,不能温煦脾阳,则脾阳亦不足,而若脾阳久虚,进而可损及肾阳,无论脾阳虚衰或肾阳不足,在一定条件下,均能发展为脾肾阳虚证。

脾肾阳虚,不能温煦形体,故面色㿠白,畏寒肢冷。阳虚阴寒内生,经脉凝滞,故腰膝或少腹冷痛。脾肾阳虚,水谷不得腐熟运化,故泻下不止。五更是阴气极盛,阳气萌发之际,命门火衰者应于此时。因阴寒内盛,命门之火不能上温脾土,脾阳不升而水谷下趋,故令五更泄泻。阳虚无以运化水湿,溢于肌肤,则面浮肢肿;停于腹内则腹胀如鼓;水湿内聚,气化不行,则小便不利。舌淡胖,苔白滑,脉沉细,均为阳虚失于温运,水寒内停之象。

【辨证要点】脾肾阳虚证以腰膝、下腹冷痛,久泻不止,浮肿伴虚寒证为辨证要点。

(8)肝肾阴虚证　是指肝肾两脏阴液亏虚所表现的证候。

【临床表现】头晕目眩,胁痛,腰膝酸软,耳鸣健忘,失眠多梦,咽干口燥,五心烦热,颧红盗汗,男子遗精,女子经少,舌红少苔,脉细数。

【证候分析】肝肾同源,在生理上,二脏阴液相互资生,在病理上,也互相影响,肝阴虚可下及肾阴,使肾阴不足;肾阴虚不能上滋肝木,致肝阴亦虚,形成肝肾阴虚证。

肝肾阴虚,水不涵木,肝阳上亢,则头晕目眩;肝阴不足,肝脉失养,致胁部隐隐作痛。肾阴不足,不能濡养筋脉头目,故腰膝酸软无力,耳鸣健忘。虚热内扰,心神不安,故失眠多梦。津不上润,则口燥咽干。肝肾阴虚,相火妄动,扰动精室,则遗精。肝肾阴伤,冲任空虚,则月经量少。五心烦热,颧红盗汗,舌红少苔,脉细数,为阴虚内热之征。

【辨证要点】肝肾阴虚证以胁痛,腰膝酸软,眩晕耳鸣伴阴虚内热证为辨证要点。

(9)肝脾不调证　是指肝失疏泄,脾失健运所表现的证候。

【临床表现】胸胁胀满窜痛,善太息,情志抑郁,或急躁易怒,纳呆食少,腹胀便溏,肠鸣矢气,或腹痛欲泻,泻后痛减。舌苔白或腻,脉弦。

【证候分析】肝气条达,有助于脾的运化功能,脾之健运,气机通畅,有助肝气的疏泄。如肝失疏泄,气机不畅,可致脾运失健;反之,脾失健运,湿阻气滞,亦能影响肝气的疏泄。

肝失疏泄,气机郁滞,故胸胁胀满窜痛;太息则使气机舒展,胀闷得舒,故喜太息;肝气郁滞,情志不畅,故精神抑郁;肝郁化火,阳气升腾,则急躁易怒。脾失健运,气滞湿阻,故纳呆腹胀,便溏不爽,肠鸣矢气;肝脾不调,气机郁滞,运化失常,故腹痛则泻;排便后气滞得畅,故泻后疼痛得以缓解。舌苔白或腻,脉弦为肝郁脾弱之征。

【辨证要点】肝脾不调证以胸胁胀满窜痛、纳呆腹胀便溏为辨证要点。

(10)肝气犯胃证　是指肝失疏泄,胃失和降所表现的证候。

【临床表现】胃脘连胸胁胀闷疼痛,或窜痛,嗳气呃逆,嘈杂吞酸,情志抑郁或烦躁易怒,善太息,舌苔薄白或薄黄,脉弦或弦数。

【证候分析】肝主疏泄,胃主通降,肝气失于疏泄,则影响胃气的降浊功能。

肝郁气滞,横逆犯胃,则胃脘连及胁肋胀闷疼痛或窜痛;胃失和降,气机上逆,故嗳气呃逆;如肝郁化火,胃气上逆,可见嘈杂吞酸。肝气郁滞,情志不畅,故精神抑郁;肝郁化火,阳气升腾,故急躁易怒。太息则使气机舒展,胀闷得舒,故喜太息。舌苔薄白,脉弦,为肝气郁结之象;

若气郁化火,则可见舌红苔黄,脉弦数。

【辨证要点】肝气犯胃证以胃脘连胸胁胀痛或窜痛,呃逆嗳气为辨证要点。

(11)肝火犯肺证　是指肝经气火上逆犯肺所表现的证候。

【临床表现】胸胁灼痛,急躁易怒,头晕目赤,口苦口干,咳嗽痰黏,量少色黄,甚则咳血,舌红苔薄黄,脉弦数。

【证候分析】肝气主升,肺气主降,升降协调,则气机调畅。若肝火上逆犯肺,肺失清肃,则气机上逆。

肝经气火内郁,热壅气滞,则胸胁灼痛,故急躁易怒。肝火上炎,可见头晕目赤。热蒸胆气上溢,故觉口苦。肝经气火循经犯肺,肺受火灼,失于清肃,肺气上逆,则为咳嗽。火热灼津,炼液为痰,故痰黄黏量少。火灼肺络,迫血妄行,可见咳血。口干,舌红苔薄黄,脉弦数,为肝经实火内炽之征。

【辨证要点】肝火犯肺证以胸胁灼痛,急躁易怒,咳嗽为辨证要点。

10.3　气、血、津液病辨证

气、血、津液病辨证,是指运用气、血、津液的理论,分析、判断疾病中有无气、血、津液亏损或运行障碍证候的一种辨证方法。

气、血、津液病的证候大致分为三类,一为气、血、津液的亏虚,主要包括气虚证、血虚证、津液不足证、气血两虚证、气不摄血证、气随血脱证、气随津脱证、津枯血燥证,气陷证亦属气虚证范畴;二为气血的运行失常或津液的停聚,主要有气滞证、气逆证、血瘀证、气滞血瘀证,水肿、痰饮、津停气阻证;三为气虚或津液亏损伴血液运行失常,包括气虚血瘀证和津亏血瘀证。另外,血寒证、血热证亦属气、血、津液辨证范畴。

由于气、血、津液都是脏腑功能活动的物质基础,其生成及运行又有赖于脏腑的功能活动,故气、血、津液辨证应与脏腑辨证紧密结合。

10.3.1　气病辨证

气病病证包括气虚证、气陷证、气滞证及气逆证四种。

(1)气虚证　是指元气不足,气的功能减退,或脏腑组织机能减退所表现的虚弱证候。

【临床表现】少气懒言,气短声低,神疲乏力,自汗,头晕目眩,活动后诸证加剧,舌淡苔白,脉虚无力。

【证候分析】由于元气不足,脏腑组织机能减退,所以少气懒言,气短声低,神疲乏力。若卫气虚弱,不能固表,可见自汗。若气虚清阳不升,不能温养头目,则头晕目眩。劳则耗气,故活动时诸症加剧。气虚无力鼓动血脉,血不上荣于舌,而见舌淡苔白;气虚鼓动血行无力,故脉虚无力。

【辨证要点】气虚证以神疲乏力,气短声低,脉虚为辨证要点。

(2)气陷证　是指气虚无力升举,清阳之气下陷的证候。

【临床表现】倦怠气短,头晕眼花,大便稀溏,腹部有坠胀感,或见久泻久痢,脱肛或子宫脱垂等,舌淡苔白,脉弱。

【证候分析】气陷是气虚发展而来,多指脾(中)气下陷。脾气主升,能升举清阳,举托内脏。

脾气虚,清阳不升,不能温养头目,故倦怠短气,头晕目花。脾气不健,水谷不得运化而下趋,则见大便稀溏。脾气虚衰,升举无力,气坠于下,故脘腹重坠作胀;中气下陷,内脏失于托举,故久泻不止,甚或脱肛,或子宫下垂,或胃、肝、肾等脏器下垂。舌淡苔白,脉弱,均为脾气虚弱之象。

【辨证要点】气陷证以短气乏力伴内脏下垂为辨证要点。

(3)气滞证　是指人体某一脏腑,某一部位或经络气机阻滞,运行不畅所表现的证候。

【临床表现】胀闷,疼痛。

【证候分析】人体气机以畅顺为贵,气的运行发生障碍而郁滞,轻则胀闷,甚或疼痛,常表现为攻窜发作。气滞于某一局部或经络,可出现相应部位的胀满疼痛。如肺气壅滞,则胸闷;食滞胃脘,可见脘腹胀闷疼痛;肝郁气滞,则胁肋窜痛、乳房或少腹胀痛。所以,辨气滞证候尚须辨明病因病位。

【辨证要点】气滞证以胀闷,疼痛为辨证要点。

(4)气逆证　是指气机升降失常,逆而向上所表现的证候。

【临床表现】咳嗽喘息;呃逆、嗳气、恶心、呕吐、头痛、眩晕,甚或昏厥、呕血等。

【证候分析】气逆证以肺胃之气上逆和肝气升发太过而上逆的病变为多见。肺气上逆以喘咳为主症;胃气上逆以呃逆、嗳气、恶心、呕吐为主症;肝气升发太过而上逆,可见头痛、眩晕、昏厥;如血随气逆而上涌,可致呕血。因此,辨气逆证候应辨明病因及病位。

【辨证要点】气逆证以咳喘、呕逆或头痛眩晕为辨证要点。

10.3.2　血病辨证

血病辨证包括血虚证、血瘀证、血热证、血寒证。

(1)血虚证　是指血液亏虚,脏腑经络组织失养所表现的证候。

【临床表现】面白无华或萎黄,口唇、爪甲色白,头晕眼花,心悸失眠,手足发麻,或妇女经血量少色淡,经期后期或闭经,舌淡苔白,脉细无力。

【证候分析】血有营养和滋润全身的生理功能。面色的红润、皮肤的润泽、感觉的灵敏、精神活动的正常,均有赖于血的滋养。

血虚则肌肤失养,面白无华或萎黄,唇、爪甲、舌体皆呈淡白色。血虚不能上荣头目,故头晕眼花。心主血脉而藏神,血虚不能养心则心悸,不能养神则失眠。血虚经络失养,致手足发麻。女子以血为用,营血不足,冲任空虚,故月经量少色淡,经期延后,甚则闭经。脉道失充则脉细无力。

【辨证要点】血虚证以面、口唇、爪甲色白,脉细为辨证要点。

(2)血瘀证　是指离经之血积存体内,或血行不畅,阻滞于经脉或脏腑内所引起的证候。

【临床表现】以疼痛、肿块、出血等为主要症状。疼痛特点是痛如针刺,痛有定处,拒按,夜间痛甚;肿块的特点是在体表者,色呈青紫;在体内者,久聚不散,可形成癥积,按之有痞块,固定不移。出血的特征是血色紫暗,并伴有血块,或大便色黑如柏油状。面色黧黑,肌肤甲错,唇甲青紫,或皮下紫斑,或体表出现丝状如缕,或腹部青筋,或下肢筋青胀痛等。妇女常见经闭。舌质紫暗,或见瘀斑瘀点,脉象细涩。

【证候分析】瘀血阻滞经脉,不通则痛,故疼痛。瘀血为有形之邪,阻碍气机运行,故疼痛特点为刺痛,固定;按压使气滞加重,故拒按。夜间血行较缓,瘀阻加重,故夜间痛甚。积瘀不散而凝结成块,故可见体表肿块色青紫或体内肿块触之固定不移。出血是由于瘀血阻塞络脉,阻碍气血运行,血不循经而外溢,出血色呈紫暗,或凝结成块。瘀血内阻,气血运行不利,肌肤失养,则见面色黧黑,肌肤甲错,口唇、舌体、指甲青紫色暗等体征。瘀血停滞皮下脉络,则见皮肤出现丝状红缕、腹壁青筋显露及下肢筋青胀痛。瘀血内阻,冲任不通,则为经闭。舌质紫暗,或见瘀斑瘀点,脉细涩等,皆为瘀阻脉络,血行受阻之象。

【辨证要点】血瘀证以痛如针刺,痛有定处,拒按,肿块,唇舌爪甲紫暗,脉涩等为辨证要点。

(3)血热证　是指脏腑火热炽盛,热迫血分所表现的证候。

【临床表现】咳血,吐血,尿血,衄血,便血,妇女月经先期、量多,身热,心烦,口渴,舌红绛,脉滑数。

【证候分析】脏腑火热,内迫血分,血热妄行,血络受伤,故表现为各种出血证。热伤肺络则咳血;热伤胃络则吐血;膀胱络伤则尿血;肌衄、鼻衄、齿衄、舌衄均与热伤血络有关。热扰冲任,还可见妇女月经提前、量多。火热炽盛,灼伤津液,故身热、口渴。火热扰及心神则心烦。热迫血行,壅于脉络则舌红绛,脉滑数。

【辨证要点】血热证以出血和热象为辨证要点。

(4)血寒证　是指寒凝血脉,气机受阻,血行不畅所表现的征候。

【临床表现】手足冷痛,肤色紫暗发凉,畏寒喜暖,得温痛减,妇女少腹冷痛,月经错后或痛经、经色紫暗,夹有血块,舌紫暗,苔白,脉沉迟涩。

【证候分析】寒邪凝于血脉,使脉道收引,气机凝滞,血行不畅,故见手足冷痛,肤色紫暗。血得温则行,遇寒则凝,所以畏寒喜暖,得温痛减。如妇女经期产后贪凉饮冷,致寒客冲任,则可见少腹冷痛;寒凝冲任,经血受阻,故经期推迟,色暗有块。舌紫暗,脉沉迟涩,皆为寒邪阻滞血脉,气血运行不畅之征。

【辨证要点】血寒证以手足或少腹冷痛,肤色紫暗为辨证要点。

10.3.3　津液病辨证

津液病辨证包括津液不足及水液停聚两个方面。

10.3.3.1　津液不足证

津液不足证,是指由于津液亏少,脏腑组织器官失其濡润滋养所表现的证候。

【临床表现】口燥咽干,鼻干唇燥,皮肤干燥甚或枯瘪,小便短少,大便干结难解,舌红少津,脉细数无力。

【证候分析】津液不足,上不能濡养口、咽、鼻、唇及皮肤,故见口燥咽干,渴欲饮水,鼻干唇燥;外不能滋润皮肤,则皮肤干燥甚或枯瘪;下不能化生尿液,濡润大肠,故小便短少,大便秘结。舌红少津,脉细数皆为津亏内热之象。

【辨证要点】津液不足证以口咽唇鼻皮肤干燥及尿少便干为辨证要点。

10.3.3.2　水液停聚证

水液停聚证,是指水液输布排泄失常所引起的水肿、痰饮等病证。

(1)水肿证　是指体内水液停聚,泛滥肌肤,引起头面、四肢、胸腹甚至全身水肿的病证。临床将水肿分为阳水、阴水两大类。

①阳水　水肿性质属实者,称为阳水。

【临床表现】眼睑先肿,继而头面,甚至遍及全身,小便短少,来势迅速。皮肤薄而光亮。常伴恶寒发热,无汗,舌苔薄白,脉浮紧。或咽喉肿痛,舌红,脉浮数。或全身水肿,来势较缓,按之没指,身重困倦,脘闷纳呆,泛恶欲吐,小便短少,舌苔白腻,脉沉。

【证候分析】风邪侵袭,肺卫受病,宣降失常,通调失职,以致风水相搏,泛溢于肌肤而成水肿。肺在上焦,宣发失职,水液停滞,故水肿起于眼睑头面,肃降失常,水道通调不利,犯溢肌肤,水肿可遍及肢体。若风水偏寒,则可见恶寒,发热,无汗,苔薄白,脉浮紧;如风水偏热,则兼有咽喉肿痛,舌红,脉浮数。若水湿浸渍,脾土受困,运化失常,水泛肌肤,故见全身水肿来势较缓,按之没指;脾主四肢肌肉,湿盛困脾,浸渍肢体,则身重困倦,脘闷纳呆,泛恶欲呕;水湿内停,三焦不利,膀胱气化失常,故小便短少。舌苔白腻,脉象沉缓等,皆为湿邪内盛之象。

【辨证要点】阳水以发病急,来势猛,眼睑头面先肿,上半身肿甚为辨证要点。

②阴水　水肿性质属虚者,称为阴水。

【临床表现】身肿,腰以下为甚,按之凹陷不起,脘闷腹胀,纳呆便溏,面色㿠白,神疲肢困,舌淡,苔白滑,脉沉缓。或水肿日甚,小便不利,腰膝酸冷,四肢不温,畏寒神疲,面色㿠白或灰滞,舌淡胖苔白滑,脉沉迟无力。

【证候分析】脾主运化水湿,肾主水,所以脾虚或肾虚,均能导致水液代谢障碍,水湿泛滥而为阴水。水势趋下,故水肿起于足部,以腰以下为甚,按之凹陷不起。中焦运化无力,可见脘闷纳呆,腹胀便溏。脾主四肢,脾虚水湿内渍,则面色㿠白,神疲肢困。舌淡苔白滑,脉沉缓,为水湿内盛之象。

脾虚日久,伤及肾阳,或肾阳亏虚,不能主水,水液不能正常代谢,均能导致阴水。腰为肾之府,肾阳亏虚,不能温养腰膝,故腰膝冷痛;不能温养肢体,故四肢厥冷,畏寒神疲。阳虚水停,故面色㿠白;面色灰滞为肾虚水泛之征。舌淡胖苔白滑,脉沉迟无力,为阳虚寒水内停之象。

【辨证要点】阴水以发病缓,足部先肿,腰以下肿甚,按之凹陷不起为辨证要点。

(2)痰证　是指痰浊内阻,停聚于脏腑,经络,组织之间而引起的病证。

【临床表现】咳嗽咯痰,胸脘满闷,纳呆呕恶,头晕目眩,或神昏癫狂,喉中痰鸣,或肢体麻木,或见瘰疬、瘿瘤、乳癖、痰核等,舌苔白腻,脉滑。

【证候分析】脾运失常,水湿内生,湿聚为痰,痰浊阻肺,肺失宣降,故咳嗽咯痰,胸脘满闷;痰浊中阻,胃失和降,故纳呆呕恶;痰浊内阻,阻遏清阳上升,可见头晕目眩;痰蒙心窍,则神昏癫狂,喉中痰鸣;痰阻经络,气血运行不利,所以肢体麻木;痰浊凝结,局部气血不畅,则凝聚成块,在颈为瘰疬、瘿瘤,在乳房为乳癖,在皮下肌肉则为痰核等。苔腻,脉滑,均为痰湿之象。总之,痰浊为病,见症多端,故有"百病多因痰作祟"之说。

【辨证要点】痰证以咳嗽痰多,胸闷脘痞,呕恶,局部包块,苔腻,脉滑为辨证要点。

(3)饮证　是指水饮停滞于脏腑组织之间所表现的病证。

【临床表现】脘腹痞胀,泛吐清水,水声漉漉;胸胁胀痛,咳嗽、呼吸时加重,短气;咳嗽气喘,痰多清稀,喉中痰鸣,胸膈满闷,倚息不能平卧,甚或心悸;或肢体浮肿,沉重酸痛,小便不利;头目眩晕,苔白滑,脉弦。

【证候分析】根据饮邪停留部位,可将饮证分为痰饮、悬饮、支饮和溢饮。饮邪停留胃肠,阻遏气机,胃失和降,则脘腹痞胀、水声漉漉、泛吐清水,为痰饮;饮停胸胁,气机不利,可见咳唾胸胁引痛、短气,为悬饮;饮停于肺,肺气上逆则见咳嗽气喘,胸闷或倚息,不能平卧,如水饮凌心,心阳受阻则见心悸,为支饮;水饮溢于四肢肌肤,则肢体浮肿,沉重酸困,小便不利,为溢饮。饮阻清阳,则头晕目眩,苔白滑,脉弦,为饮阻气机之象。

【辨证要点】饮证以泛吐清水、胸闷脘痞、咳痰清稀、四肢浮肿、苔滑脉弦为辨证要点。

10.3.4　气、血、津液同病辨证

气、血、津液均是构成人体和维持人体生命活动的最基本物质。生理上三者相互依存,相互制约,相互为用;在发生病变时,气、血、津液也常相互影响,或气血同病,或气津同病,或津血同病,即为气、血、津液同病。气、血、津液同病常见的证候,有气虚血瘀证、气滞血瘀证、气血两虚证、气不摄血证、气随血脱证、津停气阻证、气随津脱证、津亏血瘀证及津枯血燥证等。

10.3.4.1　气虚血瘀证

气虚血瘀证,是指由于气虚运血无力,以致血行瘀滞所表现的证候。

【临床表现】面色淡白或晦滞,体倦乏力,少气懒言,疼痛如刺,痛处不移,拒按,常见于胸胁,舌淡暗或有紫斑,脉沉涩。

【证候分析】血属阴而主静。血不能自行,有赖于气的推动。气虚则推动无力,血行迟缓而形成血瘀。气虚,可见面色淡白,身倦乏力,少气懒言等。气虚运血无力,血行缓慢,瘀阻络脉,故面色晦滞。血行瘀阻,不通则痛,故痛如针刺,痛有定处且拒按。因本证以心肝病变多见,故疼痛主要出现在胸胁部位。舌淡为气虚之象,舌暗或有瘀斑,脉沉涩,为血瘀证常见舌脉。

【辨证要点】气虚血瘀证以面色淡白、体倦少气等气虚之症与胸胁刺痛等血瘀征象并见为辨证要点。

10.3.4.2　气滞血瘀证

气滞血瘀证,是指由于气机郁滞致血行瘀阻所表现的证候。

【临床表现】胸胁胀闷走窜疼痛,急躁易怒,胁下痞块刺痛拒按,妇女可见乳房胀痛,经闭或痛经,经色紫暗,夹有血块,舌质紫暗或有紫斑,脉弦涩。

【证候分析】肝主疏泄而藏血,具有条达气机,调节情志的功能。肝气郁结,疏泄不及,可导致血瘀。肝气郁滞,疏泄失职,不能调畅情志,故胸胁胀满走窜疼痛,乳房胀痛,急躁易怒。肝郁日久不解,气滞则血瘀,可见胁下痞块疼痛拒按。妇女以血为用,气滞血瘀,冲任不畅,故闭经。肝脉绕阴器抵少腹,气滞血瘀,导致经行小腹疼痛,且经色紫暗有块。舌质紫暗或有紫斑,脉弦涩,为气滞血瘀之征。

【辨证要点】气滞血瘀证以胁痛、乳胀等肝郁之症与胁下痞块或妇女经闭、痛经等血瘀征象并见为辨证要点。

10.3.4.3　气血两虚证

气血两虚证,是指气虚与血虚同时存在所表现的证候。

【临床表现】面色淡白或萎黄,少气懒言,乏力自汗,头晕目眩,心悸失眠,舌淡而嫩,脉细弱等。

【证候分析】气能生血,血可载气,气虚不能生血,或血虚无以化气,均可致气血两虚。气虚,可见少气懒言、乏力自汗;气血不足,不能上荣头面,则面色淡白或萎黄、头晕目眩;心失所养,心神不安,故心悸失眠。舌淡嫩,脉细弱,为气血不足之象。

【辨证要点】气血两虚证以少气乏力、面舌色淡、脉虚等气虚见症与眩晕心悸、舌嫩脉细等血虚见症并见为辨证要点。

10.3.4.4　气不摄血证

气不摄血证,是指因气虚而不能摄血,而表现为失血的证候。

【临床表现】吐血,便血,或肌衄,或崩漏,并见气短,倦怠乏力,面色㿠白而无华,舌淡,脉细弱。

【证候分析】血在脉中运行而不溢出脉外,主要依赖于气对血的固摄作用。气虚则固摄无权,可导致各种出血病证。血液离经外溢,溢于胃肠,便为吐血、便血;溢于肌肤,则见肌衄。脾虚统摄无权,冲任不固,妇女可见月经过多或崩漏。气短,倦怠乏力为气虚证,面白无华为血虚证,舌淡,脉细弱,为气血不足证之见症。

【辨证要点】气不摄血证以出血与气短乏力等气虚见症并见为辨证要点。

10.3.4.5　气随血脱证

气随血脱证,是指因大出血引起气随之暴脱的证候。

【临床表现】大量出血的同时,见面色苍白,四肢厥冷,冷汗淋漓,气息微弱,甚至晕厥。舌淡,脉微细欲绝,或浮大而散。

【证候分析】血为气之母,气必须依附于血和津液而存在于体内。如果气失去依附,则浮散无根而发生气脱。大量出血,气无所附,气脱阳亡,不能上荣于面,则面色苍白;阳气不能温煦四末,则四肢厥冷;不能温煦固护肌表,则冷汗淋漓;神随气散,神无所主,则为晕厥。血失气脱,正气大伤,舌体失养,则色淡;脉道失去气血的鼓动及充盈,故脉微细欲绝;如脉见浮大而散,则证情更为险恶,为阳气浮越外亡之象。

【辨证要点】气随血脱证以大出血时,随即出现四肢厥冷、冷汗淋漓等气脱之症为辨证要点。

10.3.4.6　津停气阻证

津停气阻,是指津液代谢障碍,水液停蓄导致气机阻滞所表现的证候。

【临床表现】胸满咳嗽,喘促不能平卧,心悸、心痛,头晕困倦,脘腹胀满,纳呆呕恶,肢体沉重胀痛,舌淡胖,脉沉弦。

【证候分析】津液代谢障碍,水液停留,导致气机阻滞,临床表现随津气阻滞部位不同而异。如痰饮阻肺,肺失宣降,可见胸满咳嗽,喘促不能平卧;水饮凌心,阻遏心气,则见心悸、心痛;水湿停滞中焦,脾胃气机升降失常,可致清气不升,浊气不降,而见脘腹胀满,头晕困倦,纳呆呕恶;水饮停于肌肤,则可使经脉阻滞,表现为肢体沉重胀痛。舌淡胖,脉沉弦,为津停气阻之象。

【辨证要点】津停气阻证以水湿痰饮停聚和气机阻滞症状并见为辨证要点。

10.3.4.7 气随津脱证

气随津脱证,是指津液大量丢失,气无所附,随津液外脱亡失所表现的证候。

【临床表现】大汗、大吐、大下同时,见面色苍白,汗出不止,四肢厥冷,呼吸微弱,甚则神昏晕厥,脉微欲绝。

【证候分析】津液能载气,气在体内存在,须依赖于血和津液。津液大量丢失,气无所附,以致气随津液外泄。大汗出,或严重吐泻,耗伤大量津液,气随津液外脱而亡失,不能上荣于面,则见面色苍白;不能温煦固护肌表,则冷汗淋漓,阳气不能温煦四末,则四肢厥冷;神随气散,神无所主,则为晕厥。津失气脱,正气大伤,不能鼓动血行,故脉微细欲绝。

【辨证要点】气随津脱证以大汗、大吐、大下时,随即出现四肢厥冷、冷汗淋漓等气脱之症为辨证要点。

10.3.4.8 津亏血瘀证

津亏血瘀证,是指津液耗损,导致血量减少,血行滞涩不畅所表现的证候。

【临床表现】口干咽燥,渴欲饮水,唇焦或裂,皮肤干燥,小便短少,大便干燥,肌肤甲错,或斑疹显露,舌质紫绛,或有瘀点、瘀斑,脉细涩。

【证候分析】血和津液都有滋润和濡养作用,生理上,津液是血液的重要成分,病理上,在津液大量耗伤时,脉内之津液渗出脉外,以致血量减少,血液浓稠,运行涩滞不畅。津液耗损,则见口干咽燥,渴欲饮水,唇焦或裂,皮肤干燥,小便短少,大便干燥,脉细;肌肤甲错,或斑疹显露,舌质紫绛,或有瘀点、瘀斑,脉涩等,均为瘀血内阻之象。

【辨证要点】津亏血瘀证以口咽、唇、鼻、皮肤干燥及尿少便干等津亏之症与肌肤甲错、斑疹显露等血瘀证并见为辨证要点。

10.3.4.9 津枯血燥证

津枯血燥证,是指津液亏乏,导致血燥而虚热内生或血燥生风所表现的证候。

【临床表现】鼻咽干燥,口渴喜饮,皮肤干燥瘙痒,肌肉瘦削,小便短少,舌红少津,脉细数。

【证候分析】津血同源,津液不足,脉内津液渗出脉外,以致血燥而生内热或生风。津液耗伤,故鼻咽干燥,口渴喜饮,皮肤干燥,肌肉瘦削,小便短少;血燥生风,风胜则痒,可见皮肤瘙痒;血燥而虚热内生,故舌红少津,脉细数。

【辨证要点】津枯血燥证以干涩、口燥等津血不足之症与皮肤瘙痒,舌红少津,脉细数等血燥症状并见为辨证要点。

10.4 小结

辨证,是把望、闻、问、切四诊所得的资料进一步分析与综合,以抓住疾病的本质,从而判断出其证候及疾病名称,为论治提供可靠的依据。辨证方法有多种,本章介绍八纲辨证、脏腑辨证及气、血、津液辨证。其中,八纲辨证是分析疾病共性的辨证方法,是各种辨证的总纲。

八纲辨证是指在四诊合参,掌握辨证资料之后,根据病位深浅、病邪性质、邪正盛衰、人体强弱等,加以综合分析,归纳为八纲证候。病位的深浅,可分表证和里证;疾病的性质,可分寒证和热证;邪正的盛衰,可分虚证和实证;疾病的类别,可分阴证和阳证。其中,阴阳两纲可以作为八纲的纲领。表里、寒热、虚实,每两纲有其单纯证候的出现,也常有交织在一起的错杂情况,在一定条件下,疾病还可以出现不同程度的转化,更有真象与假象的分别。因此,必须细心鉴别,才能全面准确地认识疾病,诊断疾病。

脏腑病辨证,是根据脏腑的生理功能、病理表现,对疾病证候进行分析归纳,以判断病变的脏腑部位、性质、正邪盛衰等情况的一种辨证方法。脏腑病辨证分为五脏病辨证、六腑病辨证及脏腑兼病辨证三个部分。

气、血、津液病辨证,是运用气、血、津液的理论,分析、判断疾病中有无气、血、津液亏损或运行障碍证候的一种辨证方法。气、血、津液病的证候大致分为三类,一为气、血、津液的亏虚,二为气血的运行失常或津液的停聚,三为气虚或津液亏损伴血液运行失常。由于气、血、津液都是脏腑功能活动的物质基础,其生成及运行又有赖于脏腑的功能活动,故气、血、津液辨证应与脏腑辨证紧密结合。

总之,脏腑、气、血、津液辨证,是在八纲辨证的基础上,进一步根据病因、病位、病程加以分析,以使诊断更为精细完备。

阅读材料

外感病辨证方法

外感病是指人体感受外邪而引起的一类疾病。外感病多因感受特定的致病因素,具有季节性、地域性、传染性和流行性,且病程发展具有明显的阶段性的特点。外感病的辨证方法主要包括了六经辨证、卫气营血辨证和三焦辨证。

1. 六经辨证

六经辨证是用于外感病最早的一种辨证方法,是汉代张仲景《伤寒论》所创立的。六经辨证将外感病演变过程中的各种证候,进行综合分析,以阴阳为纲,提纲挈领地分为三阳证和三阴证两大类,即太阳病证、阳明病证、少阳病证、太阴病证、厥阴病证及少阴病证。

以病变部位分,太阳病主表,少阳病主半表半里,阳明病主里,而三阴病统属于里。按病邪性质论,正盛邪实,抗病力强,属实属热者,多为三阳病证;病势衰退,抗病力弱,属虚属寒者,多属三阴病证。

(1)太阳病证　太阳为一身之表,具有抗御外邪侵袭的功能。风寒之邪侵袭人体,大多从太阳而入,正邪相争于外,而表现为太阳病证。太阳病证是外感病的早期阶段。

因病人感受病邪的不同和体质的差异,太阳病证又有伤寒和中风的区别,前者为寒邪袭表,卫阳被束,营阴郁滞所致;后者为风伤卫表,营卫不和所致。

(2)阳明病证　是外感病过程中,阳热亢盛、邪正相争最剧烈的极期阶段。外邪传入阳明胃肠,化热化燥,属于里实热证。

因病人体质差异和邪气侵犯部位不同,阳明病证又可分为阳明经证和阳明腑实证,前者为邪热炽盛,充斥阳明之经所致;后者为邪热传入阳明之腑,与肠中糟粕相搏形成燥屎、腑气不通所致。

(3)少阳病证　是外感病过程中,邪正分争于表里之间所表现的证候。邪入少阳,病邪已离太阳之表,而未入阳明之里,既不属于表证,也不属于里证,而是属于半表半里的热证。

(4)太阴病证　是外感病的中后期,邪从阳经传入阴经,正气开始衰弱的阶段。病变性质属于脾阳虚衰、寒湿内盛的里虚寒湿证。

(5)少阴病证 是外感病的后期,心肾阳气受损,阴血不足,其病变属于全身性的里寒证,为疾病的严重阶段。

(6)厥阴病证 是六经病证的后期阶段。因厥阴为阴之尽,阳之始,阴阳各趋其极,故病变表现错综复杂,临床特点为阴阳对峙,寒热交错。足厥阴肝经属肝络胆而挟胃,故常表现出肝、胆、胃的证候。

2. 卫气营血辨证

卫气营血辨证是清代叶天士按病位浅深、病情轻重,将温热病发生发展过程中所表现的证候进行分析归纳,概括为卫、气、营、血四个不同阶段的证候类型,以说明各阶段的病理变化和传变规律的辨证方法。

(1)卫分证 是温热病邪侵犯卫表,卫气功能失常所表现的证候,常见于温热病的初期。因肺合皮毛,主一身之表,故卫分证候常伴有肺经病变的见症。

(2)气分证 是温热病邪内入脏腑,正盛邪实,正邪剧争,阳热亢盛的里热证。因邪入气分所犯脏腑不同,可出现不同的证候类型,如热壅于肺、热扰胸膈、热入于胃、热结肠道等。

(3)营分证 是温热病邪内陷的深重阶段,以营阴受损,心神被扰为病变特点的证候。疾病由营转气,表示病情好转;由营入血,表示病情深重。

(4)血分证 是温热病发展过程中最为深重的阶段。心主血,肝藏血,热邪深入血分,势必影响心、肝二脏;而邪热久羁耗伤真阴,又累及于肾。所以,血分证以心、肝、肾病变为主。

3. 三焦辨证

三焦辨证是清代吴鞠通依据《内经》上、中、下三焦划分病位的概念,在《伤寒论》及叶天士卫气营血辨证的基础上,结合温病传变规律总结出来的一种辨证方法。三焦辨证着重阐述三焦所属脏腑在温病过程中的病理变化、证候特点及其传变规律。

(1)上焦病证 是温热病邪侵犯肺经或邪陷心包的证候,为温病的初期阶段。温病从口鼻而入,鼻通于肺,所以温病开始阶段,即可出现肺卫受邪的症状。温邪犯肺后,既可顺传入中焦,也可逆传心包,而出现邪陷心包的证候。

(2)中焦病证 是温热病邪侵犯中焦脾胃的证候,为温病的极期阶段。脾胃特性不同,脾喜燥而恶湿,湿易困遏脾气而致运化失常,邪入中焦而从湿化,则出现太阴湿化证;胃喜润而恶燥,燥则浊气不降而郁闷,邪入中焦而从燥化,则出现阳明燥化证。

(3)下焦病证 是温热之邪久羁,劫灼下焦,损伤肝肾阴液所表现的证候,为温病的末期阶段。

思考题

1. 八纲辨证包括哪些内容?
2. 试述表里辨证、寒热辨证、虚实辨证的意义。
3. 寒证与热证的临床表现有何不同?
4. 如何辨别真热假寒证及真寒假热证的寒热真假?
5. 脾气虚证的临床表现如何?
6. 试述肾阳虚证与肾气不固证的临床表现有何不同?
7. 心肾不交证的主要症状有哪些?试进行证候分析。

8. 肝脾不调证的临床表现有哪些？为什么会出现这些症状。
9. 试述气虚证和气陷证的关系。
10. 血瘀证的临床表现如何？

第11章 养生与防治

教学目的和要求

1. 掌握治病求本、正治、反治的概念;

2. 掌握正治反治、治标治本、扶正祛邪、调整阴阳、三因制宜等治疗原则和具体治疗方法;

3. 熟悉预防的基本概念和基本原则;

4. 了解养生的重要意义、基本原则和方法。

养生与防治,包括养生、预防以及治则等内容。养生是研究人类的生命规律以及保养身体的原则和方法。预防是采取各种措施,防止疾病的发生、发展和传变。治则是在治疗疾病时必须遵循的基本原则,对临床的具体立法、处方、用药、针灸等具有普遍的指导意义。

养生、预防以及治则之间的关系密切,养生是最积极的预防措施,要防病必先强身;在疾病发生之前,预防是采取有效的措施防止疾病的发生,在疾病发生之后,预防则是防止疾病的发展和传变;治则是在疾病发生之后,确定各种治疗方法的指导原则,是临床疗效的根本保障。中医学不仅重视患病后的治疗,还重视养生保健,更重视预防疾病的发生、发展和传变,即所谓"不治已病,治未病"的预防医学思想。因此养生、预防和治则三者相互关联、密不可分,都是中医学理论体系的重要组成部分。

11.1 养生

养生,即保养生命,又称摄生、道生、保生等。中医养生学有着悠久的历史,是以中医理论为指导,以中国传统的方法为主要手段,经历代医家和广大劳动人民长期保健防病的实践,不断丰富和发展,并逐步形成了一套较为完整的理论和方法,为中国预防医学的发展做出了巨大贡献。

11.1.1 养生的重要意义

中医学认为,生命是自然界发展到一定阶段的必然产物,"人以天地之气生,四时之法成。""万物悉备,莫贵于人。"因而,从天人相应的整体观出发,以调养正气为本,持之以恒地运用科学的养生知识和方法调摄机体,增强体质,预防疾病,增进健康,达到延年益寿的目的。

11.1.1.1 增强体质

增强体质是保持健康的一个重要因素,也是养生的重要内容。一般来说,体质的强弱,取决于正气的充沛、气血的充足、脏腑功能的正常。

体质禀受于先天,得养于后天。先天主要指出生以前在母体内所秉受的一切,在体质形成过程中起着决定性的作用。若父母平日注意养生保健,肾中精气充盛,五脏六腑气血调畅,体质强壮,一旦受孕生子,后代往往体质较强;若父母平素不善调养,五脏六腑气血不足,肾中精气亏虚,即便勉强受孕怀胎,后代必然体质较弱。另外,母体受孕怀胎直至分娩期间,注意适寒温,调饮食,慎起居,忌房事,心情愉悦,动作舒缓等,则子女就能获得较强壮的体质。后天因素主要是指饮食,劳动,社会环境以及气候条件,情志变化对体质的影响。后天摄养有度,可补先天之不足,增强体质。不同体质的人,应当采用不同的养生方法。对于体质较强的人,应重在加强锻炼身体;对于体质虚弱之人,更应重视日常生活中的养生保健,如科学的饮食习惯,合理的膳食结构,全面而充足的营养,劳逸适度,情志调和等。

11.1.1.2　预防疾病

由于邪气能导致人体生理机能失常,对脏腑组织造成损害,改变体质类型,极大的危害健康。因此应防止邪气的侵袭,如何有效的抵御邪气,预防疾病,也是养生的意义所在。

由于疾病的发生,关系到正气和邪气两方面的因素。人体正气不足是疾病发生的内在根据,邪气是导致疾病发生的重要条件。因此,从养生保健的意义上说,抵御邪气,防止疾病的发生显得尤为重要。在疾病发生之前,从两方面着手,一方面通过提高机体抵御病邪的能力,达到保养正气的目的;另一方面通过注意气候变化,讲究卫生,避开各种邪气的侵害,这些都是有效的防病措施。只要慎于养生,扶正避邪,就能够最大限度的防止疾病的发生。

11.1.1.3　延缓衰老

人的一生要经过生、长、壮、老等不同的阶段,衰老和死亡是生命活动不可抗拒的自然规律,但"上古之人,春秋皆度百岁"(《素问·上古天真论》),而现代社会中一般人的寿命仅有六七十岁,这种早衰现象,除了先天禀赋有差异外,多与养生有关。

衰老与人的寿命有着密切的关系。未老先衰会使寿命缩短,延缓衰老就有长寿的可能。《素问·上古天真论》说"上古之人,其知道者,法于阴阳,和于术数,食饮有节,起居有常,不妄作劳,故能形与神俱,而尽终其天年,度百岁乃去。"上古时代善于养生的人,能够主动自觉适应自然界的变化规律,运用各种养生方法,能活到天赋的自然年龄,超过百岁才离开人世。"天年"即《内经》中认为人的寿命期限,为百岁左右。现代研究表明,人的寿命是其生理成熟年龄(25岁)的5倍,即125岁左右。

由此可见,适应自然的气候变化,适当锻炼和从事劳动,生活饮食规律,保持舒畅的心情,长期坚持养生保健,就可保持健康状态,延缓衰老,尽享天年。

11.1.2　养生的原则和方法

中医养生学的基本原则和主要方法有以下几个方面:

11.1.2.1　顺应自然

自然界是人类生命的源泉,人以天地之气生,四时之法成,人依赖于自然而生存,同时也受到自然规律的支配和制约。《素问·四气调神大论》说"夫四时阴阳者,万物之根本也,所以圣人春夏养阳,秋冬养阴,以从其根。"因此中医养生学有"春夏养阳,秋冬养阴"的原则,春季养生顺应阳气生发、万物始生的特点,宜陶冶性情、晚卧早起、衣着保暖、饮食宜辛甘微温、运动应轻柔舒缓；夏季养生顺应阳盛于外、万物繁茂的特点，宜神清气和、晚卧早起、衣着凉爽、饮食宜清淡爽口、清晨或傍晚适当运动；秋季养生顺应阴气渐长、万物收敛的特点，宜乐观情绪、早卧早起、衣着随时增减、饮食宜滋阴润燥，运动以静为主；冬季养生顺应阳气闭藏、万物收藏的特点，宜控制情志、早卧晚起、衣着防寒保暖，饮食宜热量较高食物，运动以动为宜，避开大寒、风、雪、雾等天气。这种根据四时气候变化而调摄阴阳的方法，就是天人相应，顺乎自然养生原则的具体体现。

因此顺应自然养生即是要人们在掌握自然规律的基础上，主动采取各种措施顺应其变化，使人体生理活动与自然界变化的节律同步，保持机体内外环境的协调统一，以避邪防病、延缓衰老、养生保健。

11.1.2.2　形神兼养

形指形体，包括人体的脏腑、皮肉、筋骨、经脉，以及滋养人体的气血津液等营养物质；神指精神、意识、思维活动以及整个生命活动的外在表现。形神合一，相辅相成，共同构成了人的生命活动。所以中医养生学非常重视形体和精神的和谐统一，提倡身心合一，形神共养，守神全形。

养形的方法非常丰富，包括勤锻炼，节劳逸，避寒暑，慎起居，调饮食等，就是要做到注意日常生活有规律，寒热适宜；谨和五味、粗细结合、荤素搭配；劳动和休息合理协调，体力和脑力劳动有机结合；根据天气的变化及时增减衣物同时注意躲避极端天气；采用适当的方法并长期坚持锻炼身体。

调神的方法也十分丰富，有清净养神、四气调神、积精养神、修性怡神、气功练神等，保持神气的清净，做到精神愉悦，心情舒畅，尽量减少不良的精神刺激和过度的情绪波动，促进身心健康。

因此要做到形神兼养，不仅要注意形体的保养，而且要注意精神的调摄，使形体强健，精神充沛，身体和精神得到协调发展，才能保证生命的健康长寿。

11.1.2.3　动静结合

动与静，是物质运动的两种形式。人体只有动静结合，刚柔相济，才能保持人体阴阳、气血、脏腑等生理活动的协调平衡，人体才能充满旺盛的生命力。因此中医养生学认为"气血极欲动，精神极欲静"，既提倡"养身莫善于动"，又强调"养静为摄生之首务"的养生原则。

动，包括劳动和运动。中医学历来重视"动"在养生中的重要作用。"流水不腐，户枢不蠹"，"生命在于运动"运动可以促进气血流畅，使人体肌肉筋骨强健，脏腑机能旺盛，并可借形动以济神静，从而使身体健康，益寿延年，同时也能预防疾病。运动养生的方法有多种，如散步、打拳、舞蹈、游泳、按摩、气功等，唐·孙思邈的《千金要方·养性》中说"养性之道，常欲小劳，但莫大疲及强所不能堪耳"。告诫人们一定要根据不同的年龄、体质、季节、环境等选择适合于自身状况的运动项目，避免过度疲劳和进行过量的运动，否则对身体有害无益，尤其是中老年人更应注意。

静，主要指保持精神上的清静。心神为一身之主，任诸物而理万机，具有易动难静的特点，故清静养神显得十分重要。只有心静方能神凝，神凝方能利于身体健康。要做好养性调神，既要注意避免来自内外环境的不良刺激，还要提高人体自身心理的调摄能力。具体来说要做到以下几点:第一,心胸开阔,襟怀坦荡,保持身心的精神内守,促进身心健康;第二,凝神敛思,即精神静谧,专心致志,思想高度集中,排除杂念,驱逐烦恼,维护心神的安定状态;第三,改变认知,重新认识、评价自己的需要与客观现实的关系,使自信心和自我价值得到充分体现。

因此,动静结合要做到合理运动的同时还要保持精神上的清静,这样才能防病祛病尽享天年。

11.1.2.4 调养脾肾

人体脏腑中肾为先天之本,脾为后天之本。养生保健,调养脏腑,应以脾肾为先,如此则各脏腑功能强健,能够抵御外邪,从而达到健康长寿的目的。

肾为先天之本,主藏精,是生命活动的根本。肾气充足,则精神健旺,身体健康,寿命延长;肾气衰少,则精神疲惫,体弱多病,寿命短夭。然而,肾易虚而难实,精易亏而难成,因此保精护肾实为养生的中心环节,调养肾精,使精气充足,体健神旺,从而达到延年益寿的目的。方法有节制房事、运动保健、导引固肾、按摩益肾、食疗补肾、药物调治等,都能起到一定的保精护肾的作用。

脾为后天之本,气血生化之源,脾胃强弱与人体气血的盛衰、生命的寿夭关系甚为密切。脾气健运,水谷精微化源充足,脏腑功能强健,生命活力旺盛。另外,脾胃为人体气机升降之枢纽,脾升胃降和谐,全身气机条达,维持正常的新陈代谢和生理活动。因此,养生时注意保养脾胃,使脾胃强健,从而供给人体所需的各种精微物质。调养脾胃,总的原则是益脾气,养胃阴,多通过饮食有节、饮食卫生、平衡膳食、合理调配、勿过寒过热、忌偏嗜以及饮食保健等方法来达到保养脾胃的目的。

先天之本在肾,后天之本在脾,二者相互促进,相得益彰。因此养生保健,调摄脏腑,应以先后天之本为主,这样才能使人体脏腑功能强健,气血阴阳充足,从而达到健康长寿的目的。

11.2 预防

预防,是指采取一定的措施防止疾病的发生、发展和传变。《素问·四气调神大论》说:"圣人不治已病治未病,不治已乱治未乱……夫病已成而后药之,乱已成而后治之,譬犹渴而穿井,斗而铸锥,不亦晚乎?"这就是《内经》中提出的"治未病"的预防思想,治未病的重要意义在于"防患于未然"。

预防内容包括未病先防和既病防变两个方面。

11.2.1 未病先防

未病先防,是指在疾病未发生之前,采取各种措施,以防止疾病的发生。由于正气不足是疾病发生的内在依据,邪气亢盛是疾病发生的重要条件,疾病发生与否,取决于邪正斗争较量的结果,因此在疾病未发生之前,做好预防是避免疾病发生的最好选择,未病先防应从邪正两方面入手。

11.2.1.1 调养正气,提高机体抗病能力

调养正气是提高机体抗病能力的关键。正如《素问·刺法论》所说"正气存内,邪不可干。"

正气充足,脏腑功能强健,机体抗病力强;反之,正气不足,脏腑功能低下,机体抗病力弱。

(1)精神调养　人的精神情志活动,以精气血津液为物质基础,与脏腑的功能活动以及气血的运行有着密切的关系。人若心情舒畅,则气机调畅,气血调和,脏腑功能强健,抗病能力强,能预防疾病的发生。《素问·上古天真论》说"恬淡虚无,真气从之,精神内守,病安从来"指出思想上清静安定,不贪欲妄想,能使真气和顺,精神内守,疾病无以发生。反之,突然而强烈,或反复而持续的精神刺激,可引起机体气机逆乱,气血失调,脏腑功能紊乱,抗病能力下降,导致疾病的发生。调摄精神,一是要避免或减少外界环境的不良刺激;二是要提高人体自身心理调摄能力,心胸开朗,防止情绪的过度波动。

(2)形体调养　是增强体质,提高防病能力,减少疾病发生的重要环节之一。形体调养既要做到顺应自然规律,同时,还要重视脾为后天之本,肾为先天之本对人体生命活动的重要性。脾主运化,为气血生化之源,肾主藏精,精能化气,气能生神,因此要固护先、后天之本。同时了解自然界的变化规律,并适应这种变化,做到生活有规律,饮食有节制,避免过度劳作,则正气充足,生命力旺盛,体质强壮,从而减少疾病的发生。反之,若生活起居没有规律,饮食劳逸没有节制,则正气亏虚,机体的抗病能力降低,就容易患病。

(3)体魄锻炼　锻炼形体可以促进气血流畅,使人体肌肉筋骨强健,脏腑功能健全,并可借形动以济神静,做到"形神合一"、"形动神静",从而使身体健康,益寿延年,同时也能预防疾病。传统养生学有五禽戏、太极拳、八段锦、气功等形式多样,种类繁多的运动健身方法。通过运动可促使血脉流通,关节灵活,气机调畅,增强体质,不仅能减少和预防疾病的发生,而且还能治疗多种慢性疾病。

(4)药物调养　是长期服食一些对身体有益的药物以扶助正气,平衡体内阴阳,从而达到健身防病和延年益寿的目的。其对象多为体质偏差较大或体弱多病者,前者则应根据患者气血阴阳的偏颇倾向而选用有针对性的药物,后者则以补益脾胃、肝肾为主。但往往长期服食才能见效。

11.2.1.2　外避病邪,防止邪气侵害

(1)避其邪气　邪气是导致疾病发生的重要条件,故未病先防除了养生以增强正气,提高抗病能力之外,还要注意避免病邪的侵害。《素问·上古天真论》说:"虚邪贼风,避之有时。"指出要谨慎躲避外邪的侵害。注意讲究卫生,防止环境、水源和食物的污染;避免六淫、疫疠、七情、饮食、劳逸等致病因素的侵袭;还要防止意外伤害等。

(2)药物预防　也就是事先服食某些药物,以提高机体的抗病能力,有效地防止病邪的侵袭,从而起到预防疾病的作用。这在预防疫气流行方面尤有重要意义。古代医家已经积累了很多成功的经验。如《素问·刺法论》有"小金丹……服十粒,无疫干也"的记载。近年来运用中草药预防疾病,已越来越受到医学界的重视,如用贯众、板蓝根或大青叶等预防流感,用茵陈、栀子等预防肝炎,用马齿苋等预防细菌性痢疾等,都是简便易行,行之有效的方法。

11.2.2　既病防变

既病防变,就是在病变发生以后,要争取早期诊断,早期治疗,防止疾病的发展与传变。

(1)早期诊治　在疾病的过程中,由于邪正斗争的消长,疾病的发展,可能会出现由浅入

深,由轻到重,由单纯到复杂的变化。早期诊治,其原理就在于疾病的初期,病位较浅,病情较轻,正气未衰,较易治愈,因而传变较少。《素问·阴阳应象大论》说:"故邪风之至,疾如风雨,故善治者治皮毛,其次治肌肤,其次治筋脉,其次治六腑,其次治五脏。治五脏者,半死半生也。"说明外邪侵袭人体由表到里的传变过程是先皮毛,后肌肤,再筋脉,直至侵犯到内脏,如果不及时治疗,就会使病情愈来愈复杂,治疗起来也愈来愈困难。因此,掌握不同疾病发生发展变化过程及其传变规律,病初即能及时做出正确的诊断,从而进行及时有效和彻底的治疗。

(2)防止传变　疾病一般都有其一定的传变规律和途径。如外感热病的六经传变,卫气营血传变、三焦传变,内伤杂病中五脏之间五行相生相克规律传变,表里传变,经络传变等,根据疾病各自的传变规律,及时采取适当的防治措施,阻断其病传途径,防止疾病的深化与恶化。"务必先安未受邪之地",掌握疾病发生发展的基本规律,阻断其传变途径。如《金匮要略》说:"见肝之病,知肝传脾,当先实脾。"临床上在治疗肝病的同时,常配以调理脾胃的药物,使脾气旺盛而不受邪,以防肝病传脾,如此治疗收到了良好的效果,这是既病防变的具体应用。又如清代医家叶天士,根据温热病伤及胃阴之后,可能会进一步耗伤肾阴的传变规律,主张在甘寒养胃阴的方药中,加入某些咸寒滋养肾阴的药物以固护肾阴,防止病邪的深入传变,这也是既病防变原则的具体应用。

11.3　治则

治则是在治疗疾病时必须遵循的基本原则,对临床的具体立法、处方、用药、针灸等具有普遍的指导意义。

治则与治法两者既有区别,又有联系。治则是治疗疾病时指导治法的总原则,具有指导性、原则性和普遍性的特点;治法是以治疗原则为指导,采用的具体治疗方法与手段,具有从属性、灵活性和具体性的特点。例如,从正气和邪气的关系来探讨病机,不外乎邪正盛衰,因此,扶正祛邪就成为基本治则。在扶正治则的指导下,再根据不同的虚证而采取益气、养血、滋阴、温阳等具体治法。在祛邪治则的指导下,再根据不同的实证而采用发汗、涌吐、攻下、消导、化痰、活血、散寒、清热、祛湿等具体治法。

治病求本是中医治疗疾病的根本指导思想,是整体观念与辨证论治在治疗学中的体现。治病求本是指在治疗疾病时,必须辨析出疾病的病因病机,抓住疾病的本质,并针对疾病的本质进行治疗。治病求本体现了具有最普遍指导意义的治疗规律,是贯穿于整个治疗过程的指导思想。在此思想的指导下,治则的基本内容包括扶正祛邪、标本先后、正治反治、调整阴阳、三因制宜等。

11.3.1　扶正祛邪

扶正祛邪,是针对正虚和邪实制定的治疗原则。疾病过程是正气与邪气之间相互斗争的过程,由于邪正斗争的消长盛衰变化,形成了虚证或实证,所以治疗的根本目的就是扶助正气,祛除邪气。

11.3.1.1　扶正祛邪的概念

扶正是指通过使用扶助正气的药物或其他疗法增强体质,提高抗病能力,以达到战胜疾病,恢复健康的目的。适用于各种虚证,即所谓"虚则补之",如气虚、血虚、阴虚、阳虚、津液不足等。具体方法有益气、养血、滋阴、温阳、增液等。

祛邪是指通过使用祛除邪气的药物或其他疗法以祛除病邪,以邪去病愈为目的。适用于各种实证,即所谓"实则泻之",对于不同的邪气可采用不同的祛邪方法,如邪在肌表,用发汗解表法;邪在肠胃,用通腑泻下法;有痰饮者,用祛痰蠲饮法;有瘀血者,用活血化瘀法等。

11.3.1.2　扶正祛邪的运用

扶正与祛邪虽然是两种截然不同的治则,但又相互为用、相辅相成。扶正的目的在于增强正气,这样更有利于祛邪,即所谓"正胜邪自去";祛邪的目的在于祛除邪气,这样更有利于正气的恢复,即所谓"邪去则正自安"。扶正祛邪在运用上要掌握好以下原则:一是根据具体的情况合理应用,扶正用于虚证,祛邪用于实证;二是把握先后主次,对虚实错杂证,应根据虚实的主次与缓急,决定扶正祛邪运用的先后与主次;三是注意扶正不留邪,祛邪不伤正。

(1)单独使用　扶正治则适用于以正气虚弱为主要矛盾的虚证。此时,正气虚弱是疾病过程中的主要矛盾或矛盾的主要方面,邪气不明显而不能对人体造成伤害,由此形成了机体功能衰退的一系列虚弱证候。治疗时应给予扶助正气,不仅能治疗虚证,还能增强体质,提高机体的抗病能力。扶正治则除了益气、养血、滋阴、温阳、补益脏腑等最常用的药物疗法外,还有针灸疗法、推拿气功疗法,以及精神调摄、饮食调养、体育锻炼等方法。

祛邪治则适用于以邪气亢盛为主要矛盾的实证。邪气亢盛是疾病过程中的主要矛盾或矛盾的主要方面,人体正气则比较充足,能积极与邪抗争,由此形成了一系列正邪剧烈相争的实证。治疗时应抓住邪气亢盛这一主要矛盾,给予祛除。祛邪的具体方法很多,如发汗法、涌吐法、泻下法、清热法、祛寒法、活血化瘀法、清热解毒法等。选择具体祛邪的方法时,要注意使邪有出路,对尽快祛除邪气具有重要的临床意义。

(2)同时使用　扶正祛邪的同时使用即攻补兼施。适用于虚实错杂证,即既有正虚又有邪实的病证,或正虚邪恋者,不能单纯扶正或单纯祛邪,往往采用扶正与祛邪同时并用的方法治疗。但在实际应用时,必须辨别正虚和邪实的主次。

扶正兼祛邪:扶正为主,兼以祛邪。适用于虚中夹实证。

祛邪兼扶正:祛邪为主,兼以扶正。适用于实中夹虚证。

(3)先后使用　扶正祛邪的先后使用,也适用于虚实夹杂证。主要是根据虚实的轻重缓急而使用。

先扶正后祛邪,即先补后攻,适用于正虚为主,机体不能耐受攻伐的证候,此时兼顾祛邪反而能更伤正气,故当先扶正以助正气。待正气能耐受攻伐时再予以祛邪,以达到既不伤正,又不碍邪,达到邪祛正复的目的。

先祛邪后扶正,即先攻后补,适用于以下两种情况:一是邪盛为主,兼扶正反而会助邪;二是正气虚弱,邪势方张,正气尚能耐受者。此时先行祛邪,邪气速去则正亦易复,再补虚以收全功。忌滥投补剂攻邪,致使体虚而不受补,或助邪伤正,导致疾病复发,或因药害而生新病。

总之,扶正祛邪治则的应用,应知常达变,灵活运用,根据具体情况而选择不同的治法。

11.3.2　标本先后

标和本是一个相对的概念,标是现象,本是本质,主要用来概括病变过程中各种矛盾的主次先后关系。"本"代表着疾病过程中占主导地位和起主导作用的方面;而"标"则是疾病中由"本"相应产生的,或属次要地位和起次要作用的方面。从正邪关系来说,正气是本,邪气是标;从病机与症状来说,病机是本,症状是标;从病变部位来说,病在内为本,病在外为标,病在脏腑精气是本,病在肌表经络是标;从疾病发生的先后来说,原发病、旧病为本,继发病、新病为标。因此,在辨证时必须通过标本的分析归纳,分清矛盾的主次关系,根据标本主次的不同,考虑治标治本的先后缓急,分别采取急则治标、缓则治本和标本兼治的方法。

(1)急则治标　是当标病急重,成为主要矛盾时,若不立即救治,可能危及生命或影响疾病的治疗,此时必须先治其标,待危重的标症缓解之后,再依据其病因病机之本予以调治。如在大出血、暴泻、剧痛等标症甚急的情况下,及时救治标病,如止血、止泻、止痛等,然后再治其本病。另外,在疾病发展过程中,出现中满、大小便不利、昏迷、喘促、虚脱、高热等都是比较急重的症状,也是标急之症,应先治、急治,等病情缓解后,再治其本。有时也指素有宿疾,复有新感治疗应先除其新感之标急,然后顾其旧病之本。

(2)缓则治本　是在病势缓和、病情缓慢的情况下,针对本病的病机所采取的治疗原则。此时本病是主要矛盾,探求疾病的本质,针对主要病因、病证进行治疗,解除病证的根本,则标病自愈。缓则治本对慢性疾病、急性疾病的恢复期具有重要的指导意义。如风热感冒,风热之邪侵袭机表的病因病机为本,恶风,汗出的症状表现为标,采用疏风清热解表法针对其本质进行治疗,风热之邪一除,则恶风,汗出等症状自解。

(3)标本兼治　是标病与本病错杂并重时,采用治标与治本相结合的治疗原则。此时单治本不顾其标,或单治标不顾其本,都不能适应病证治疗要求,必须标本兼顾同治,这样才能取得较好的治疗效果。如虚人感冒,患者素体气虚或血虚为本,又复外感为标,必须采用益气解表或养血解表等治法,益气、养血是扶正治本,解表是祛邪治标,标本同治,才能使正胜邪退而病愈。又如脾气虚衰运化失职,水湿内停,此时脾气虚衰是本,水湿内停是标,治疗时可以补脾与祛湿同时进行,标本兼顾。在实际应用标本兼治的原则时,应当根据标病与本病的主次,用药有所侧重。

总之,病有轻重缓急、先后主次的不同,因而标本治则的运用也就有先后缓急、单用或兼用的区别,要善于区分主次,抓住主要矛盾,辨别标病与本病的缓急主次,或先治标,或先治本,或标本同治。

11.3.3　正治反治

在错综复杂的疾病中,有的本质与现象一致,有的本质与现象不一致,因此在治则上也有正治与反治的不同。

正治与反治是指所用药物性质的寒热、补泻效用与疾病本质、现象之间表现出逆从关系的两种治则,如《素问·至真要大论》说"逆者正治,从者反治","微者逆之,甚者从之"。

11.3.3.1　正治

正治,是指采用与疾病的证候性质相反的方药来治疗的一种治疗原则。适用于病情较为单纯,证候性质与临床现象相一致的病变,即寒证见寒象,热证见热象,虚证见虚象,实证见实象。此时,治疗用药的性质、作用趋向与疾病的本质及其现象皆相反,逆其病机而治,故又称"逆治",是临床上最常用的治疗原则。具体应用如下:

寒者热之:指针对寒性病证出现寒象,采用温热性质的方药进行治疗。具体运用时,还要分清寒证的表、里、虚、实属性,表寒证若为表实证,采用辛温解表法;里寒证根据具体证候分别采取温中祛寒、回阳救逆或温经散寒等方法治疗。

热者寒之:指针对热性病证出现热象,采用寒凉性质的方药进行治疗。具体运用时,亦应分清热证的表、里、虚、实属性,表热证用辛凉解表法;里热证根据具体证候分别采取清气分热、清热凉血、清热解毒、清脏腑热或清虚热等方法治疗。

虚则补之:指针对虚性的病证出现虚象,采用补益的方药进行治疗。具体运用时,要根据气虚、血虚、阴虚、阳虚等不同证候,分别采取益气、补血、滋阴、温阳等方法治疗。

实则泻之:指针对实性的病证出现实象,采用攻逐邪实的方药进行治疗。具体运用,要分清邪气的性质以及邪气所在的部位,痰热壅肺用清肺化痰法,瘀血用活血化瘀法,食滞用消食导滞法,里热积滞用寒下法等。

11.3.3.2　反治

反治,是针对疾病出现假象的情况,采用方药的性质与病证中假象的性质相同的一种治疗原则,亦即顺从疾病假象而治的治疗原则。适用于病情复杂,证候性质与临床现象不完全一致者,即寒证反见热象,热证反见寒象,虚证反见实象,实证反见虚象。此时,治疗用药的性质、作用趋向与疾病的某些现象相同,顺从其表面假象而治,故又称"从治"。究其实质,用药虽然是顺从病证的假象,实际上是逆反证候的本质,故仍然是治病求本,针对证候本质而治。其具体应用如下:

热因热用:针对真寒假热证而采用温热方药进行治疗。如阴盛格阳证中,由于阴寒邪气过盛,充塞于内,逼迫阳气浮越于外,故可见自觉身热、面颊泛红、口燥咽干等假热之象,但由于阴寒内盛是病理本质,故同时也见四肢厥逆、下利清谷、小便清长、脉微欲绝,舌淡苔白等内真寒的表现。因此,当用温热方药以治其本。

寒因寒用:针对真热假寒证而采用寒凉方药进行治疗。如阳盛格阴证中,由于阳热邪气过盛,深伏于里,阳气被遏,闭郁于内,不能外达于肢体起温煦作用,并格阴于外,故可见手足厥冷、脉浮沉等假寒之象,但由于阳热内盛是病理本质,故同时也见恶热、烦渴饮冷、小便短赤、面红、气粗、烦躁、舌红苔黄等真热表现。因此,当用寒凉的药物以治其本。

塞因塞用:针对正虚所致闭塞不通病证而采用补益的方药进行治疗,即以补开塞。适用于因正气虚弱,脏腑精气功能减退而出现闭塞症状的真虚假实证。如血虚而致经闭者,由于血源不足,故当补益气血而充其源,则无须用通药而经自来。又如脾气虚弱,出现纳呆、脘腹胀满、大便不畅时,是因为脾气虚衰无力运化所致,当采用健脾益气的方药治疗,使其恢复正常的运化及气机升降,则病自愈。因此,以补开塞,主要是针对虚损不足的本质而治。

通因通用:针对因邪实所致泻痢崩漏等病证而采用通利的方药进行治疗,即以通治通。适用于因实邪内阻出现通泄症状的真实假虚证。如食滞内停,阻滞胃肠,致腹痛泄泻,泻下物臭如败卵时,当消食导滞攻下,推荡积滞,食积去而泻自止。又如瘀血内阻,血不循经所致的崩漏,当活血化瘀,瘀去则血自归经而出血自止。这些都是针对邪实的本质而治的。

　　总之,正治与反治都是治病求本指导思想下的治疗原则,在临床具体应用时,若证候性质与其现象相符时,应用正治;若证候性质与某些现象不一致而出现假象时,则需透过假象,抓住本质,应用反治。

11.3.4　调整阴阳

　　调整阴阳是指调整疾病过程中机体阴阳的偏盛偏衰,以恢复阴阳相对平衡的治疗原则,又称调理阴阳。调整阴阳是针对阴阳失调这一基本病机而制定的治疗原则。通过补其不足,补益偏衰之阴阳;通过损其有余,祛除邪气偏盛之阴阳,从而恢复阴阳的相对平衡协调,达到使疾病痊愈的目的。正如《素问·至真要大论》所指出的"谨察阴阳所在而调之,以平为期。"

11.3.4.1　损其有余

　　损其有余适用于阴阳偏盛的证候。即所谓"邪气盛则实",采用"实则泻之"的原则。

　　泻其阳盛:针对"阳胜则热"的实热证,宜用寒凉药物清泻阳热的邪气,即"热者寒之"。若在阳偏盛的同时,由于"阳胜则阴病",导致阴液亏虚,此时应兼顾阴液的亏虚,在清热的同时配以滋阴之品。

　　损其阴盛:针对"阴胜则寒"的实寒证,宜用温热药物散阴寒的邪气,即"寒者热之"。若在阴偏盛的同时,由于"阴胜则阳病",导致阳气不足,此时应兼顾阳气的不足,在散寒的同时配以温阳之品。

11.3.4.2　补其不足

　　补其不足适用于阴阳偏衰的证候,即所谓"精气夺则虚",采用"虚则补之""的原则。

　　(1)阴阳互制

　　阴病治阳:当阳偏衰,阳虚不能制阴而致阴气相对偏盛,出现虚寒证时,当补阳以制阴,即唐·王冰所谓"益火之源,以消阴翳"。《内经》称之为"阴病治阳"。"阴病"即阳虚所致阴气相对偏盛,"治阳"即补阳。

　　阳病治阴:当阴偏衰,阴虚不能制阳而致阳气相对偏盛,出现虚热证时,当滋阴以制阳,即唐·王冰所谓"壮水之主,以制阳光",《内经》称之为"阳病治阴"。"阳病"即阴虚所致阳气相对偏亢,"治阴"即补阴。

　　(2)阴阳互济　在治疗阴阳偏衰的病证时,还要注意"阴中求阳"、"阳中求阴"的阴阳相济之法。

　　阴中求阳:在治疗阳偏衰时,在补阳时适当配伍滋阴药,以此来促进阳气的化生,也就是"善补阳者,必于阴中求阳,则阳得阴助而生化无穷"(《景岳全书·新方八阵》),即"阴中求阳"。

　　阳中求阴:在治疗阴偏衰时,在滋阴时适当配伍温阳药,以此来促进阴液的化生,也就是"善补阴者,必于阳中求阴,则阴得阳升而泉源不竭"(《景岳全书·新方八阵》),即"阳中求阴"。

　　需要指出的是,这里的补阳药中加入滋阴之品,滋阴药加入补阳之品,并不是因为有阴虚或阳虚的存在,而是在于加入滋阴药可充养阴液以助阳气,加入温阳药可鼓舞阳气滋生阴液。

　　(3)阴阳双补　针对阴阳两虚可采用阴阳双补之法治疗。但有先后、主次轻重之别。阳损及阴者,以阳虚为主,应在补阳的基础上辅以滋阴之品;阴损及阳者,以阴虚为主,应在滋阴的基础上辅以补阳之品。应当注意,阴阳双补两法,虽然用药上都是滋阴、补阳并用,但用药主次不同,且适应证候有别。

总之,调整阴阳治疗原则的确定,其最终目的在于选择有针对性的调整阴阳的措施,使阴阳失调的异常情况复归于协调平衡的正常状态。

11.3.5　三因制宜

三因制宜,是因时制宜、因地制宜、因人制宜的统称。疾病的发生、发展与转归受到时令气候、地域环境,以及患者个体差异的影响。因此,在治疗疾病时,必须根据这些具体因素做出分析,区别对待,从而制定出最适宜的治疗方法,这也是治疗疾病所必须遵循的一个基本原则。

(1)因时制宜　是根据时令气候节律的特点,制定适宜的治法、方药的治疗原则。

一年之中,春夏秋冬,寒来暑往,给人体的生理活动和病理变化带来影响,因而在治疗用药时必须根据气候变化来加以调整。如春夏季节,阳气升发,人体腠理疏松开泄,易于汗出,即使外感风寒而致病,辛温发散之品亦不宜过用,以免伤津耗气;秋冬时节,阴寒大盛,人体阳气内敛,腠理致密,若非大热之证,寒凉之品应当慎用,以防损伤阳气。正如《素问·六元正纪大论》说"用热远热,用温远温,用寒远寒,用凉远凉,食宜同法。"即用寒凉方药及食物时,当避其气候之寒凉;用温热方药及食物时,当避其气候之温热。又如暑多挟湿,故在盛夏多注意清暑化湿;秋天干燥,则宜轻宣润燥等。

(2)因地制宜　是指根据不同的地域环境特点,制定适宜的治法、方药的治疗原则。

不同的地域,地势,气候、水质、土壤、物产等各异,因而长期生活在不同地域的人们,其生活、工作环境,生活方式与习惯各不相同,体质有差异,病理变化也各有特点,因此在治疗用药时要考虑到地域环境的不同有所区别。即使是同一种疾病,地域不同,亦可采用不同的治法。如江南及两广一带,气候温暖潮湿,阳气容易外泄,人们腠理较疏松,感受外邪而致感冒,一般以风热为多,常采用桑叶、菊花、薄荷之类辛凉解表药;即使外感风寒,也少用麻黄、桂枝等温性较大的解表药,而采用荆芥、防风等温性较小的药物,且分量宜轻。而西北地区,气候天寒地燥,阳气内敛,人们腠理闭塞,感受外邪而致感冒,则以风寒居多,常采用麻黄、桂枝、羌活之类辛温药物发汗解表,且分量也较重。

(3)因人制宜　是指根据患者的体质、性别、年龄等个体差异,制定适宜的治法、方药的治疗原则。

由于先天禀赋与后天因素的影响,人的体质存在差异。体质强壮者,病证多实,机体耐受攻伐,故治疗宜攻,用药量宜重;体质虚弱者,病证多虚或虚实夹杂,机体不耐攻伐,故治疗宜补,用攻则药量宜轻。偏于阳盛或阴虚体质者,治疗用药宜寒凉而慎用温热;偏于阴盛或阳虚体质者,治疗用药宜温热而慎用寒凉。

年龄不同,生理功能、病理变化的特点也各不相同,治疗用药应该区别对待。小儿生机旺盛,但气血未充,脏腑娇嫩,病理上易寒易热,易虚易实,病情变化较快,所以治疗小儿疾患,药量宜轻,疗程宜短,既要少用补益,亦应忌投峻攻之剂。青壮年气血旺盛,脏腑充实,病证多为实证,治疗可侧重于攻邪泻实,药量可稍重。老人生理机能减退,气血阴阳亏虚,脏腑功能衰弱,对于虚证,宜用补法,且病程多较长;对于实证以攻法祛邪时,要注意中病即止,防止攻邪过度而损伤原已亏虚的正气。

性别不同,男女各有生理、病理特点,治疗用药应加以考虑。男子生理上以精气为主,以肾为先天,病理上精气易亏,宜在调肾基础上结合具体病机而治。女子生理上则以血为本,以肝为先天,病理上有经、带、胎、产、乳的生理特点,各有用药的宜忌。如月经期间,应慎用破血逐瘀之品,以免造成出血不止;妊娠期间,当禁用或慎用峻下、破血、滑利、走窜伤胎或有毒的药物,以防损伤胎儿;产褥期间,应考虑气血亏虚、恶露留存等特殊情况,在治疗时兼顾补益、化瘀;哺乳期间,用药必须注意对母子的影响等。

总之,三因制宜的治疗原则在具体运用时,应对疾病与天时气候、地域环境、患者个体因素等加以全面考虑,才能取得良好的疗效。

11.4 小结

养生是研究人类的生命规律及保养身体的原则和方法的理论。通过顺应自然、形神兼养、动静结合、调养脾肾等养生原则和方法,从而增强体质、预防疾病、延缓衰老,达到提高生命质量的目的。

预防是采取一定的措施防止疾病的发生、发展和传变。预防包括未病先防和既病防变。平时调养正气的同时注意外避病邪就可以做到未病先防;在疾病发生之后争取早期诊治,并采取措施控制疾病的发展与传变。

治则是在治疗疾病时必须遵循的基本原则,对临床的具体立法、处方、用药、针灸等具有普遍的指导意义。中医治疗疾病的根本指导思想是"治病求本",在此思想的指导下,治则的基本内容包括扶正祛邪、标本先后、正治反治、调整阴阳、三因制宜等。中医学在治疗疾病时,首先根据辨证的结果,针对疾病的病机特点,确立治疗原则,然后针对具体的证候制定相应的治法。

阅读材料

冬 病 夏 治

冬病夏治疗法是中医学的一种特色治疗方法,就是对冬季气候寒冷时好发及感寒后易发的一些宿疾,在夏季气温高机体阳气旺盛时,采用温阳补益的方药,祛除体内沉积的寒气,从而恢复机体阴平阳秘状态的治疗方法。该方法是中医学整体观念在治疗学中的应用,充分体现了中医学"治未病"的预防医学思想。

"冬病"是指某些好发于冬季或在冬季易加重的虚、寒、里、阴病证,长期反复发作导致肺、脾、肾三脏亏虚,阳气不足,具体多为肾、肺、脾胃、鼻、肢体经络等系统的缠绵难愈病证,如咳嗽,哮喘、喘症、慢性腹泻、关节冷痛僵硬、怕冷、体虚易感等;"夏治"是指在夏季三伏时令(三伏天是以每年夏至以后第三个庚日为初伏,第四个庚日为中伏,立秋后第一个庚日为末伏,合起来称为三伏),机体阳气最旺之时,采取顺应自然,借用自然之"温"、"热"温补阳气,散寒驱邪,活血通脉,增强机体之正气,并在人体的特定穴位上进行药物敷贴,药物注射、艾灸或内服药物以及埋线、刮痧、拔罐、熏洗、气雾剂吸入等方法来治疗或预防上述疾病。

冬病夏治,以三伏天治疗虚寒、伏饮疾病为根本,其理论基础为"春夏养阳"。《素问·四气调神大论》说"夫四时阴阳者,万物之根本也,所以圣人春夏养阳,秋冬养阴,以从其根。"春夏季节万物蓬勃生长,要顺应阳气升发的趋势,使阳气更加充盛。秋冬季节,气候转凉至寒,风气劲疾,阴气收敛,应使阴精潜藏于内,阳气不致妄泄。从阴阳对立制约的关系而论,在夏季三伏天,阳气最旺和体内寒凝之气易解之时,扶益阳气,可达到祛寒目的,从而使失衡阴阳达到稳态。从阴阳互根互用的关系而论,春夏养阳,是为秋冬储备阳气;秋冬养阴是为春夏养阳奠定基础。

临床上许多疾病的发病和演变,具有季节性,如慢性支气管炎、反复感冒、慢性咽喉炎、慢性过敏性鼻炎、肺心病、风湿性疾病、肠功能紊乱、冻疮等在天气寒冷时容易发作,天气越冷病情越重,治愈越难,而天气暖和时则不易发作,病情较轻,治疗效果也较好。这类疾病因好发于冬季,或是在冬季加重,因此被称为"冬病"。冬季是一年中阳气潜藏的季节,气候寒冷,人体亦出现阳虚阴盛的生理状态。此时若再见阴证,则无疑会雪上加霜,使病情趋向恶化。因此,在冬季易发或加重的疾病,常常提示其病理状态以寒为主,而患病之人则多为阳虚。疾病年年如此,则说明寒邪客体,羁留不去。这类疾病治法当以温阳祛寒为主。而一年之中夏季酷热之时阳气最为充沛。此时祛寒,借阴寒衰微之机顺势而为,则寒邪易去;借阳气生长之机扶助阳气,则阳气易旺。因此根据春夏养阳的原则,治疗在盛夏实施最为有效。此外,夏季治疗还可以为秋冬储备阳气使机体到了冬季阳气充足,阴精敛藏而不外泄,可达到调整阴阳,提高抗病能力的目的。

因此,冬病夏治,一方面借助夏季阳气生发、人体阳气有随之生旺之趋势、体内寒凝之气易解的状态,针对阳虚或阴寒内盛的病证,分别采用补虚助阳或用温里祛寒的方药,以达到扶阳祛寒的目的;另一方面可以为秋冬储备阳气,到了冬季阳气充足、阴精敛藏而不外泻,从而达到调整阴阳,提高抗病能力的目的。

冬病夏治一般都采用穴位敷贴、穴位注射、热敷、熏洗等外治的方法,其中应用最为广泛的是穴位敷贴疗法。外治的方法可引气血达于体表,促使邪气从体表而散。在临床上常用于治疗哮喘、慢性支气管炎、慢性阻塞性肺疾病、肺心病等呼吸系统疾病,也治疗冻疮、风湿性关节炎、肩周炎、消化性溃疡、慢性胃炎等其他系统疾病。

思考题

1. 中医学的基本治则有哪些?
2. 如何运用扶正祛邪的治疗原则?
3. 如何理解标和本的含义及标本治则的运用?
4. 何谓正治和反治? 其包括的具体治法有哪些?
5. 养生的原则和方法有哪些?
6. 中医学预防思想包括哪几个方面?
7. 三因制宜的概念及临床意义?

参 考 文 献

［1］张珍玉.中医学基础.北京:中国中医药出版社,1993.

［2］王新华.中医学基础.上海:上海科学技术出版社,1995.

［3］张登本.中医学基础.北京:中国中医药出版社,2002.

［4］郑洪新.中医学基础.北京:科学出版社,2007.

［5］何文彬,吴承玉.中医学基础.2版.北京:科学出版社,2011.

［6］印会河,张伯讷.中医基础理论.北京:人民卫生出版社,1989.

［7］吴敦序.中医基础理论.上海:上海科技出版社,1995.

［8］刘燕池.中医基础理论.北京:学苑出版社,2005.

［9］孙广仁.中医基础理论.北京:中国中医药出版社,2007.

［10］李德新.中医基础理论.北京:人民卫生出版社,2008.

［11］郭霞珍.中医基础理论.上海:上海科学技术出版社,2008.

［12］曹洪欣.中医基础理论.北京:中国中医药出版社,2004.

［13］周学胜.中医基础理论图解表.北京:人民出版社,2000.

［14］李其忠.中医基础理论精解.2版.上海:上海中医药大学出版社,2006.

［15］王键.中医药学概论.北京:人民卫生出版社,2007.

［16］王琦.中医体质学.北京:人民卫生出版社,2005.

［17］徐德生.中药学综合知识与技能.北京:中国医药科技出版社,2011.

［18］朱文峰.中医诊断学.北京:中国中医药出版社,2004.

［19］包海鹰.中药学.北京:中国农业出版社,2008.

［20］段富津.方剂学.上海:上海科学技术出版社,1995.

［21］黄帝内经灵枢.北京:人民卫生出版社,1963.

［22］黄帝内经素问.北京:人民卫生出版社,1963.